이야기

신장·비뇨기의 구조

도마 히로시 감수 **정진석, 홍유아** 감역 **김선숙** 옮김

BM (주)도서출판 **성안당**

들어가며

지금 우리가 살고 있는 지구는 엄청난 위기에 처해 있다. 이산화탄소의 과다 배출로 지구의 자정 능력이 한계를 넘어섰기 때문이다. 이제는 '어떻게 하면 지구 환경의 항상성(homeostasis)을 회복시켜 파괴되어 가는 지구를 지킬 것인가?' 하는 과제만 남았다.

지구상에 사는 우리 몸의 세포 수는 얼마나 될까? 대략 37조 개라고 주장하는 학자도 있고 60조 개라고 주장하는 학자도 있을 정도로 우리 인체는 많은 세포로 구성되어 있다. 그리고 각 세포가 그 역할에 따라 물질대사를 활발히 해 줘야 우리의 생명이 유지된다. 이런 생명 활동은 체중의 약 60% 이상을 차지하는 체액을 통해 이루어지므로 체액의 성질과 상태에 따라 우리 몸이 크게 달라질 수밖에 없다. 우리의 생명이 건강하게 유지되려면 내부 환경인 이들 체액이 일정한 상태로 유지되어야 한다. 우리는 외부 환경인 지구로부터 산소와 물, 음식 등의 영양분을 받는다. 그리고 영양분을 대사한 에너지로 생명 활동을 하고, 대사한 폐기물을 주로 호흡과 소변을 통해 체외로 배출함으로써 체액을 항상 일정한 상태로 유지한다. 우리 인간은 이렇게 체내 환경의 항상성 유지 활동이 전제되어야 비로소 살아갈 수 있다.

신장과 비뇨기(요로)는 신장에서 만든 소변을 요로라는 배설로를 통해 체외로 배설함으로써 체내 환경을 일정한 상태로 유지하는 기관이다. 바꿔 말하면 신장과 비뇨기는 생명 활동의 기초가 되는 기관으로서 각 기관이 제역할을 하지 못하면 몸에 이상이 생긴다.

신장의 기능이 떨어지면 심장이나 뇌에도 이상이 생기는 것으로 알려져 있다. 요의를 참을 수 없거나 소변이 새는 등의 배뇨 관련 이상 증상은 그 자체가 생명을 직접 위협하지는 않지만, 건강하고 쾌적한 일상생활을 보내는 데 어려움이 따른다.

이 책에서는 건강 문제에 대처하는 데 가장 기본이 되는 내용을 다루었고, 이해하기 쉽게 최대한 그림으로 설명했다. 이 책이 신장을 알아가는 데 도움이 되었으면 좋겠다.

2021년 2월, 코로나19 펜데믹이 한창인 가운데

도다중앙종합병원 도마 히로시

○ 차례 ○

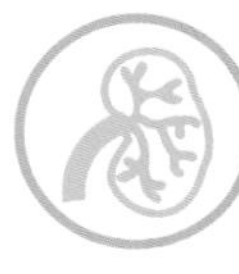

3장_신장과 비뇨기의 역할

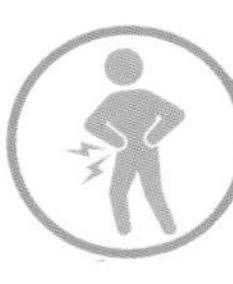

5장_신장과 비뇨기에 일어나는 이상 증세

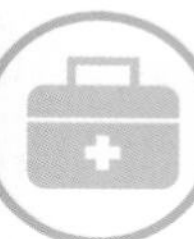

6장_신장과 비뇨기의 주요 질환

이 책을 사용하는 법

신장과 비뇨기의 구조

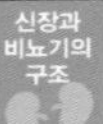

신장의 외관

- 신장은 길이 10~12cm, 폭 5~6cm로 된 강낭콩 모양의 장기이다.
- 안쪽의 오목한 부분을 신장문이라고 한다.
- 신장동맥이 5개로 나뉘어 지배하는 영역을 신장 구역이라고 한다.

안쪽의 오목한(凹) 부분에는 혈관이나 요관이 드나든다

신장은 길이 10~12cm, 폭 5~6cm, 두께 4cm 정도의 장기이다. 너비의 한쪽이 움푹 파인 모양은 강낭콩과 비슷하다. 표면은 섬유성 막으로 싸여 있어 매끈하고 전체적으로 거의 균일한 적갈색을 띠고 있다. 좌우 신장은 오목한 부분을 안쪽으로 향하고 있으며 척추를 사이에 두고 마주보고 있다.

안쪽의 오목한 부분을 신장문이라고 한다. 신장문에는 신장동맥과 신장정맥(P.18 참조), 요관(P.44 참조)이 드나든다. 전방부터 신장정맥, 신장동맥, 요관의 순서로 위치한다. 신장문에는 신장에 분포하는 신경이나 림프관 등도 드나든다.

동맥의 지배 영역에 따라 5개의 구역으로 나뉜다

신장동맥은 보통 다섯 갈래로 나뉘어 신장 전체에 가지를 뻗는다. 이 동맥은 소동맥 간에 이어진 부분이 없는 끝동맥 구조로 되어 있다. 조직이 끝동맥으로 연결돼 있는 경우, 혈액의 우회로가 없기 때문에 어딘가가 막혀 버리면 그 앞에 혈액이 가지 않으므로 그곳의 조직이 괴사하게 된다.

신장은 갈라진 동맥이 지배하는 영역에 따라 5개의 구역으로 나뉜다(신장 구역). 각 구역은 해부학적으로 상하부의 앞구역과 아래구역, 전면부의 앞위구역과 앞아래구역, 그리고 후면부의 뒤구역으로 부른다.

시험에 나오는 어구

신장문
신장 안쪽의 오목한 부분을 말한다. 요관, 신장동맥, 신장정맥, 신경 등이 드나든다.

신장 구역
신장동맥에서 5개로 갈라진 동맥 각각이 지배하는 영역을 말한다. 해부학적으로는 윗구역, 앞위구역, 앞아래구역, 아래구역, 뒤구역이라고 부른다.

키워드

끝동맥
동맥이 분기된 가지끼리 연결하는 혈관, 즉 문합이어진 부분이 없는 동맥을 말한다. 우회로가 없기 때문에 어딘가가 막히면 그 끝에 괴사가 일어난다.

메모

신장 구역의 호칭
비뇨의학과에서는 신장 구역을 첨구, 상구, 중구, 저구, 후구라고 부르기도 한다.

28

포인트

이 페이지에 정리되어 있는 내용의 포인트를 조목조목 열거한다.

세 종류의 주석

시험에 나오는 어구

각종 자격 시험에서 출제 빈도가 높은 어구를 뽑아 설명했다.

키워드

본문 중에서 중요한 용어를 설명했다.

메모

이해를 돕기 위해 한층 더 자세히 설명했다.

신장과 호르몬

신장의 기능은 레닌, 안지오텐신, 알도스테론, 바소프레신, 심방나트륨배설펩타이드 등에 의해 조절된다. 신장 자체도 적혈구의 생성을 촉진하는 호르몬을 분비한다.

1장 신장과 비뇨기의 기본

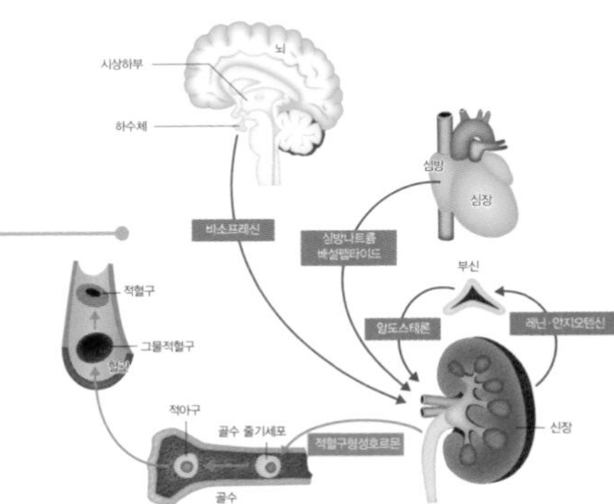

컬러 일러스트

컬러 일러스트로 신장과 비뇨기의 구조를 설명했다.

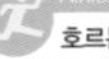

Athletics Column

호르몬의 분비량은 어느 정도나 될까?

몸의 기능을 조절하는 호르몬의 분비량은 우리가 상상하는 것보다 훨씬 적다. 예를 들면 '베타엔도르핀이 콸콸 쏟아지니까 달릴수록 러너스 하이(Runner's High, 달리기 등 운동을 했을 때 느끼는 만족감이나 행복감 등의 긍정적인 감정)를 느낄 수 있다'라고 하지만, 엔도르핀의 혈중 농도는 pg(피코그램)/ml 단위이다. 여기서 pg는 1조분의 1g이다. ng(나노그램)/ml 단위의 호르몬도 있지만, ng라도 10억분의 1g이다. 결코 '콸콸 쏟아진다'라고 볼 수는 없다.

23

칼럼

칼럼은 두 종류다. Athletics Column에는 운동과 몸에 대한 광범위한 지식을 게재했고 Column에는 페이지 내에서 설명한 내용에 관한 폭넓은 지식을 게재했다.

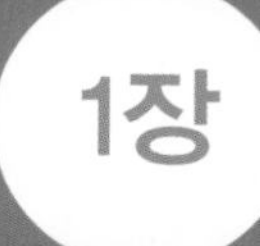

신장과 비뇨기의 기본

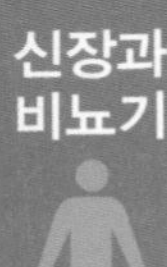

신장은 어떤 장기인가?

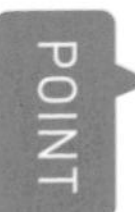

- 신장은 강낭콩과 같이 생긴 장기로, 척추의 좌우에 위치하고 있다.
- 2개의 신장 중 하나를 잃어도 다른 하나가 건강하다면 보상 작용을 통하여 전반적인 신장 기능을 감당할 수 있다.
- 신장은 항상성을 유지하는 데 불필요한 것들을 소변으로 배설하는 일을 한다.

신장은 강낭콩과 같이 생긴 적갈색 장기

인간의 신장(콩팥)은 허리보다 약간 높은 위치에 있는 척추의 좌우에 2개가 있다(P.26 참조). 모양은 강낭콩과 비슷하게 생겼지만, 콩깍지에 들어 있는 길쭉한 것이 아니라 흰 강낭콩이나 붉은 강낭콩처럼 한쪽이 조금 오목한 타원형이다. 붉은 강낭콩을 영어로는 레드 키드니 빈스(red kidney beans)라고 하는데, 여기서 '키드니(kidney)'는 신장을 뜻하는 말로, 모양과 색깔이 신장과 유사하다.

신장은 암에 걸려 하나를 제거하거나 누군가에게 하나를 제공해도 나머지 하나가 건강하다면 제기능을 할 정도로 성능이 좋은 장기이다.

신장은 체내 항상성을 유지하는 데 핵심적인 역할을 한다

신장은 소변을 만드는 역할을 한다. 마신 수분을 회수하여 그대로 소변을 만드는 것이 아니라 체내에 생긴 노폐물이나 필요 없어진 것 중 물에 녹는 성분을 소변으로 만들어 배출한다. 불필요한 것들을 소변으로 배설함으로써 체액의 양이나 성분, 수소 이온 농도(pH), 혈압 등을 일정하게 유지하는 것이다. 이처럼 체내의 환경을 일정한 상태로 유지하는 현상을 항상성(恒常性, homeostasis)이라고 한다. 신장은 항상성을 유지하는 데 필수적인 장기이다.

신장이 하는 일은 한 가지가 더 있다. 혈액을 걸러 소변을 만드는 신장에는 항상 많은 양의 혈액이 흐르는데, 신장이 혈액이나 혈압을 감시하다가 문제가 생기면 적혈구의 양과 혈압을 조절하기 위해 신호를 보낸다.

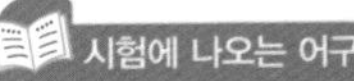

항상성(homeostasis)
외부나 내부의 환경 변화에 관계없이 생명 현상이 제대로 일어날 수 있도록 체내의 환경을 일정하게 유지하는 기능이나 그 상태를 말한다.

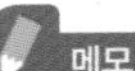

키드니 빈스 (kidney beans)
샐러드 등에 사용하는 서양의 붉은 강낭콩을 말한다. 우리가 먹는 강낭콩과 모양이나 색이 거의 같지만, 품종이 다르다.

신장은 등쪽에 있다

장은 강낭콩 모양의 적갈색 장기로, 등쪽 척추의 좌우에 2개가 있다.

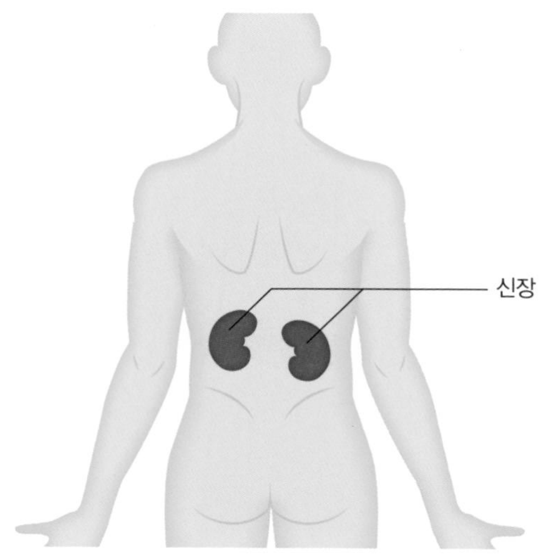

신장은 생리적 항상성을 유지하는 데 중요한 역할을 한다

리 몸은 스트레스나 추위, 더위와 같은 환경 변화에 노출되어도 체액의 양이나 수소 이온 농도 지수 H), 혈압 등을 일정하게 유지하는 능력을 갖추고 있다. 이를 항상성(homeostasis)이라고 하는데, 신장 항상성을 유지하는 데 중요한 역할을 한다.

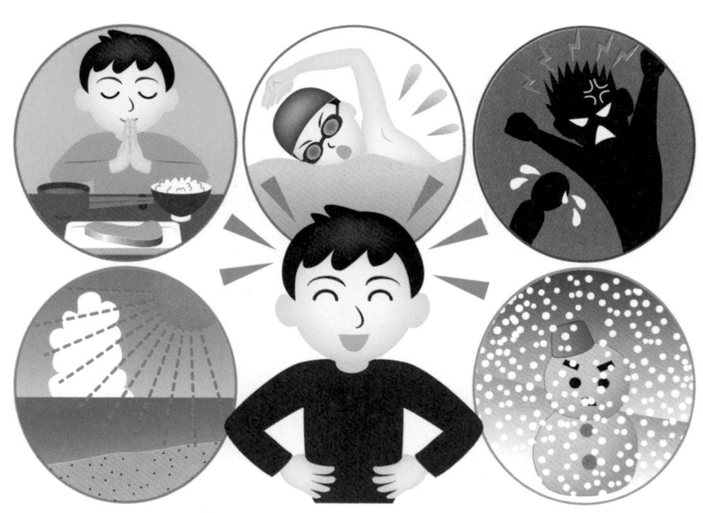

비뇨기는 무엇일까?

POINT

- 비뇨기는 소변을 만들어 배출하는 기관을 통틀어 말한다.
- 비뇨기에는 신장, 요관, 방광, 요도가 있다.
- 남성의 비뇨기 중 일부는 생식기를 겸하고 있다.

소변이 지나는 길을 구성하는 비뇨기

신장에서 만들어진 소변이 체외로 배설되는 통로를 요로라고 한다. 그리고 소변을 만드는 좌우 신장과 요로를 구성하는 장기나 기관을 통틀어 비뇨기라고 한다. 요로에는 신장에서 만든 소변을 신우에서 방광(P.46 참조)으로 보내는 요관(P.44 참조), 소변을 배설할 때까지 모아 두는 방광, 방광에서 소변을 배설하는 통로가 되는 요도가 있다. 요로는 이곳을 지나는 소변의 성분을 바꾸지 못한다.

소변은 신장에서 끊임없이 조금씩 만들어지기 때문에 방광이 없으면 소변이 흘러내리게 된다. 또한 방광에 모인 소변이 본인의 의사와 상관없이 갑자기 나와 버리면 곤란하다. 그래서 방광에 어느 정도 소변이 차면 요의를 느끼고 화장실에 가서 배설할 때까지 참을 수 있는 구조로 이루어져 있다(P.96 참조).

남녀가 다른 비뇨기

여성과 남성의 비뇨기 구조는 크게 다르다(P.48 참조).

여성의 경우 요도는 소변을 배설하기만 하는 관으로, 짧고 단순한 구조로 이루어져 있다. 방광과 요도의 뒤쪽에는 자궁과 질(膣)이 있어 임신하여 자궁이 커지면 비뇨기가 압박을 받는다. 뒤쪽의 직장과 항문도 가까운 곳에 있다.

남성의 경우 요도는 생식기를 겸한다. 여성보다 길고 주위에 다양한 조직과 기관이 부속되어 있어 구조가 복잡하다. 남성의 경우는 여성처럼 비뇨기를 압박하는 장기가 없고, 요도의 출구도 항문에서 조금 떨어져 있다.

시험에 나오는 어

비뇨기
소변을 만드는 신장과 요를 구성하는 장기와 기관 비뇨기라고 한다.

키워드

요로
소변을 몸 밖으로 배출하기 위한 길을 말한다. 신우(re pelvis), 요관, 방광, 요도로 루어져 있다.

메모

여성과 요로감염
여성은 요도가 짧고 요도가 항문과 가까운 곳에 있기 때문에 세균이 요도를 통해 침입해 요로감염을 일으키기 쉽다.

비뇨기를 구성하는 장기·기관(여성)

ㅛ기는 소변을 만들어 배설하는 기관으로, 신장, 요관, 방광, 요도로 이루어져 있다.

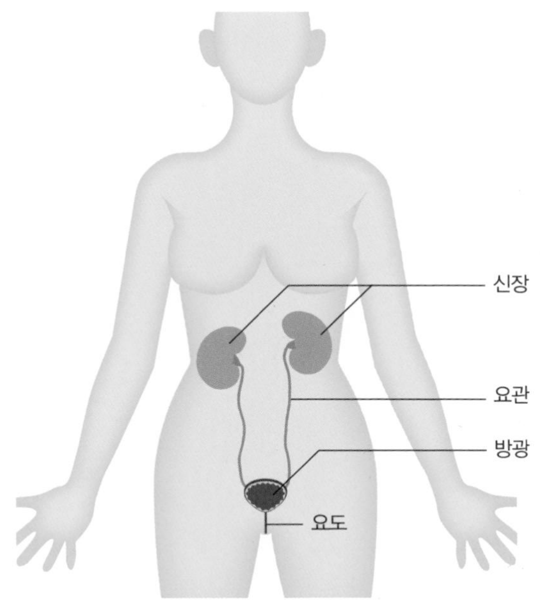

요도는 남녀 차이가 크다

성의 요도는 짧고, 곧바로 외음부로 열려 있다. 남성의 요도는 생식기를 겸하고 있어 길고 구조도 복하다.

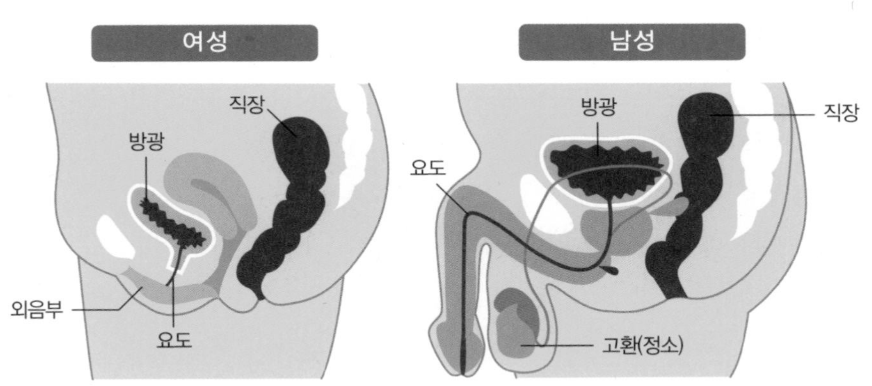

체액과 그 구성

POINT

- 신장은 체중의 60%를 차지하는 체액을 조절한다.
- 체액은 세포내액, 세포외액, 세포분비액으로 나뉜다.
- 세포내액은 pH 7.0, 세포외액의 혈액은 pH 7.4 전후이다.

인체의 60%를 차지하는 체액

신장의 가장 중요한 역할은 체내에 있는 '물=체액'의 생리적 항상성을 유지하는 것이다. 따라서 정상적인 체액의 양이나 그 구성에 대해 알아 두는 것이 좋다.

성인 남성의 경우 물이 체중의 60%를 차지한다. 어린이는 70~80%, 여성이나 고령자는 체중의 50~55%를 차지한다. 체지방에는 물이 거의 포함되어 있지 않으므로 체지방의 비율이 많은 사람은 체액이 차지하는 비율도 적다.

체액은 세포 안에 있는 세포내액과 세포 밖에 있는 세포외액, 소화관 등 관 속에 있는 수분과 뇌척수액 같은 세포분비액으로 나뉜다. 세포내액은 체액의 55%, 세포외액은 체액의 42.5%, 세포분비액은 체액의 2.5%를 차지한다. 세포외액에는 혈액의 액체 성분인 혈장, 장기나 조직의 세포와 세포 사이를 채우는 사이질액(간질액), 결합조직이나 연골, 뼈에 함유된 것이 있다(오른쪽 그림 참조).

체액에 함유된 성분

체액의 대부분은 물이고, 그 안에 소듐(Sodium, 나트륨) 이온, 포타슘(Potassium, 칼륨) 이온, 염화물 이온과 같은 전해질과 단백질, 포도당 등이 녹아 있다. 다만, 세포 안과 밖의 조성은 크게 다르다. 세포내액에는 포타슘 이온이나 인산수소 이온이 많고, 세포외액에는 소듐 이온이나 염화물 이온이 많다. 세포내액의 pH는 거의 7.0으로 중성이지만, 세포외액 혈장의 pH는 7.35~7.45로 약알칼리성이다. 그리고 신장은 체액의 pH를 정상적인 상태로 유지하는 데 중요한 역할을 한다.

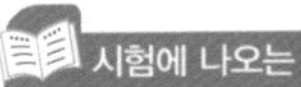

체액
체내에 있는 물을 말한다. 인 남성의 경우는 체액이 중의 60% 정도를 차지한 체액이 체중에서 차지하 비율은 어린이는 많고 어 이나 노인은 적다.

세포내액
온몸의 세포 속에 있는 체 pH가 7.0으로 포타슘 이온 말한다.

세포외액
혈액의 액체 성분인 혈장, 이질을 채우는 사이질액 세포 밖에 있는 체액을 말 다. 혈장의 pH는 7.4 전후 약알칼리성을 띤다.

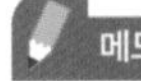

어린이는 탈수에 약하다
어린이는 몸집이 작은 데 해 체중에서 차지하는 물 비율이 높기 때문에 적은 의 물만 잃어도 탈수 상태 되기 쉽다.

인체의 60%는 물

성인 남성의 경우 체중의 약 60%가 물이다. 아이들의 경우는 이보다 많고 여성이나 노인은 이보다 적다. 체내의 물을 체액이라고 한다.

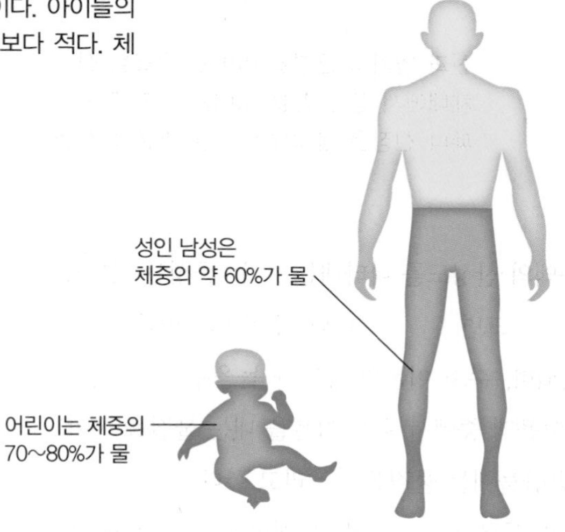

체액의 구성

체액의 55%는 세포내액, 42.5%는 세포외액, 2.5%는 세포분비액으로 이루어져 있다. 세포내액은 세포 속의 물을 가리킨다. 세포외액을 구성하는 성분 중 혈장은 혈액에서 혈구 세포를 제외한 액체 성분을 말하며, 사이질액[1]은 세포와 세포 사이나 조직의 주위(사이질)를 채우는 물을 가리킨다.

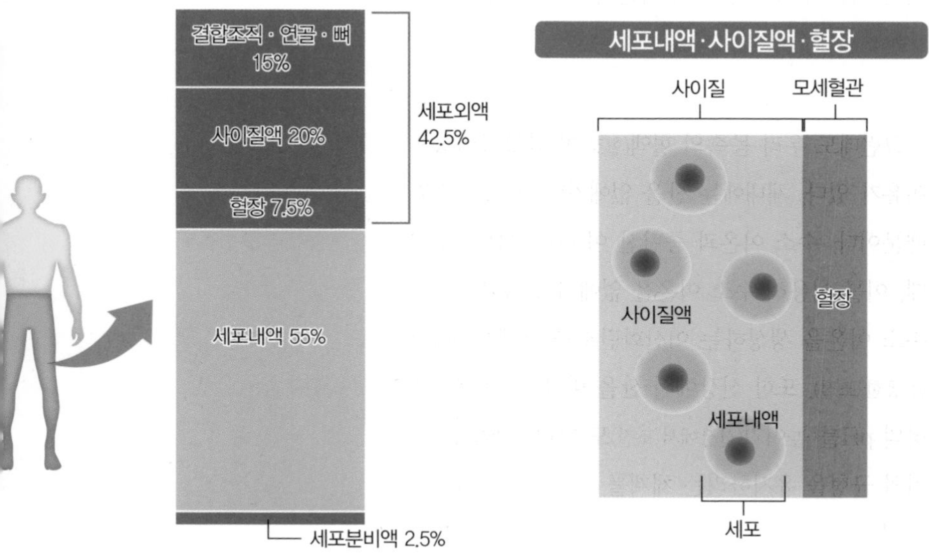

1) 각 조직 세포 사이에 있는 액체. 일부는 혈관으로 되돌아가지만 대부분은 림프관으로 들어가 림프액이 된다.

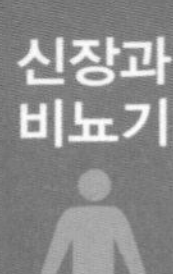

pH를 조절하는 산염기평형

POINT

- 산과 염기의 균형을 이루는 구조를 산염기평형이라고 한다.
- 체내에서 생긴 산을 없애는 완충계 구조가 있다.
- 폐나 신장은 불필요한 산을 배출해 산염기평형을 유지한다.

사람의 몸은 산성이 되기 쉽다

용액의 산성도를 나타내는 pH는 중성인 7을 기준으로 7보다 작으면 산성, 크면 알칼리성이다. 수용액의 pH는 수소 이온(H^+)의 농도로 결정되며, 수소 이온의 농도가 높을수록 pH는 낮고 산성도가 강하다. 수용액 중에서 수소 이온을 내는 물질을 산이라 하고, 수소 이온을 받아들이는 물질을 염기라고 한다.

우리 몸에 흐르고 있는 혈액의 pH는 7.35~7.45로, 약알칼리성을 띤다. 이 정상 범위를 넘어 산성 또는 알칼리성으로 크게 기울면 부정맥이나 의식 장애가 생기고 중증이 되면 사망할 수도 있다. 그런데 대사로 인해 항상 산성이 되기 쉽다. 포도당과 같은 영양소는 산소를 이용해 대사하면 이산화탄소(CO_2)가 생기고 물(H_2O)과 반응하면 중탄산 이온(HCO_3^-)과 수소 이온이 생기기 때문이다.

완충계와 폐와 신장이 혈액의 pH를 유지한다

그런데도 우리 몸속의 혈액(혈장)이 약알칼리성으로 유지되는 데는 이유가 있다. 체내에는 산을 없애거나 체외로 배출하는 체계가 있기 때문이다. 수소 이온과 중탄산 이온이 결합하면 탄산(H_2CO_3)이 되는데, 이를 이용해 수소 이온을 없애기도 하고(완충계 이용) 물에 녹으면 수소 이온을 생성하는 이산화탄소를 폐에서 배출하기도 한다(호흡기를 통한 조절). 또한 신장에서 산을 버리고 중탄산 이온을 재흡수해 혈장의 pH를 높이기(신장에서 조절)도 한다. 이와 같은 방식으로 산과 염기의 균형을 유지하려는 체계를 산염기평형이라고 한다.

시험에 나오는 어구

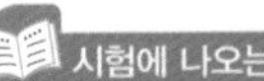

완충계(pH Buffer System)
체내에서 생긴 수소 이온이 중탄산 이온과 결합해 탄산이 되고 수소 이온이 없어져 pH가 올라가는 구조를 말한다.

산염기평형
산과 염기의 균형을 유지하려는 구조를 말한다. 체내에는 완충계뿐 아니라 폐와 신장에서 산염기평형을 유지하려는 기능이 있다.

키워드

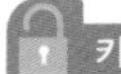

pH, 중성, 산성, 알칼리성
pH는 용액의 수소 이온 농도를 나타내는 지수로, 0에서 14까지 있는데 7이 중성이다. 숫자가 작을수록 산성이 강하고 숫자가 클수록 알칼리성이 강하다. 수소 이온 지수 또는 수소 이온 농도 지수라고도 한다.

인체는 산성이 되기 쉽다

음식을 소화해 생긴 포도당을 대사해 에너지를 이끌어 내면 이산화탄소와 물이 발생한다. 이산화탄소는 물에 녹으면 산을 만들기 때문에 인체는 항상 산성이 되기 쉽다.

밥
포도당
대사
CO_2
이산화탄소
H_2O
물
H_2CO_3
탄산
HCO_3^-
중탄산이온
H^+
수소 이온
배설
재흡수
배설

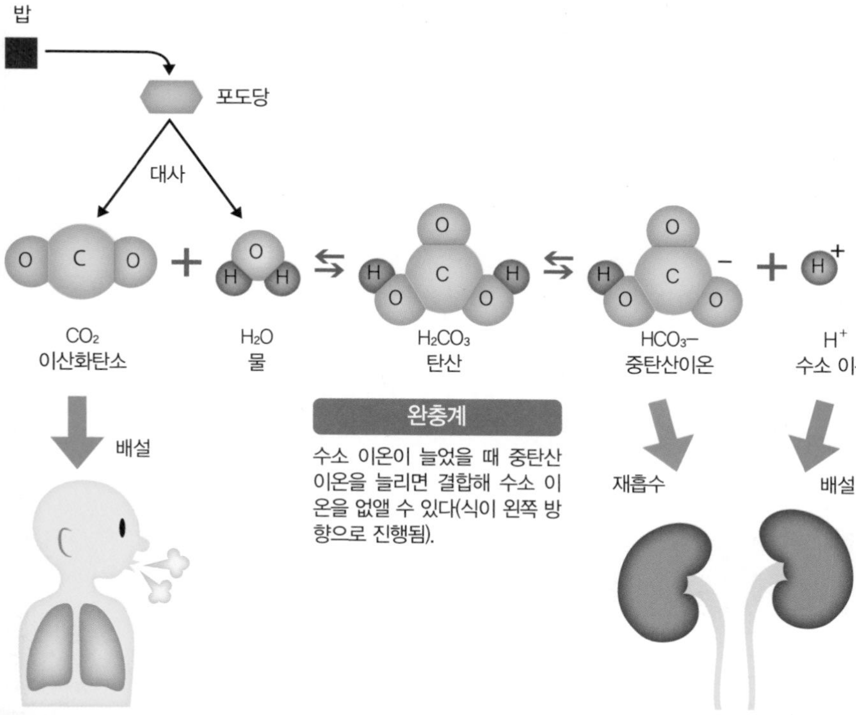

완충계

수소 이온이 늘었을 때 중탄산 이온을 늘리면 결합해 수소 이온을 없앨 수 있다(식이 왼쪽 방향으로 진행됨).

폐에서 조절

이산화탄소를 폐를 통해 배출하여 산(수소 이온)을 줄인다.

신장에서 조절

신장에서 산을 배출하고 중탄산 이온을 재흡수해 혈액의 pH를 높인다.

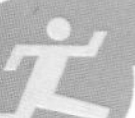

Athletics Column

베이킹소다가 운동 능력 저하를 막는다?

베이킹소다(탄산수소나트륨, $NaHCO_3$)는 물에 녹으면 탄산수소이온(HCO_3^-)이 생기는 알칼리성 물질이다. 격렬한 스포츠를 하면 생기는 젖산과 이산화탄소와 같은 산성 물질은 운동 능력을 떨어뜨리기도 하는데, 산을 없애기 위해 베이킹소다를 먹는 사람들도 있다. 베이킹소다로 인해 위장 상태가 나빠질 수 있으므로 지도자와 충분히 상담한 후에 먹어야 한다.

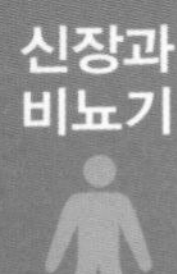

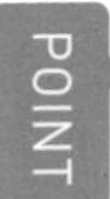

신장과 요로에 분포하는 혈관

POINT

- 신장에 혈액을 보내는 신장동맥은 복부 대동맥에서 좌우로 나온다.
- 신장동맥은 신장에 들어가기 전에 다섯 갈래로 갈라진다.
- 신장에서 나온 혈액은 신장정맥에 모였다가 하대정맥으로 들어간다.

대량의 혈액을 신장으로 보내는 신장동맥

신장에서 혈액을 여과하여 소변을 만들기 때문에 신장에는 몸에 흐르는 혈액의 20~25%에 해당하는 1~1.2*l*(분)의 혈액이 늘 흐른다. 신장에 혈액을 보내는 신장동맥은 횡격막을 관통하여 복부를 똑바로 하행하는 복부 대동맥에서 좌우 직각으로 나온다. 오른쪽 신장동맥은 하대정맥의 뒤를 지난다. 신장동맥은 신장에 들어가기 전에 갈라져 신장 전체에 가지를 뻗어 나간다. 보통 다섯 갈래로 갈라지는데, 각 동맥이 분포하는 영역을 신장 구역이라고 한다(P.28 참조). 복부 대동맥은 장골의 상연(장골능) 정도의 높이에서 두 갈래로 나뉘며, 총장골동맥이 되어 양 다리로 향한다. 그리고 총장골동맥은 골반 내 방광 등의 장기에 혈액을 보내는 내장골 동맥으로 나뉜다.

동맥 옆을 반대 방향으로 지나는 정맥

신장에서 걸러 낸 혈액은 정맥으로 모이는데, 신장정맥의 앞가지와 뒷가지로 분지하여 신장을 나온다. 신장을 나온 정맥은 곧바로 합류하여 좌우 신장정맥이 되고, 신장동맥의 앞을 지나 하대정맥에 직각으로 들어간다. 하대정맥은 척추의 오른쪽에 있기 때문에 왼쪽 신장정맥 쪽이 오른쪽 신장정맥보다 길다. 왼쪽 신장정맥은 복부 대동맥의 앞을 지나는 곳에서 복부 대동맥과 그 위에서 전방으로 나오는 상장간막동맥에 끼워져 있어 압박을 받을 수 있다(메모 참조).

방광의 혈액은 방광정맥총 등에서 내장골정맥으로 들어가 총장골정맥, 하대정맥으로 합류한다.

시험에 나오는 어구

신장동맥
복부 대동맥에서 좌우로 나와 신장으로 향하는 동맥을 말한다. 신장에 들어가기 전에 보통 다섯 갈래로 갈라진다.

신장정맥
신장에서 피를 모아 신장을 나온 두 정맥이 합류한 정맥을 말한다. 좌우 신장정맥은 하대정맥에 직각으로 들어가 있다.

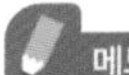
메모

왼쪽 신장정맥의 압박
왼쪽 신장정맥이 복부 대동맥과 상장간막동맥에 끼여 압박을 받으면 혈뇨가 나올 수 있다. 그 모습이 마치 호두까기 기구에 눌리는 것처럼 보인다고 해서 이 현상을 호두까기 현상이라고 부른다.

신장과 요로 관련 혈관

혈액을 신장으로 보내는 신장동맥은 복부 대동맥에서 나온다. 신장에서 나온 혈액은 좌우 신장정맥으로 모여 하대정맥으로 들어간다.

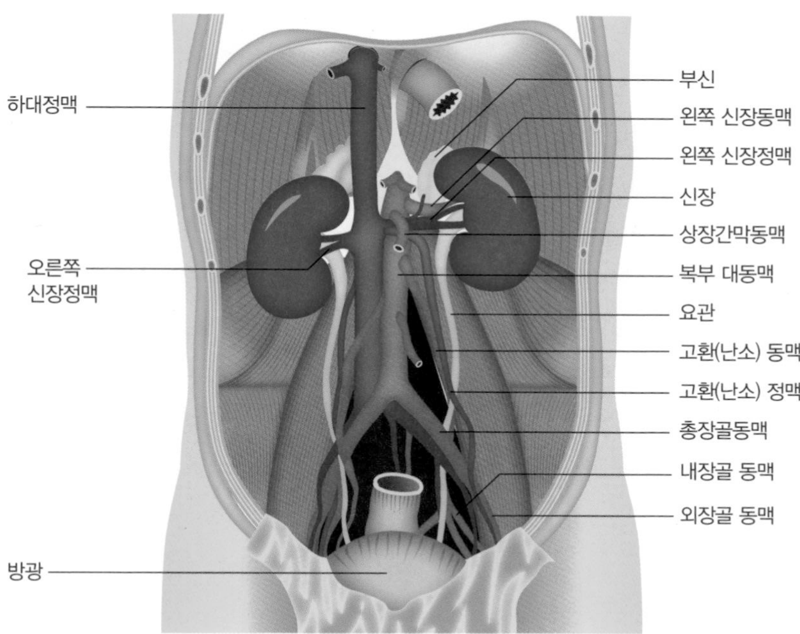

왼쪽 신장정맥은 동맥에 끼어 있다

왼쪽 신장정맥은 복부 대동맥과 상장간막동맥에 끼어 있다. 정맥은 압력이 낮으므로 압력이 높은 동맥의 압박을 받아 흐름이 막히면서 혈압이 상승한다. 그러면 혈뇨가 나올 수 있다. 이를 호두까기 현상이라고 부른다.

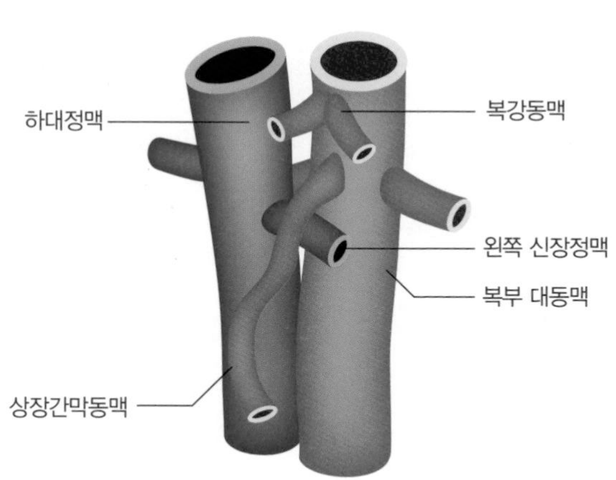

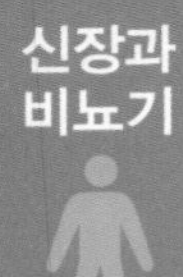

신장과 요로의 조절에 관여하는 신경

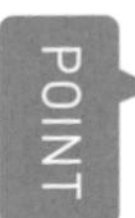

POINT
- 신장에는 자율신경인 교감신경이 연결돼 있다.
- 신장 상태를 중추에 전달하는 구심성 신경이 있다.
- 방광이나 요도에는 배뇨와 관련된 신경이 분포돼 있다.

교감신경이 신장의 기능을 조절한다

신장의 기능은 자율신경인 교감신경이 조절한다. 자율신경은 자신의 의사와 관계없이 작용하여 온몸의 혈관이나 장기 등의 기능을 조절하는 신경을 말하며, 흥분이나 긴장 시에 강하게 작용하는 교감신경과 편안할 때 강하게 작용하는 부교감신경이 있다. 일반적으로 하나의 장기에는 양쪽 신경이 연결되어 있어 그 기능을 조절하는데, 신장에 연결된 것은 교감신경뿐이다. 교감신경은 신장에서 혈압 상승과 연관이 있는 레닌(p.86 참조)이라는 물질을 분비시켜 소변의 양과 성분, 혈압을 조절한다.

신장에서는 신장 손상이나 산소 결핍 등의 이상을 중추신경에 전달하는 구심성신경이 나온다. 최근에는 원인을 알 수 없는 중등도 이상의 고혈압 환자에게 교감신경과 구심성신경 양쪽을 차단하는 치료법이 개발되어 주목을 받고 있다.

방광과 요도에는 배뇨 관련 신경이 분포되어 있다

방광과 요도에는 소변과 배뇨 관련 신경이 분포되어 있다. 신경의 기능으로는 방광에 소변이 찬 것을 감지하여 그 정보를 전달하는 감각신경, 자동으로 방광을 수축시키거나 이완시키는 교감신경과 부교감신경, 자신의 의지로 요도구를 닫거나 느슨하게 하는 운동신경이 있다. 이러한 신경을 해부학적으로는 음부신경, 하복신경, 골반신경이라고 부른다.

각 신경이 배뇨 시에 어떻게 작용하는지는 96쪽에서 자세히 다루었다.

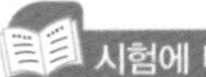

시험에 나오는 어구

자율신경
신체를 구성하는 여러 장기와 조직의 기능을 조절하는 신경으로, 무의식적으로 작용한다. 자율 신경에는 흥분했을 때 강하게 작용하는 교감신경과 긴장을 풀고 쉴 때 강하게 작용하는 부교감신경이 있다.

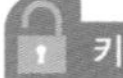

키워드

구심성신경
신경 중 말초의 정보를 중추에 전달하는 신경을 말한다. 감각신경 섬유는 구심성 신경이다.

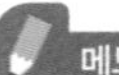

메모

신경을 끊어도 신장은 제역할을 한다
신장으로 이어지는 교감신경과 구심성신경을 잘라도 신장이 소변을 만드는 데는 큰 지장이 없다.

신장에 분포하는 신경

신장과 연결된 신경은 자율신경 섬유가 복잡하게 교차해 지나가는 복대동맥신경총에서 나온다. 신장에는 교감신경 섬유가 있지만, 부교감신경 섬유는 없다. 신장의 상태를 중추에 전달하는 구심성신경도 이와 마찬가지이다.

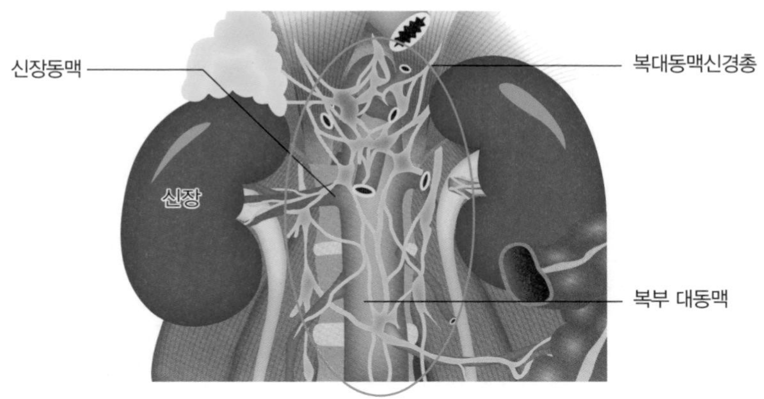

배뇨 관련 신경

방광과 요도에는 소변과 배뇨 관련 신경이 분포돼 있다.

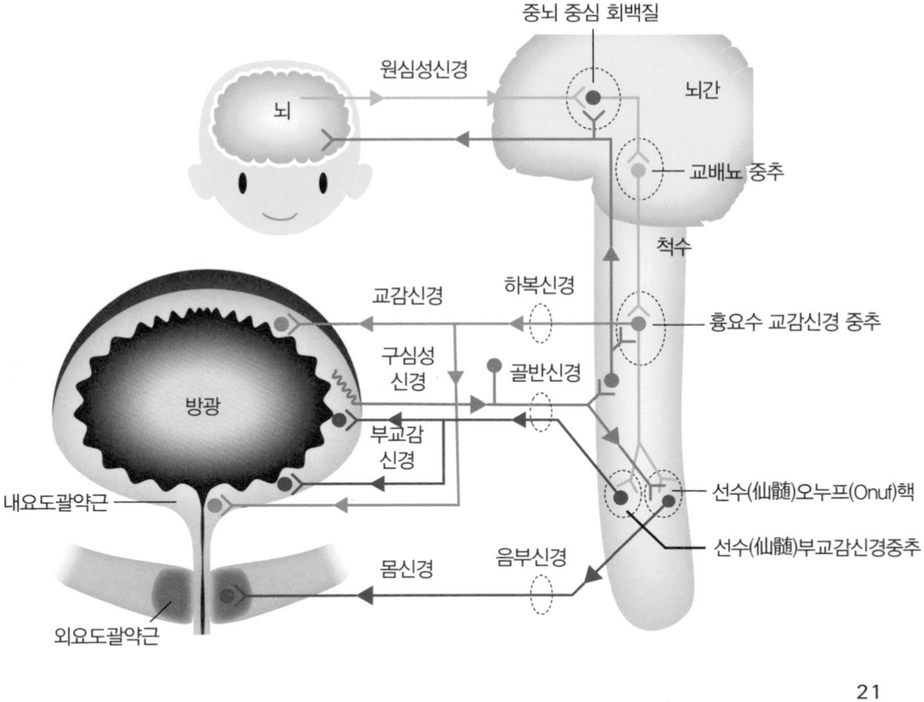

신장의 기능과 호르몬

POINT
- 몇 가지 호르몬이 신장의 기능을 조절한다.
- 소변의 양을 조절하고 혈액량을 증감시켜 혈압을 조절한다.
- 신장도 적혈구를 늘리는 호르몬을 분비한다.

소변을 만드는 기능과 관련된 호르몬

소변을 만드는 신장의 기능은 몇 가지 호르몬이 조절한다. 호르몬은 내분비 기관에서 분비되는 생리 활성 물질로, 혈관을 통해 몸속의 여러 기관으로 운반되며, 그곳에 있는 특정 세포에 작용하여 필요한 기능을 한다. 신장과 관련된 호르몬은 모두 혈압을 조절하는 호르몬이다. 호르몬은 소변으로 내보내는 수분을 늘리거나 줄여 혈액(혈장)의 양을 조절함으로써 혈압을 올리기도 하고 낮추기도 한다.

신장에 작용해 혈압을 올리는 호르몬에는 간에서 만들어지는 물질이 원천인 안지오텐신 II(P.86 참조)와 부신피질에서 분비되는 알도스테론(P.88 참조), 하수체에서 분비되는 바소프레신(P.90 참조)이 있다. 이와 반대로 혈압을 낮추는 호르몬에는 심장에서 만들어지는 심방나트륨배설펩타이드(P.92 참조)가 있다. 이들 호르몬은 신장에 작용하는 기능이 제각기 다르다.

신장에서 분비되는 호르몬

신장은 본래 호르몬을 분비하는 내분비 기관은 아니지만, 혈액을 늘리는 호르몬을 분비한다.

신장은 대량으로 흘러나오는 혈액을 체크하다가 산소가 부족하면 적혈구형성호르몬(P.62 참조)라는 호르몬을 분비한다. 적혈구형성호르몬은 혈액을 타고 혈구를 만드는 골수에 도달해 산소를 운반하는 적혈구의 생성을 촉진한다.

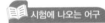

안지오텐신 II
간에서 만들어지는 안지오텐시노젠이 신장에서 분비하는 레닌과 폐에서 분비하는 ACE(안지오텐신전환효소)에 의해 최종적으로 안지오텐신 II로 변화한다. 안지오텐신 II는 혈압을 올리는 작용을 한다(P.86 참조).

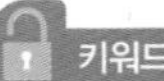

내분비 기관
호르몬을 분비하는 기관을 말한다. 뇌하수체, 갑상샘, 부신, 난소 · 고환 등이 있다.

신장과 호르몬

신장의 기능은 레닌, 안지오텐신, 알도스테론, 바소프레신, 심방나트륨배설펩타이드 등에 의해 조절된다. 신장 자체도 적혈구의 생성을 촉진하는 호르몬을 분비한다.

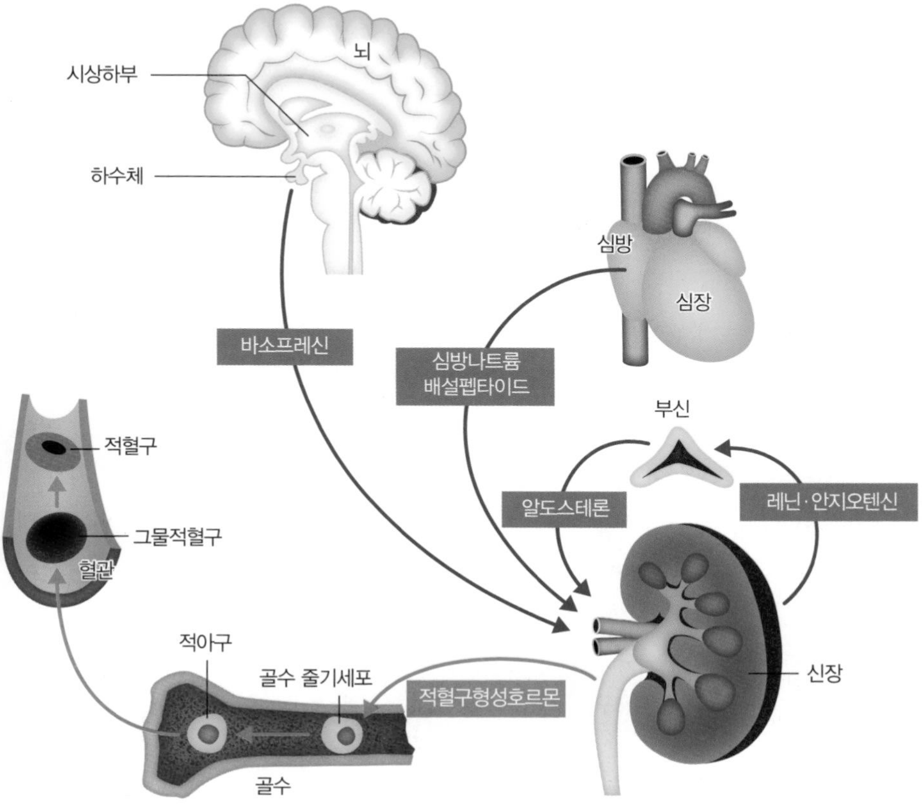

뇌
시상하부
하수체
바소프레신
심방
심장
심방나트륨
배설펩타이드
부신
알도스테론
레닌·안지오텐신
적혈구
그물적혈구
혈관
적아구
골수 줄기세포
적혈구형성호르몬
신장
골수

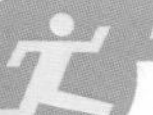

Athletics Column

호르몬의 분비량은 어느 정도나 될까?

몸의 기능을 조절하는 호르몬의 분비량은 우리가 상상하는 것보다 훨씬 적다. 예를 들면 '베타엔도르핀이 콸콸 쏟아지니까 달릴수록 러너스 하이(Runner's High, 달리기 등 운동을 했을 때 느끼는 만족감이나 행복감 등의 긍정적인 감정)를 느낄 수 있다!'라고 하지만, 엔도르핀의 혈중 농도는 pg(피코그램)/ml 단위이다. 여기서 pg는 1조분의 1g이다. ng(나노그램)/ml 단위의 호르몬도 있지만, ng라도 10억분의 1g이다. 결코 '콸콸 쏟아진다'라고 볼 수는 없다.

Column

신장 이식과 그 역사

신장이 서서히 손상되어 신장병으로 발전하면 더 이상 수분이나 노폐물을 소변으로 배출할 수 없는 상태가 되어 투석(P.154 참조)을 하거나 신장 이식을 해야 한다.

일본에서 최초로 신장 이식에 성공한 것은 1910년이었다. 다만 이때는 자가 신장 이식이라고 해서 동물의 신장을 꺼내 다른 곳에 이식하는 실험적인 신장 이식이었다. 1956년에 처음으로 인간에게 타인의 신장이 이식되었는데(니가타대학), 이 경우는 급성신장병 환자를 구하기 위해 일시적으로 시행한 것이었다. 신장 이식을 받은 환자는 목숨을 건졌고, 그 후 이식한 신장은 괴사했기 때문에 적출해야만 했다. 이식한 신장을 환자의 몸에 정착시키기 위한 목적으로 시행한 신장 이식은 1964년이 되어서야 비로소 성공했다.

이식할 신장은 이식받을 환자의 조직과 맞아야 한다. 조직과 맞지 않으면 환자의 면역이 이식된 신장을 이물질로 간주해 공격하기 때문에 거부 반응이 일어난다. 이로 인해 형제, 자매와 같은 혈연자가 기증자(제공자)가 되어, 한 쪽의 신장을 환자에게 이식하는 생체 신장 이식이 행해지기도 한다. 건강한 신장은 하나만으로도 제 기능을 하기 때문에 신장 기증자에게는 거의 지장이 없지만 남은 1개가 손상되지 않도록 건강에 유의할 필요가 있다.

교통사고 등으로 뇌사로 진단된 사람의 신장을 제공받는 뇌사자 장기 이식도 있다. 생전에 장기 기증 의사를 밝혀 두었거나 유족의 승낙이 있는 경우에 제공받을 수 있다. 그 어느 경우에도 조직의 형태가 완전히 일치하는 경우는 드물기 때문에 거부 반응을 억제하기 위해 면역억제제를 계속 복용해야 하지만, 투석을 시행할 필요가 없어 삶의 질이 높아진다. 장기를 기증할 의사가 있다면 운전면허증이나 건강보험증에 그 의사를 밝혀 두는 것도 좋을 것이다.

2장

신장과 비뇨기의 구조

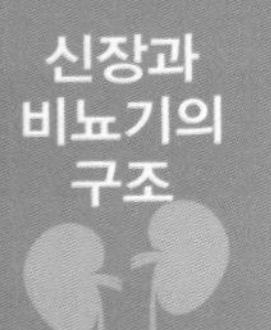

신장과 비뇨기는 어디에 있을까?

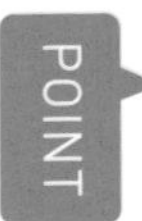

- 신장은 척추를 중심으로 배의 등쪽 좌우에 위치한다.
- 오른쪽 신장은 위에 간이 있어 왼쪽 신장보다 조금 낮은 위치에 있다.
- 방광은 골반 안에 있는 장기이다.

신장은 복막뒤기관이다

신장은 복강의 등쪽 벽에 달라붙듯이 좌우에 위치해 있다. 복강에 있는 장기의 대부분은 복막이라고 불리는 막에 싸여 있는데, 신장은 복막 밖, 복강 뒤쪽 벽과 복막 사이에 있다. 이렇게 복막 뒤쪽에 있는 장기를 복막뒤기관이라고 부른다.

좌우 신장은 오목한 곳을 안쪽으로 향하여 척추를 사이에 두고 마주보고 있다. 제12흉추에서 제2요추 정도의 높이, 허리보다 조금 위쪽에 있으며 일부가 갈비뼈에 숨어 있다. 다만, 오른쪽 신장은 위에 간이 있기 때문에 왼쪽보다 조금 낮은 위치에 있다.

신장 위에는 부신이 붙어 있다. 부신은 스테로이드 호르몬 등을 분비하는 내분비 기관이다. 명칭으로 보면 신장의 보조 장치인 것 같지만, 신장과는 독립된 기관이다.

신장에서 요관, 방광 그리고 요도로

신장의 안쪽 오목한 부분에서는 요관(P.44 참조)이 나와 하복부에 있는 방광을 향해 아래쪽으로 내려간다.

방광(P.46 참조)은 골반 안에 들어 있으며 치골의 윗부분에서 머리를 약간 드러낸다. 신장에서 나온 요관은 방광 뒤쪽 벽에 연결되어 있다. 방광 뒤쪽에는 여성의 경우 질과 자궁, 남성의 경우 직장이 있다. 방광 위에는 소장이 자리잡고 있다.

방광 아래에서는 요도(P.48 참조)가 나와 있다. 요도의 구조는 남녀가 크게 다르다.

요관, 방광, 요도 역시 신장과 마찬가지로 복막뒤기관이다.

시험에 나오는 어구

복막뒤기관

복부 장기의 대부분은 이 복막에 싸여 있지만, 복막 에 위치해 있어 복막에 싸 지 않은 것도 있다. 이것들 복막뒤기관이라고 한다). 장, 방광과 같은 비뇨기 외 췌장, 십이지장 등이 이에 당한다.

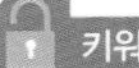
키워드

스테로이드 호르몬

콜레스테롤로 만들어지는 르몬을 말한다. 부신에서 비되는 알도스테론과 당질 신피질호르몬(글루코티코 드) 안드로젠, 난소에서 분 되는 에스트로젠과 프로제 테론(황체호르몬) 등이 있

신장의 위치

우 신장은 척추를 사이에 두고 위치한다. 제12흉추에서 제2요추 정도의 높이에 있다. 복부 내장 대부을 감싸는 복막 뒤에 있는 복막뒤기관이다.

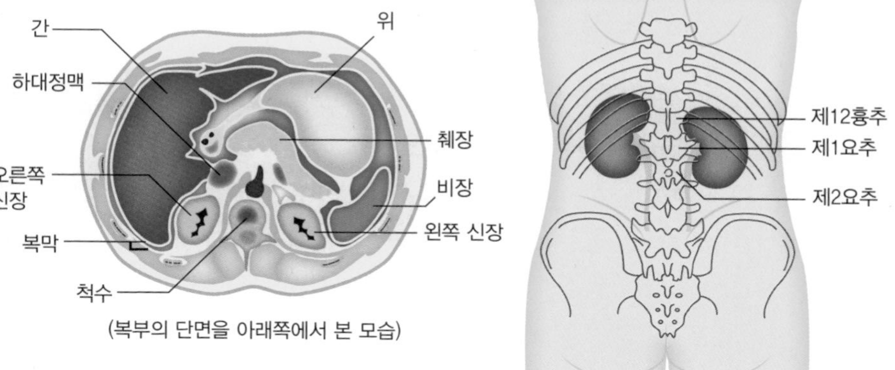

(복부의 단면을 아래쪽에서 본 모습)

비뇨기의 위치

장에서 나온 요관은 복부를 내려와 골반 안에 있는 방광으로 이어진다. 방광 아래에서 요도가 나온다.

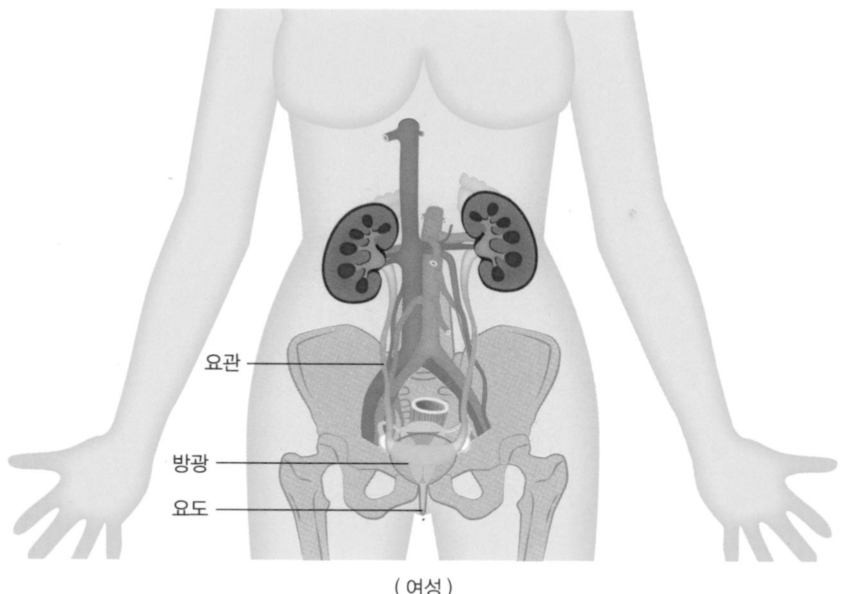

(여성)

신장의 외관

POINT

- 신장은 길이 10~12cm, 폭 5~6cm로 된 강낭콩 모양의 장기이다.
- 안쪽의 오목한 부분을 신장문이라고 한다.
- 신장동맥이 5개로 나뉘어 지배하는 영역을 신장 구역이라고 한다.

안쪽의 오목한(凹) 부분에는 혈관이나 요관이 드나든다

신장은 길이 10~12cm, 폭 5~6cm, 두께 4cm 정도의 장기이다. 너비의 한쪽이 움푹 파인 모양은 강낭콩과 비슷하다. 표면은 섬유성 막으로 싸여 있어 매끈하고 전체적으로 거의 균일한 적갈색을 띠고 있다. 좌우 신장은 오목한 부분을 안쪽으로 향하고 있으며 척추를 사이에 두고 마주보고 있다.

안쪽의 오목한 부분을 신장문이라고 한다. 신장문에는 신장동맥과 신장정맥(P.18 참조), 요관(P.44 참조)이 드나든다. 전방부터 신장정맥, 신장동맥, 요관의 순서로 위치한다. 신장문에는 신장에 분포하는 신경이나 림프관 등도 드나든다.

동맥의 지배 영역에 따라 5개의 구역으로 나뉜다

신장동맥은 보통 다섯 갈래로 나뉘어 신장 전체에 가지를 뻗는다. 이 동맥은 소동맥 간에 이어진 부분이 없는 끝동맥 구조로 되어 있다. 조직이 끝동맥으로 연결돼 있는 경우, 혈액의 우회로가 없기 때문에 어딘가가 막혀 버리면 그 앞에 혈액이 가지 않으므로 그곳의 조직이 괴사하게 된다.

신장은 갈라진 동맥이 지배하는 영역에 따라 5개의 구역으로 나뉜다(신장 구역). 각 구역은 해부학적으로 상하부의 앞구역과 아래구역, 전면부의 앞위구역과 앞아래구역, 그리고 후면부의 뒤구역으로 부른다.

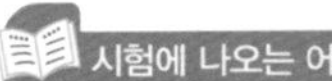

시험에 나오는 어구

신장문
신장 안쪽의 오목한 부분
말한다. 요관, 신장동맥,
장정맥, 신경 등이 드나든

신장 구역
신장동맥에서 5개로 갈리
동맥 각각이 지배하는 영
을 말한다. 해부학적으로
앞구역, 앞위구역, 앞아라
역, 아래구역, 뒤구역이리
부른다.

키워드

끝동맥
동맥이 분기된 가지끼리
결하는 혈관, 즉 문합(이어
부분)이 없는 동맥을 말한
우회로가 없기 때문에 어
가가 막히면 그 끝에 괴사
일어난다.

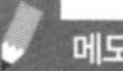

메모

신장 구역의 호칭
비뇨의학과에서는 신장 구
을 첨구, 상구, 중구, 저구,
구라고 부르기도 한다.

신장 외관

장의 표면은 섬유막으로 덮여 있어 매끈다. 안쪽 오목한 부분의 신장문에는 혈관 요관, 신경 등이 드나든다.

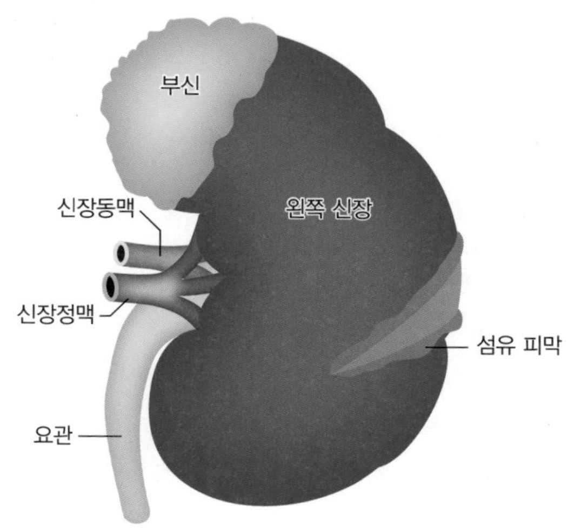

신장 구역

장은 신장동맥이 5개로 갈라진 각 동맥이 지배하는 5개 구역으로 나뉜다. 해부학적으로는 앞구역, 앞위역, 앞아래구역, 아래구역, 뒤구역이라고 부른다.

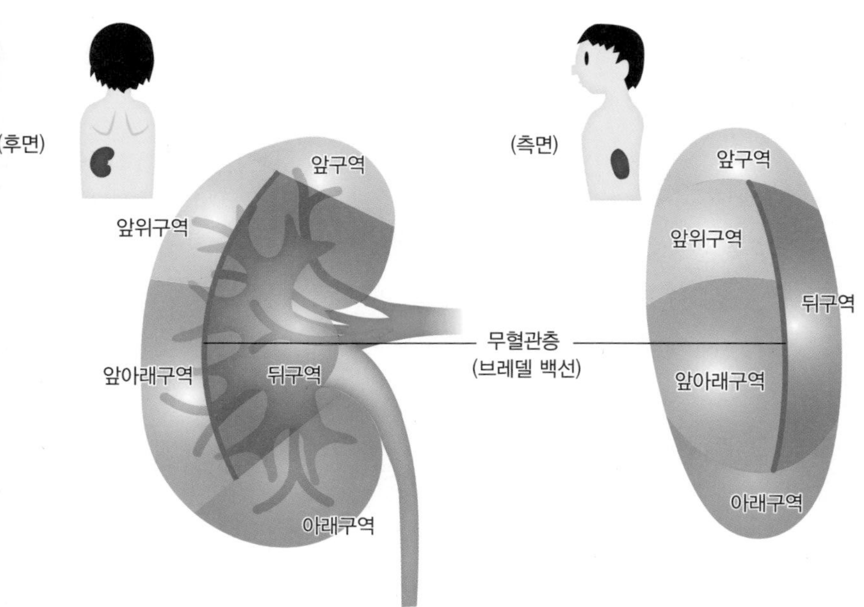

신장의 단면에 보이는 것

POINT

- 신장 표면에 가까운 피질(겉질)과 중심에 가까운 수질(속질)로 나뉜다.
- 1개의 신추체와 바깥쪽의 피질, 양쪽 콩팥기둥을 신엽이라고 한다.
- 동맥은 여러 갈래로 갈라져 신장단위에 혈액을 공급하고 정맥으로 모인다.

피질(겉질)과 수질(속질)로 나뉘며 수질에는 신추체가 늘어서 있다

신장을 앞뒤로 반을 절단한 단면을 보면 전체적으로 균일하지 않고 부분적으로 색이 다른 것을 알 수 있다. 색깔이 다른 이유는 여기에 다른 구조의 조직이 있기 때문이다. 먼저 표면에 가까운 부분을 피질, 안쪽 부분을 수질이라고 한다. 수질에 줄지어 있는 부채처럼 생긴 조직을 신추체라 하고, 두 신추체 사이에 피질과 비슷한 조직이 들어가 있는 곳을 콩팥기둥이라고 한다. 하나의 신추체를 중심으로 그 바깥쪽 피질과 콩팥기둥을 포함하는 부분을 신엽이라고 한다.

신추체의 돌출한 부분이 신유두, 여기에 빠져 있는 깔때기 비슷한 것을 소신배라고 한다. 소신배는 신유두에서 나오는 소변을 받아들이는 컵이다. 몇 개의 소신배가 합류한 부분을 대신배라 하고, 모든 신배가 합류하여 넓어진 공간을 신우(콩팥깔대기라고도 한다)라고 한다. 그리고 이 신우의 끝이 요관이다.

신장 내에서 갈라졌다 모이는 혈관의 주행

신장동맥은 보통 다섯 갈래로 갈라져 신장문에서 들어가고, 또 다시 갈라지면서 각 구역에 가지를 뻗는다. 분기한 동맥은 콩팥기둥에서 신추체를 따라 달리다가(엽사이동맥), 방향을 꺾고 신추체를 따라 피질과 수질 사이를 지난다(활꼴동맥). 그리고 활꼴동맥에서는 신장 표면을 향해 피질을 지나는 가지(소엽사이동맥)가 나와 있고, 소엽사이동맥에서는 소변을 만드는 신장의 기본 단위인 신장단위(P.42 참조)으로 들어가는 가지가 나와 있다. 신장단위를 통과한 혈액을 모으는 정맥은 거의 동맥과 평행하게 반대 방향으로 지나 신장문을 빠져나간다.

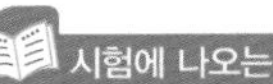

피질, 수질
신장 표면에 가까운 부분을 피질, 중심에 가까운 부분을 수질이라고 한다. 수질에는 신추체가 늘어서 있다.

신추체
수질에 늘어선 부채꼴 조직을 말한다. 중심 쪽으로 돌출한 부분을 신유두라고 한다.

신엽
하나의 신추체와 그에 부속되는 피질을 말한다. 양쪽 신주를 포함하는 부분이다.

신장배
신유두에 빠져 있는 술잔 모양의 컵 또는 몇 개의 소신배를 모으는 부분을 말한다.

신우
모든 신배가 모이는 넓은 부분을 말한다. 요관으로 이어진다.

신장의 단면

면에 가까운 부분을 피질, 중앙에 가까 부분을 수질이라고 한다. 수질에는 신 체가 늘어서 있다. 신추체에 붙는 신배 모여 신우가 되고 이는 요관으로 이 진다.

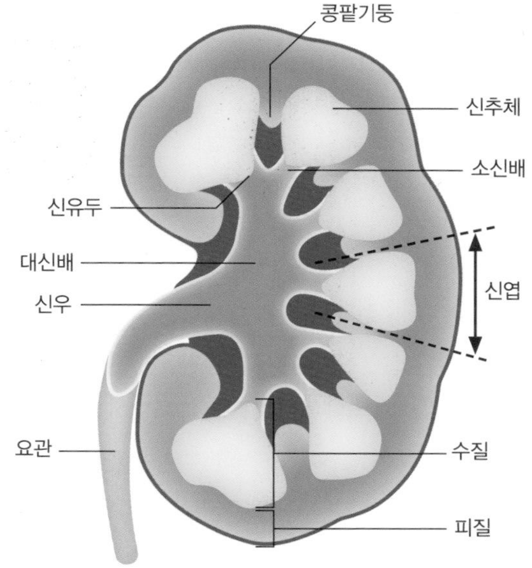

신장 단면의 혈관

장동맥은 5개로 갈라져 각 구역으로 지를 뻗는다. 콩판기둥은 신추체를 따 지나다가 방향을 꺾어 피질과 수질 사 를 지나 피질에 소엽사이동맥의 가지 뻗는다. 소엽사이동맥에서는 신장단 로 들어가는 가지가 나온다. 신장단위 서 나오는 혈액을 모으는 정맥은 동맥 거의 평행하게 반대 방향으로 지난다.

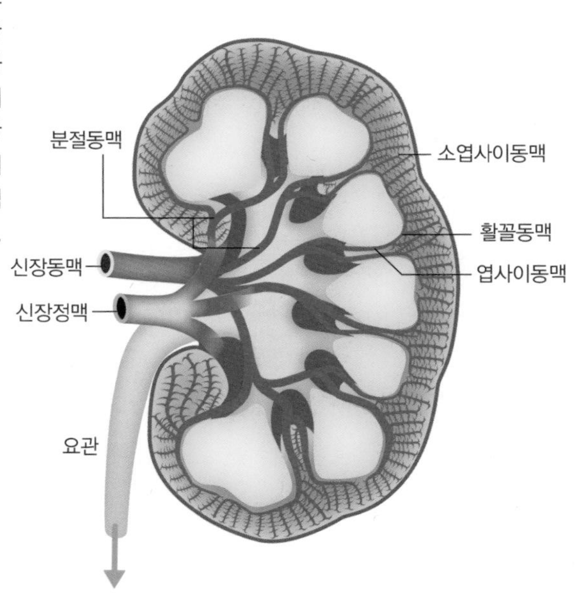

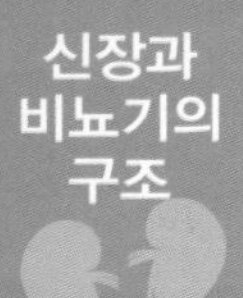

피질과 신추체에는 무엇이 있을까

POINT

- 피질에는 소변을 만드는 신장의 기본 단위인 신장단위의 콩팥소체가 있다.
- 수질에는 신세관과 집합관, 혈관이 지난다.
- 역할이 다른 수질옆신장단위와 피질신장단위이 있다.

피질에는 콩팥소체, 수질에는 신세관과 혈관이 있다

피질을 확대해 보면 지름 200μm 정도의 둥근 것 그리고 그곳에 연결된 가는 관과 모세혈관이 보인다. 둥근 것은 콩팥소체로, 혈액에서 소변을 만드는 신장의 기본 단위이자 가장 중요한 부분이다. 모든 콩팥소체는 피질과 콩팥기둥에 배치되어 있다.

수질의 신추체에는 콩팥소체 없이 가는 관이 주로 세로 방향으로 지난다. 그 일부는 그물눈을 만들어 지나기도 한다. 여기에는 콩팥소체에 연결된 신세관과 신세관이 합류한 집합관, 가는 동맥과 정맥, 모세혈관이 있다.

피질에 있는 콩팥소체와 이곳에 연결되는 신세관이 신장의 최소 단위로, 이를 신장단위(P.34 참조)라고 한다. 신장단위는 하나의 신장에 약 100만 개가 있는 것으로 알려져 있다. 신세관이 합류하는 집합관은 신장단위에 포함되지 않는다.

피질 신장단위와 수질옆신장단위

신장단위에는 수질 가까운 곳에 콩팥소체가 있는 수질옆신장단위(juxtamedullary nephron, 속질곁콩팥단위)와 그 외의 신장단위(피질신장단위라고 한다)이다. 전체의 80%는 피질신장단위, 나머지 20%가 수질옆신장단위가 있다.

수질옆신장단위은 신세관이 피질 신장단위보다 긴 것이 특징이다. 신세관을 구성하는 상피세포나 신세관을 제거하는 혈관의 모습도 피질 신장단위와 다르다. 수질옆신장단위는 소변을 만드는 과정에서 특별한 역할을 한다(P.74 참조).

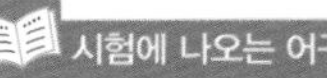

콩팥소체, 신세관, 신단위

신장에서 소변을 만드는 장의 기본 단위를 신장단라고 한다. 신장단위는 팔소체와 신세관으로 이어져 있다.

집합관

신세관을 모아서 수질을 유두를 향해 지나가는 관 말한다.

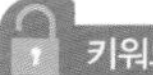

수질옆신장단위((juxtamedullary nephron, 속질곁콩팥단위)

수질에 가까운 곳에 콩팥체가 있는 신장단위를 수옆신장단위(속질곁콩팥단라고 한다. 수질의 삼투압절에 중요한 역할을 한다.

피질과 수질에는 무엇이 있을까?

질에는 콩팥소체가 배치되어 있다. 수질의 신추체에는 신세관, 집합관, 혈관이 지나간다.

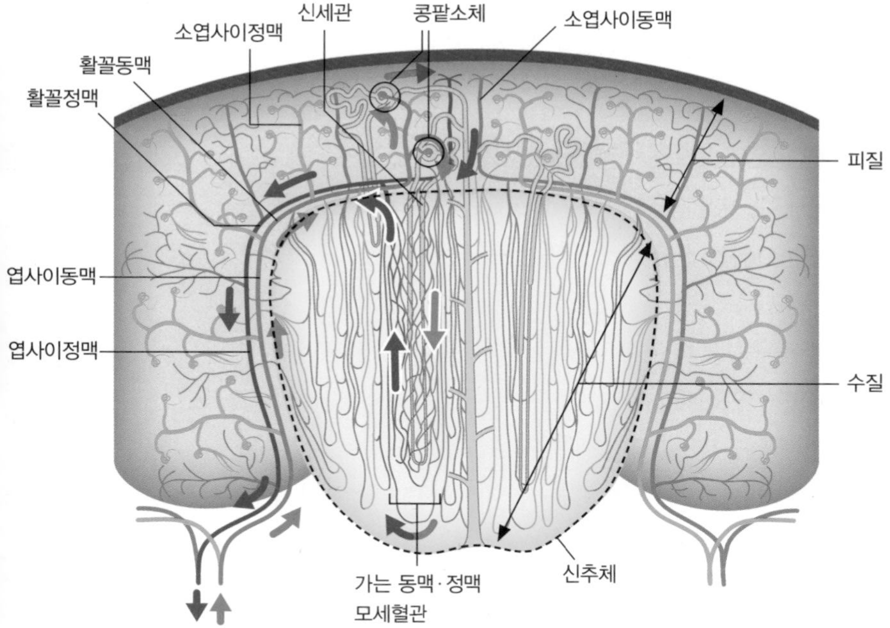

신세관
콩팥소체
소엽사이동맥
소엽사이정맥
활꼴동맥
활꼴정맥
피질
엽사이동맥
엽사이정맥
수질
가는 동맥·정맥
모세혈관
신추체

피질신장단위와 수질옆신장단위

팥소체가 수질 가까운 곳에 있는 것을 질옆신장단위, 그 이외를 피질신장단위 고 한다. 특히, 신세관을 둘러싼 혈관에 이가 있다.

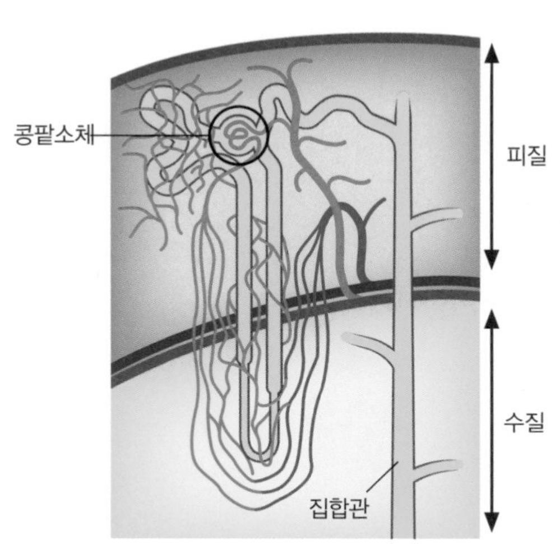

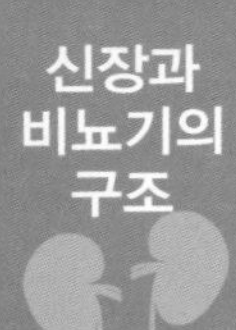

신장의 최소 단위, 신장단위(nephron

POINT

- 소변을 만드는 최소 단위인 신장단위는 콩팥소체와 신세관으로 이루어진다.
- 콩팥소체는 사구체와 보우만주머니로 이루어진다.
- 신세관은 피질과 수질을 오가며 집합관에 합류한다.

콩팥소체와 신세관으로 구성된 신장단위

소변은 신장 내 여러 신장단위(소변을 만드는 신장의 기본 단위)에서 만들어진다. 신장단위는 신장 피질에 있는 둥근 콩팥소체와 그곳으로 이어지는 신세관으로 구성되어 있으며, 여기에 주위 혈관이 연결되어 있다. 신장단위는 신장 하나에 약 100만 개가 있으며, 제각기 끊임없이 소량의 소변을 만든다.

콩팥소체는 실꾸리처럼 모세혈관을 둥글게 감아 놓은 사구체와 그것을 감싸고 있는 보우만주머니(Bowman's capsule)로 되어 있다. 신장동맥이 여러 번 갈라져 가늘어진 들세동맥이 사구체에 혈액을 보내고 사구체를 통과한 혈액은 날세동맥에 의해 사구체에서 나간다.

피질에서 신추체로 갔다가 돌아오는 신세관

보우만주머니에서는 신세관이 나온다. 신세관은 콩팥소체 부근에서 구불구불 지나다 신추체 쪽으로 곧게 뻗어간다. 도중에 갑자기 가늘어진 후 신추체 안에서 180도 구부러져 조금 지나다가 다시 굵어져 피질로 돌아온다. 이 똑바로 내려가는 부분을 헨레고리(Henle's loop)라고 한다.

피질로 돌아온 신세관은 콩팥소체의 들세동맥과 날세동맥으로 생긴 V자 부분에 붙어 사구체옆장치(juxtaglomerular apparatus, P.36 참조)를 구성하고, 다시 구불구불 구부러지면서 피질을 지나 집합관으로 들어간다. 집합관에서는 다른 신장단위의 신세관이 차례대로 합류한다. 신세관의 주위에는 사구체를 나와 날세동맥에서 갈라져 생긴 모세혈관이 에워싸고 있다.

시험에 나오는 어구

신장단위
콩팥소체와 신세관으로 구성된다. 한쪽 신장에 100만 개라고 한다.

신세관
피질의 콩팥소체에서 나와 수질을 지나다 유턴하여 피질로 돌아오는 관을 말한다.

들세동맥, 날세동맥
콩팥소체의 사구체로 이어지는 것이 들세동맥, 콩팥소체를 나오는 것이 날세동맥이다. 사구체에서 모세혈관을 구성한 후 다시 동맥이 된다.

집합관
신세관이 합류하는 관을 말한다. 신장단위에는 포함되지 않는다.

소변을 만드는 신장의 기본 단위 '신장단위'

피질에 있는 콩팥소체, 그곳에 이어지는 피질에서 수질 속을 지나다 유턴하여 집합관으로 이어지는 신세관을 신장단위라고 한다. 사구체에서 나와 신세관을 둘러싸는 혈관도 신장단위의 작용에 중요한 역할을 한다.

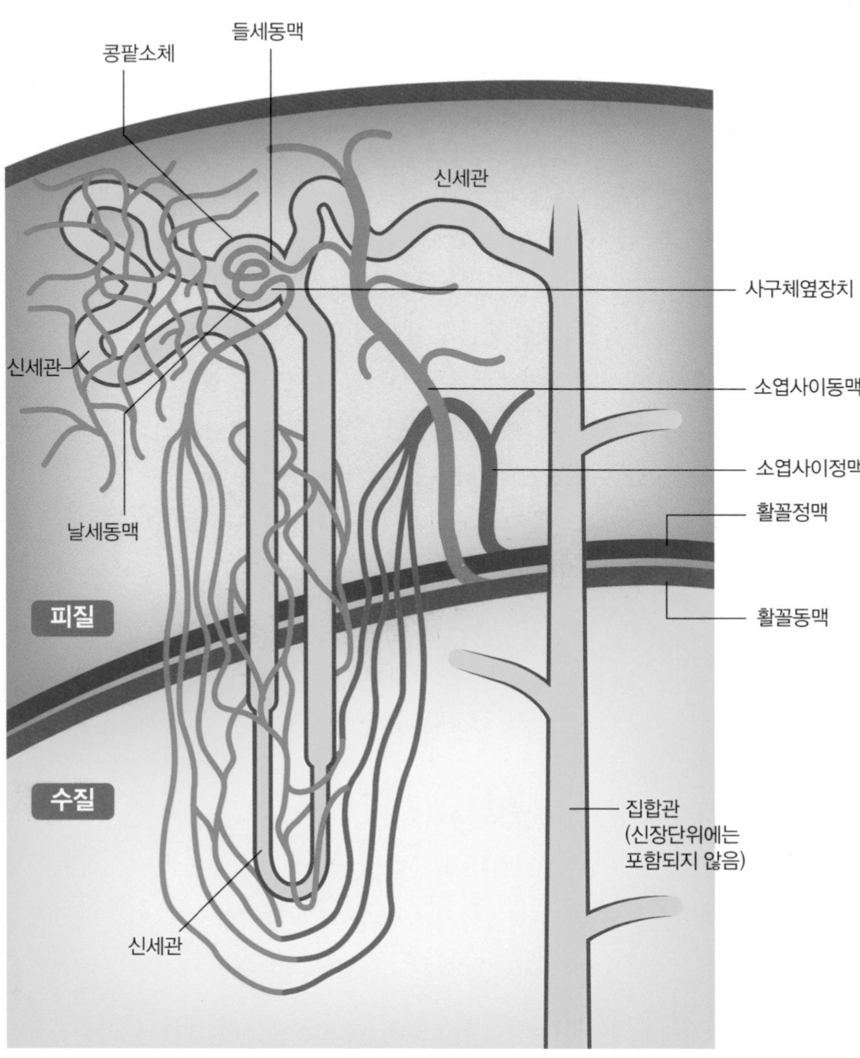

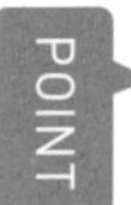

콩팥소체의 구조

POINT
- 콩팥소체는 모세혈관의 사구체와 풍선 모양의 보우만주머니로 이루어져 있다.
- 콩팥소체가 소변의 첫 단계인 원뇨를 생성한다.
- 콩팥소체에 드나드는 혈관 부분에는 사구체옆장치가 있다.

실꾸리 같은 사구체를 보우만주머니가 감싸고 있다

콩팥소체(renal corpuscle)는 지름 200μm 정도의 장치로, 모세혈관으로 된 사구체와 풍선 모양의 보우만주머니로 구성돼 있다. 이 콩팥소체가 소변을 만드는 첫 단계로, 혈액을 걸러 원뇨를 만드는 일 (P.66 참조)을 한다.

사구체는 모세혈관이 실꾸리처럼 둥글게 감긴 것이다. 모세혈관은 동맥이 여러 번 갈라지면서 가늘어져 굵기 5~20μm 정도가 된 혈관으로 동맥과 정맥 사이에 있으며, 전신에 그물망 모양의 구조를 만들어 조직에 산소와 영양소를 공급하고 노폐물을 회수하는 역할을 한다. 그런데 사구체의 모세혈관은 조금 다르다. 사구체의 모세혈관이 하는 일은 산소 공급이 아니라 혈액의 여과이다. 더욱이 사구체로 드나드는 혈관은 앞뿐만 아니라 뒤에도 동맥이다.

보우만주머니는 풍선처럼 부푼 것에 사구체가 박힌 듯이 사구체를 덮고 있는 것으로, 사구체에서 걸러 나오는 원뇨를 받는다.

센서 기능이 있는 사구체옆장치

사구체를 드나드는 들세동맥과 날세동맥으로 이루어진 V자형 구역에는 특별한 기능을 가진 사구체옆장치가 있다. 들·날세동맥 부분에 원위신세관(P.37 참조)이 맞닿아 있고, 그 틈새를 사구체의 바깥쪽에 있는 메산지움 세포가 메우고 있다. 또 원위신세관의 벽에는 치밀반(macula densa)이라는 특수한 부분, 들세동맥 바깥에는 사구체옆세포가 있다. 치밀반과 사구체옆세포가 센서와 정보의 중계 역할을 하며, 사구체의 여과율(원뇨량)과 혈압 조절에 관여한다.

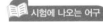

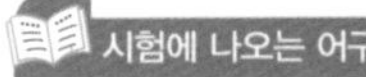

시험에 나오는 어구

콩팥소체
사구체와 보우만주머니로 이루어져 있다. 지름 200μm 정도의 장치로, 신장 피질과 신장의 기둥에 있다. 한쪽 신장에 100만 개가 있다.

사구체
들세동맥에서 이어지는 모세혈관이 실꾸리처럼 둥글게 감긴 것을 말한다. 사구체 모세혈관의 혈압은 50mmHg 내외로 높게 유지되고 있다.

보우만주머니
사구체를 감싸는 주머니를 말한다. 풍선처럼 부푼 것에 사구체가 박힌 듯한 구조를 하고 있다.

키워드

메산지움 세포
콩팥소체에만 있는 특수한 세포로, 사구체옆장치에 있는 사구체 밖 메산지움 세포와 사구체 안 메산지움 세포가 있다.

콩팥소체의 구조

콩팥소체는 실꾸리처럼 모세혈관이 둥글게 감긴 사구체와 이를 감싸고 있는 보우만주머니로 이루어져 있으며, 혈액을 여과하여 원뇨를 만든다. 사구체 내의 혈압은 50mmHg나 된다.

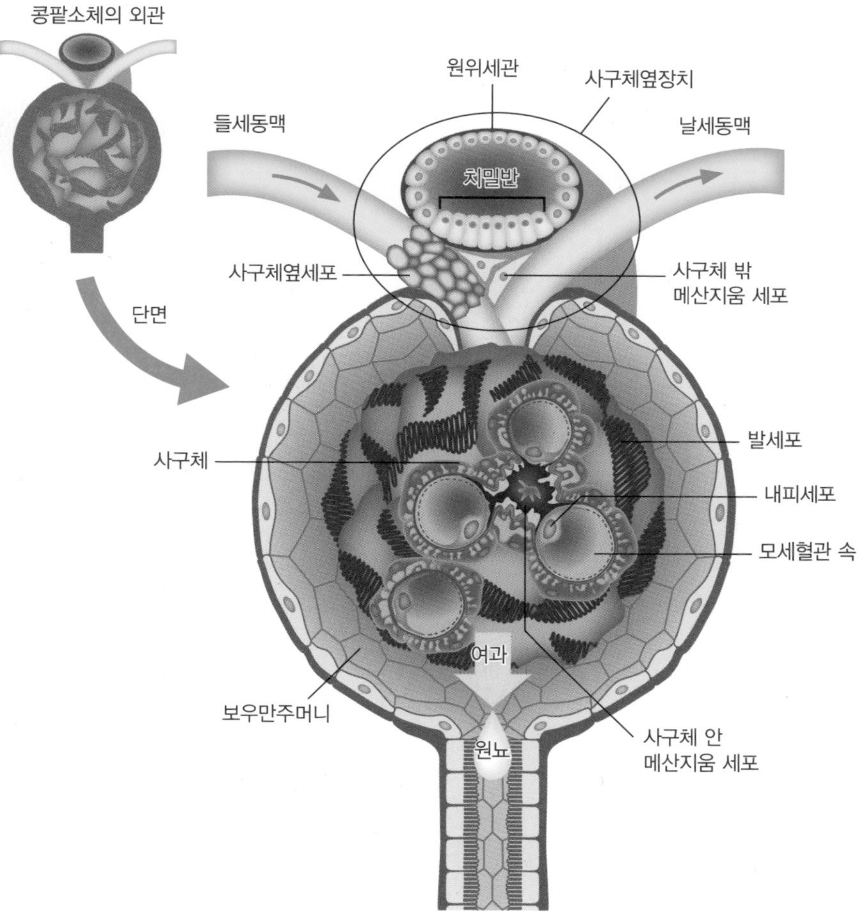

column 보우만, 메산지움이 뭐지?

콩팥소체의 일부를 이루는 보우만주머니는 발견자인 윌리엄 보우만(영국의 외과 의사이자 해부학자)의 이름을 딴 것이다. 메산지움은 사람의 이름이 아니라 스위스의 짐머만(Zimmermann)이라는 사람이 meso(사이질 또는 간질)와 angium(혈관)을 합쳐 만든 조어로, 혈관의 간막을 의미한다. 의학 용어는 사람의 이름을 딴 것도 많지만, 예외도 있다.

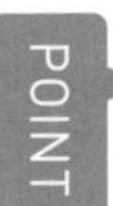

사구체의 미세 구조

POINT

- 사구체의 모세혈관은 창혈관이다.
- 사구체의 혈관 밖에는 사구체 기저막과 사구체 상피세포가 붙어 있다.
- 사구체의 모세혈관은 메산지움 영역이 지탱해 준다.

사구체의 혈관벽은 3층 구조

콩팥소체의 중심인 사구체의 구조에 대해 좀 더 자세하게 알아보자.

사구체를 만드는 모세혈관의 벽은 70~100nm 정도의 구멍이 여러 개 뚫린 내피세포로 이루어져 있다. 이런 모세혈관을 창혈관(Fenestrated capillary)이라고 한다. 그 바깥쪽에는 가는 섬유가 얽혀 생긴 망상 사구체기저막으로 덮여 있는데, 그물눈의 크기는 3~4nm 정도이다. 그리고 그 바깥쪽에는 사구체 상피세포라고 불리는 세포가 빽빽하게 붙어 있다. 사구체 상피세포는 중심에서 문어처럼 몇 개의 다리가 나오고 불가사리 같은 작은 돌기(발돌기)가 많이 붙은 구조를 하고 있어서 발세포라고도 부른다. 발돌기끼리는 서로 맞물려 있는데, 맞물린 발돌기 사이에 20~40nm의 가는 틈이 있다.

이처럼 사구체의 벽은 3층으로 되어 있고 안을 흐르는 혈액 가운데 이 벽의 틈을 빠져 나가는 물질이 보우만주머니 쪽으로 쏟아져 나오는 구조로 이루어져 있다.

메산지움 영역이 모세혈관을 고정시킨다

사구체의 모세혈관과 모세혈관 사이의 틈은 메산지움 세포(사구체 내 메산지움 세포)와 그 주위의 메산지움바탕질(mesangial matrix)로 채워져 있다. 이 부분을 메산지움 영역이라고 한다. 이 영역을 향한 혈관벽에는 사구체기저막과 발세포가 없다. 메산지움 영역은 모세혈관이 풀리지 않도록 지탱하는 동시에 모세혈관을 당기거나 되돌려서 안의 혈류를 조절한다.

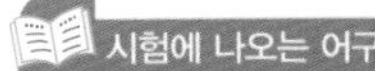

시험에 나오는 어구

사구체 상피세포

문어처럼 생긴 발에 불가사리와 같은 작은 돌기를 가진 세포로, 사구체의 모세혈관 바깥에 붙어 있다. 서로 맞물린 발돌기 사이의 가는 틈에서 원뇨가 걸러진다.

메산지움 영역

사구체 혈관 사이를 메우는 영역을 말한다. 사구체 내 메산지움 세포와 메산지움 바탕질로 구성된다. 혈관을 지탱하고 혈류 조절에 관여한다.

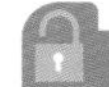

키워드

창혈관

모세혈관의 벽을 만드는 내피세포에 구멍이 뚫려 있는 혈관을 말한다. 구멍을 통해 물질이 통과한다. 사구체의 모세혈관은 창혈관이다.

사구체 혈관의 단면

사구체의 모세혈관 틈새에는 메산지움 세포와 매산기움 기질로 이루어진 영역이 있어서 혈관을 지탱해 준다.

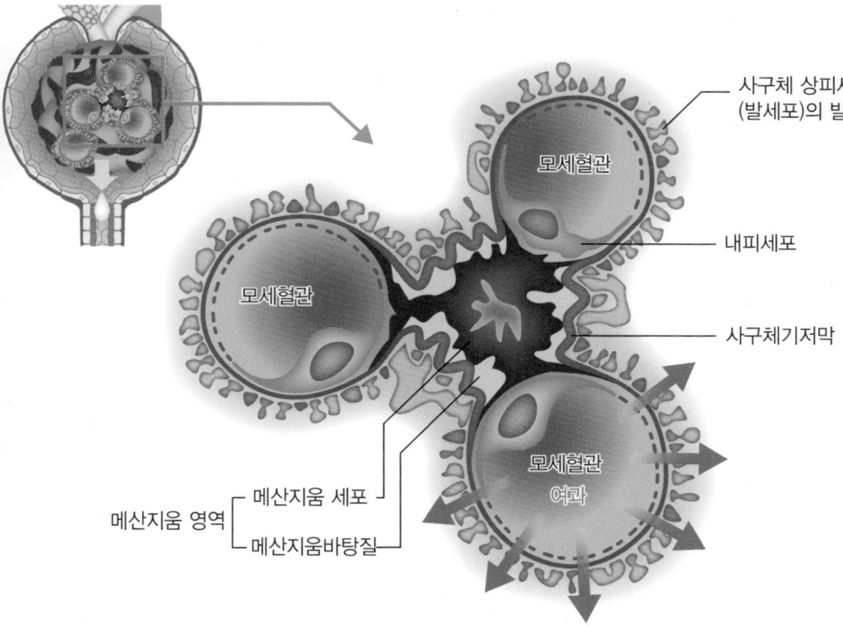

사구체 상피세포 (발세포)의 발돌기
모세혈관
내피세포
모세혈관
사구체기저막
모세혈관 여과
메산지움 영역
메산지움 세포
메산지움바탕질

사구체 모세혈관 벽의 구조

사구체의 모세혈관 벽은 내피세포에 구멍이 뚫려 있는 창혈관과 그 바깥을 감싸고 있는 사구체기저막, 사구체 상피세포 등 3층 구조로 이루어져 있다. 혈관 내 물질은 내피세포 구멍과 기저막의 그물망, 서로 맞물린 발돌기 사이의 가는 틈을 통해 걸러진다.

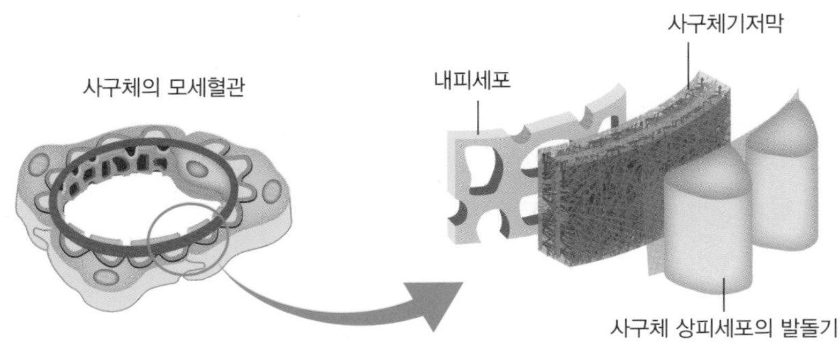

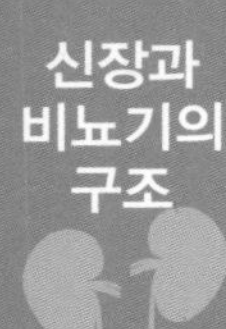

신세관의 구조

POINT

- 주행에 따라 근위곱슬부, 헨레고리, 원위곱슬부로 분류된다.
- 헨레고리는 굵기와 방향에 따라 네 부분으로 나뉜다.
- 벽 세포의 차이에 따라 3가지로 나누는 분류도 있다.

주행에 따라 세 부분으로 나뉘는 신세관

신세관은 보우만주머니에서 나와 집합관에 합류할 때까지의 관으로, 여러 부분으로 나눌 수 있다. 우선 신세관의 주행에 따라 보우만주머니에서 나와 콩팥소체 근처를 구불구불 지나는 근위곱슬부, 갑자기 곧아져 신추체를 향해 그 끝에서 180도 되돌아오는 헨레고리, 콩팥소체 근처로 돌아와 다시 구불구불 지나는 원위곱슬부가 있다. 또한 헨레고리는 되돌아오기 전에 갑자기 가늘어지는데 되돌아온 후 다시 갑자기 굵어진다. 맨 처음 굵직한 부분을 근위곧은세관, 가늘어져서 되돌아올 때까지의 부분을 가는 하행각, 되돌아오는 부분을 가는 상행각, 여기서 굵어진 부분을 원위곧은세관이라고 한다.

부위에 따라 벽의 세포가 다르다

신세관의 굵기가 다른 이유는 벽을 만드는 상피세포의 구조가 다르기 때문이다. 근위곱슬부나 헨레고리의 근위곧은세관은 안쪽에 굵기와 길이가 다른 미세융모가 빽빽하게 돋아 있는 세포로 되어 있는데, 이를 통틀어 근위신세관이라고 부른다. 미세융모 부분은 광학 현미경으로 관찰하면 수직으로 배열된 무수한 섬유 구조가 솔(브러시)처럼 보인다고 해서 이곳을 솔가장자리라고 불렀다. 헨레고리의 가는 하행각과 상행각 벽은 편평하고 얇은 상피세포로 이루어져 있으며, 이 부분을 통틀어 중간 신세관이라고 한다. 원위직신세관과 원위곱슬부의 벽은 솔가장자리가 없는 세포로 이루어져 있는데 이 부분을 원위신세관이라고 한다. 신세관은 주행이나 벽 세포의 차이에 따라 각 부분의 소변을 생성하는 데 각기 다른 역할을 한다.

시험에 나오는 어구

근위곱슬부, 원위곱슬부
신세관이 콩팥소체 근처에서 구불구불 구부러져 지나는 부분을 말한다. 보우만주머니를 나오자마자 나타나는 부분을 근위곱슬부, 헨레고리를 거쳐 돌아온 부분을 원위곱슬부라고 한다.

헨레고리
똑바로 신추체를 향해 유턴해 똑바로 피질로 돌아오는 부분을 말한다. 도중에 갑자기 가늘어졌다가 다시 굵어진다.

근위신세관
근위곱슬부와 헨레고리의 근위곧은세관을 말한다. 미세융모를 가진 세포로 이루어져 있다.

원위신세관
헨레고리의 원위세관(굵은 상행각)과 원위곱슬부의 일부를 말한다. 미세융모가 없는 세포로 이루어져 있다.

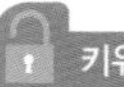

키워드

솔가장자리
세포에 있는 미세융모 부분을 광학 현미경으로 관찰하면 수직으로 배열된 무수한 섬유 구조가 솔(브러시)처럼 보인다고 해서 이곳을 솔가장자리라고 부른다.

신세관의 각부 명칭

콩팥소체의 보우만주머니에서 나오는 구불구불 구부러져 지나는 부분, 똑바로 신추체를 향해 유턴해 오는 부분, 다시 콩팥소체 근처에서 구부러져 지나는 부분으로 나뉜다.

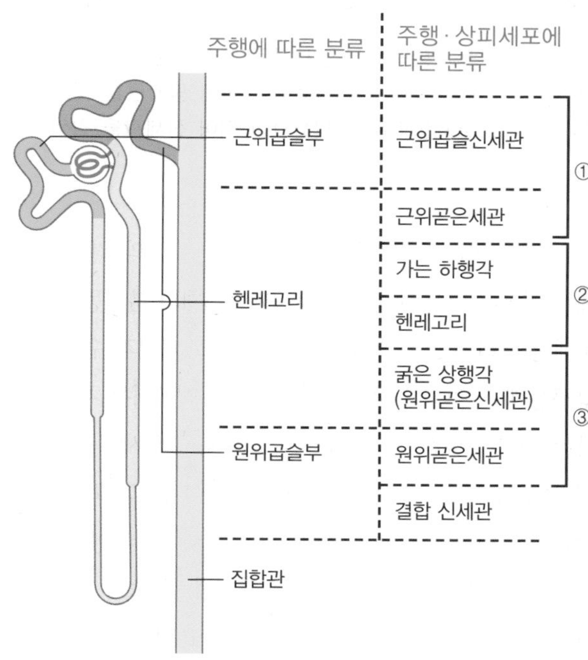

신세관 벽의 세포에 따른 분류

미세융모를 가진 부분, 얇은 세포로 만들어진 부분, 미세융모를 갖지 않은 세포로 만들어진 부분이 있다.

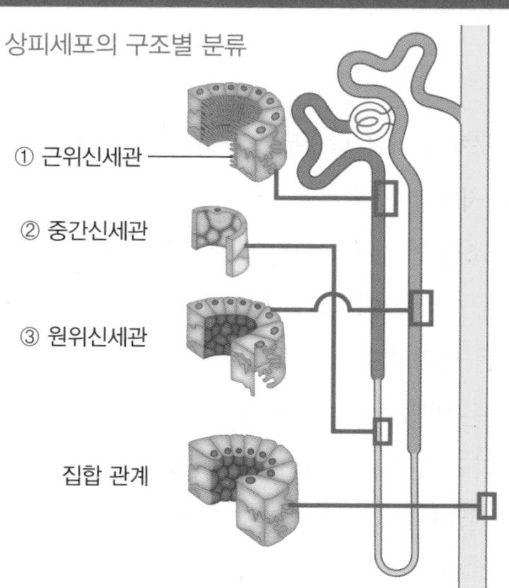

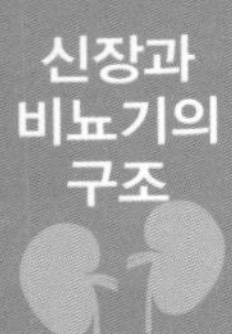

신장단위의 혈관 구조

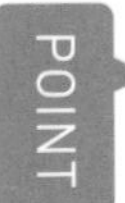

POINT

- 들세동맥은 소엽사이동맥에서 나와 사구체로 들어간다.
- 들세동맥과 날세동맥은 벽에 평활근을 갖고 혈류를 조절한다.
- 날세동맥은 모세혈관이 되어 신세관을 감싼다.

들·날세동맥은 사구체의 혈류를 조절한다

신장단위의 사구체에 들어가는 들세동맥의 원류는 신장문을 통해 들어온 신장동맥이다. 신장동맥은 5개의 분절동맥으로 갈라져 신추체를 따라 지나는 엽사이동맥이 되고, 피질과 수질 사이를 지나는 활꼴동맥이 된다. 엽사이동맥과 활꼴동맥에서는 차례대로 피질로 향하는 소엽사이동맥의 가지가 나오는데, 소엽사이동맥에서 신장단위의 사구체로 들어가는 들세동맥이 나온다. 그리고 들세동맥은 모세혈관이 되어 사구체를 형성한 후 날세동맥이 되어 사구체를 나온다.

들세동맥과 날세동맥은 모세혈관처럼 한 층의 내피세포로만 이루어진 것이 아니라 내피세포층의 바깥에 평활근층과 외막을 가지고 있다. 이 평활근은 혈관을 수축·확장시켜 사구체의 혈류나 혈압을 조절하는 작용을 한다(P.68 참조).

날세동맥은 모세혈관이 되어 신세관을 둘러싼다

사구체를 나온 날세동맥은 갈라지면서 다시 모세혈관이 되어 신추체를 지나간다. 일부는 세관주위모세혈관이라고 불리는 그물 모양의 구조를 만들어 신세관의 헨레고리 주위를 둘러싼다. 또한 그중 일부는 곧은동맥이 되어 헨레고리와 함께 나란히 달리다가 똑바로 신추체를 내려와 유턴하여 곧은정맥이 되어 위로 올라간다. 곧은동맥과 곧은정맥은 수질옆신장단위에 발달해 있다.

그리고 신세관 주위 모세혈관과 곧은정맥은 합류하여 활꼴정맥으로 들어가고 엽사이동맥, 구역정맥, 신장정맥이 되어 신장을 빠져 나간다.

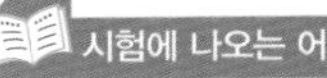

시험에 나오는 어구

들세동맥, 날세동맥
소엽사이동맥에서 들세동맥이 나와 모세혈관이 되어 사구체를 만들고 날세동맥이 되어 사구체를 나온다.

세관주위모세혈관
신세관주위를 둘러싼 그물 모양의 모세혈관을 말한다.

곧은동맥, 곧은정맥
헨레고리와 함께 나란히 달리다가 곧바로 신추체를 지나는 동·정맥을 말한다. 특히, 수질옆신장단위에 발달해 있다.

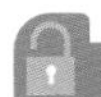

키워드

세동맥과 모세혈관
세동맥은지름100~200 μm이고 벽은 내피세포, 평활근층, 외막 3층으로 이루어져 있다. 모세혈관은 지름 5~20 μm이고 벽은 1층 내피세포로만 이루어져 있다.

세동맥과 모세혈관의 구조

·날세동맥의 벽에는 평활근이 있다. 사구체를 만드는 모세혈관은 한 층의 내피세포로 되어 있다. 사구의 모세혈관은 내피세포에 구멍이 뚫려 있는 창혈관이다.

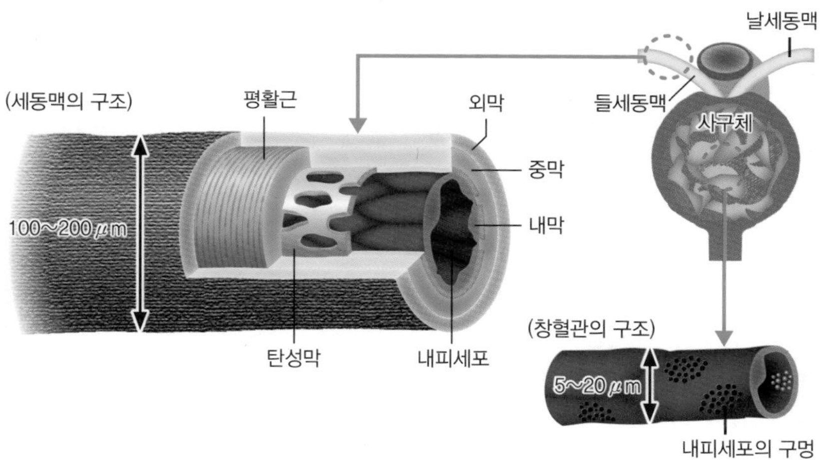

신장단위을 둘러싼 혈관의 주행

세동맥은 소엽사이동맥에서 나온다. 세동맥은 신세관 주위의 모세혈관이 곧은동맥·곧은정맥이 되어 신세관 둘러싸고 소엽사이정맥으로 모인다.

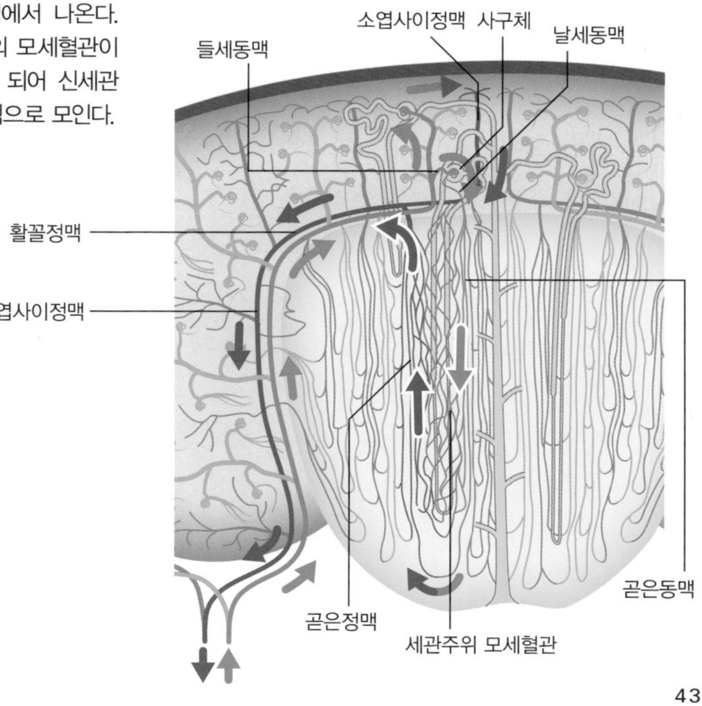

소엽사이정맥
사구체
날세동맥
들세동맥
활꼴정맥
엽사이정맥
곧은동맥
곧은정맥
세관주위 모세혈관

신우와 요관의 구조

POINT

- 신추체에서 나오는 소변을 받는 신배가 모여 신우가 된다.
- 신우에서 방광으로 소변을 보내는 요관에는 생리적 협착부가 있다.
- 요관 벽에 있는 평활근이 소변을 방광까지 보낸다.

소변을 모으는 신우와 방광으로 보내는 요관

신장단위의 신세관은 집합관에 합류하고, 집합관은 신추체의 신유두를 향해 입을 벌리고 있다. 신유두에는 집합관의 출구에서 나오는 소변을 받기 위해 깔때기 모양의 소신배가 연결되어 있다. 몇 개의 소신배가 대신배를 형성하여 중앙의 신우(콩팥깔대기)에 모인다.

신우는 요관과 연결된다. 요관은 소변을 방광까지 운반해 주는 가늘고 긴 관으로, 길이가 약 25cm, 굵기가 5mm 정도이다. 중간에 조금 가늘어진 곳이 있는데, 이곳을 생리적 협착부라고 한다. 생리적 협착부는 신우에서 요관으로 이행하는 곳, 요관과 총장골동맥이 교차하는 곳, 요관이 방광으로 들어가는 곳 등 3군데가 있다. 협착부에는 심한 통증을 동반한 요관결석이 생기기도 한다(P.176 참조).

요관과 방광 점막은 이행상피로 되어 있다

요관의 벽은 안쪽부터 점막, 평활근층, 외막으로 이루어져 있다. 점막은 이행상피(P.47의 그림 참조) 구조로 되어 있다. 이행상피는 내용물이 많을 때는 늘어나서 얇아지고, 내용물이 적을 때는 줄어들어서 두꺼워지는 상피를 말한다. 방광, 요관, 요도와 전립샘에서 볼 수 있는 조직의 형태로, 요로상피라고도 부른다.

또한 중간층인 평활근층은 요관에 연동운동을 일으켜 소변을 방광으로 보낸다. 이 작용 덕분에 자고 있을 때도 소변이 정체되지 않고 앞으로 보내기 때문에 방광에 모이게 된다.

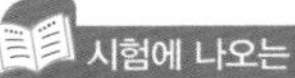

요관의 생리적 협착부
요관이 좁아져 있는 곳을 한다. 신우에서 요관으로 행하는 부위, 총장골동맥 교차하는 부위, 방광으로 어가는 하단부 등 3곳이다

이행상피
신장 깔때기, 요관, 요도 등 덮고 있는 상피 조직을 말 다. 내용물이 많을 때는 상 가 늘어나 세포가 편평한 태로 변한다. 요로상피라 도 부른다.

키워드

연동 운동
소화관에서도 볼 수 있는 직임을 말한다. 관이 벌레 기어가듯이 움직이면서 안 것을 앞으로 보낸다.

신추체의 소변을 받는 신배

추체의 신유두에는 집합관에서 나오는 변을 받는 소신배가 연결되어 있다. 소배가 모여 대신배가 되며, 신장의 중심인 신우에 모인다.

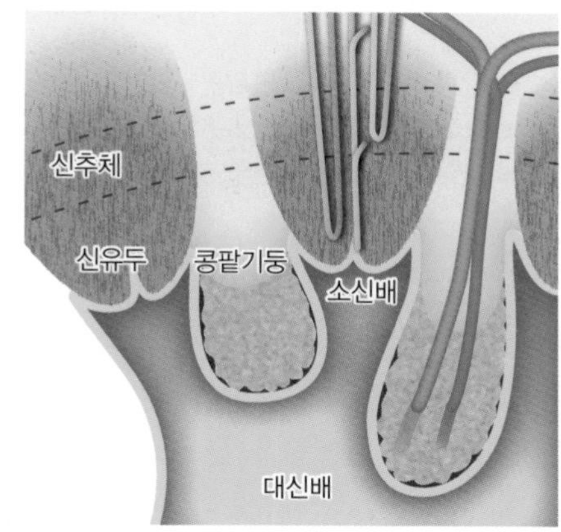

요관의 주행

우에서 나온 요관은 복부를 하행하여 방광에 들어간다. 도중에 좁아진 곳이 3군데 있다(생리적 협착).

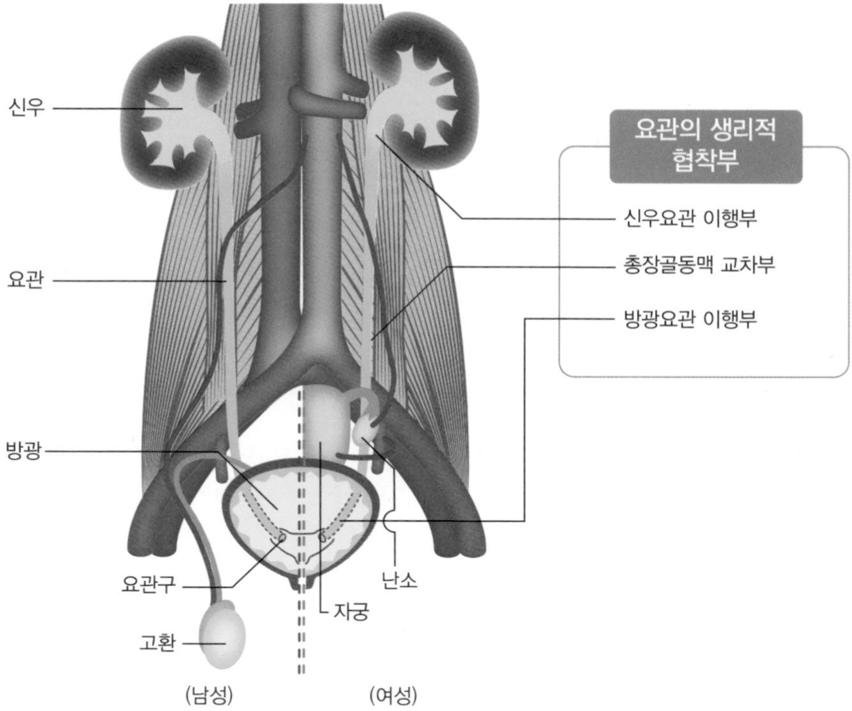

신우
요관
방광
요관구
고환
(남성)
자궁
난소
(여성)
요관의 생리적 협착부
신우요관 이행부
총장골동맥 교차부
방광요관 이행부

방광의 구조

POINT
- 방광 벽은 점막, 평활근, 외막의 3층 구조를 이룬다.
- 좌우 요관구와 내요도구를 연결하는 삼각형 범위를 방광삼각이라고 한다.
- 요관은 방광에 비스듬히 들어 있기 때문에 소변이 역류하지 않는다.

요관구와 내요도구를 연결하는 삼각형 범위가 방광삼각

방광은 꼭지가 아래로 향해 있는 풍선 모양의 자루이다. 방광 벽의 가장 안쪽은 점막이고, 그 바깥쪽은 압축하기 위한 평활근층으로 되어 있다. 방광이 비었을 때 벽의 두께는 1.5cm 정도이며 점막에는 주름이 잡혀 있고 천장이 떨어질 듯이 납작하다. 점막은 요관(P.44 참조)과 마찬가지로 이행상피(요로상피)로 되어 있어 방광의 수축과 팽창에 맞춰 세포가 형태를 바꾼다. 평활근도 신축성이 풍부하기 때문에 소변이 모여 방광이 부풀어 오르면 천장이 들릴 뿐만 아니라 벽이 얇아지고 점막도 늘어나 주름이 없어진다(P.94 참조).

방광 뒤쪽 벽 아래에는 요관이 연결되는 요관구가 있다. 좌우 요관구와 하방 요도 출구(내요도구, P.48 참조)로 구성되는 삼각형 영역을 방광삼각이라고 부른다. 방광삼각 부분은 다른 부분에 비해 주름이 없고 신축성이 부족한 것이 특징이다.

소변이 요관으로 역류하지 않는 방식

요관은 방광 벽에 비스듬히 꽂히듯이 들어가 있다. 요관이 방광 벽을 관통하는 터널은 일반적으로 납작하게 닫혀 있지만, 소변이 들어오면 여기에 붙어 있는 발다이어집(Waldeyer's sheath)이라는 평활근이 수축하고 터널을 넓혀 소변을 통과시킨다. 방광에 소변이 모여도 방광 벽이 늘어나고 방광 내압이 높아져 터널이 안에서부터 찌부러진다. 이런 구조로 되어 있기 때문에 소변이 방광에서 요관으로 역류하지 않는 것이다.

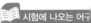

요관구
요관의 소변이 방광으로 어오는 구멍을 말한다. 광삼각 위쪽의 양쪽 모퉁에 있다.

방광삼각
좌우 요관구와 요도로 나는 출구(내요도구)로 구성 삼각형 영역을 말한다. 주이 없어 신축성이 부족하다

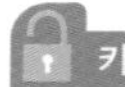

발다이어집
요관이 방광 벽을 관통하 터널 벽의 평활근을 말한 요관 벽의 평활근이 발달 것으로, 수축하면 터널이 린다.

방광의 구조

·선처럼 생긴 자루로, 아래쪽에 요도
. 연결되는 내요도구가 있다. 후하방
에는 요관이 연결되는 요관구가 있
. 방광이 비었을 때는 벽이 두꺼워지
. 점막에 주름이 잡힌다.

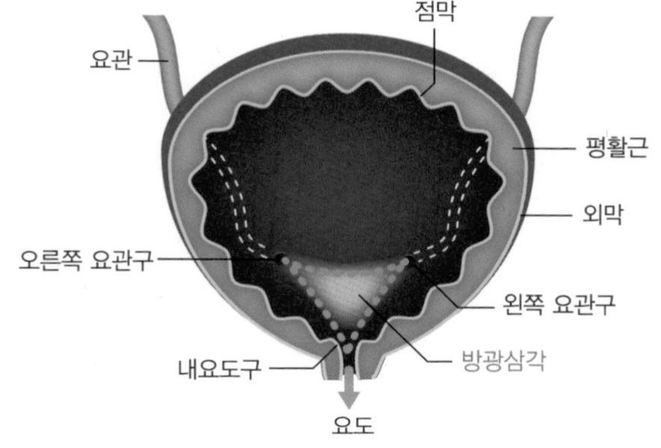

점막의 이행상피(요로상피)

막을 구성하는 세포는 높이가 있
· 둥근 기둥 모양에서 편평한 형태
. 변형된다.

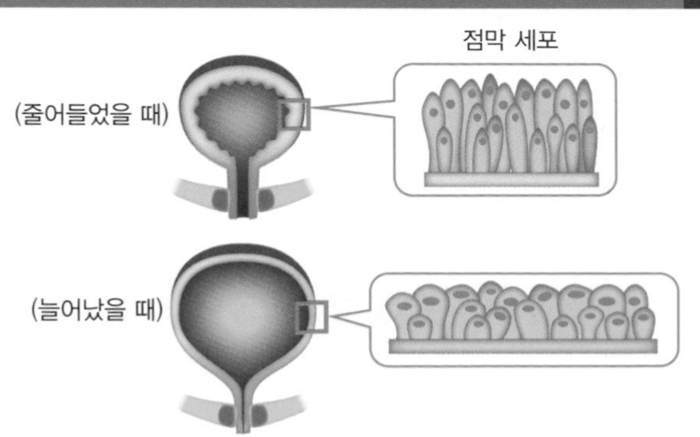

요관은 방광에 비스듬히 박혀 있다

관은 방광 벽을 비스듬히
난다. 소변이 모이고 방광
이 늘어나 내압이 높아지
 터널이 찌부러져 소변의
류를 막는다.

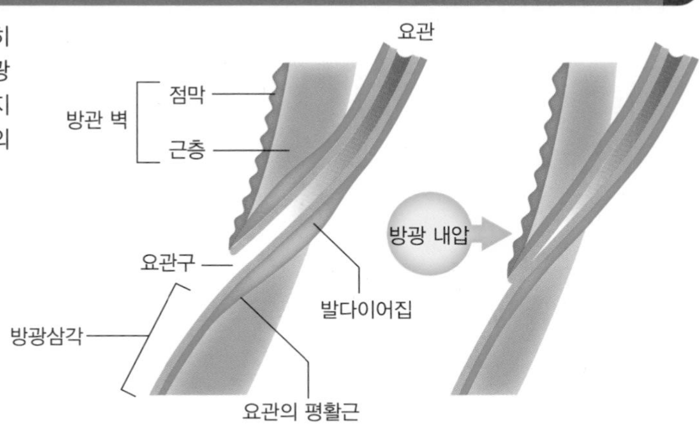

요도의 구조

POINT

- 요도는 방광에 모인 소변을 몸 밖으로 배출하는 관이다.
- 남녀가 다르지만 내·외요도괄약근이 있는 점은 공통적이다.
- 남성의 요도는 생식기를 겸한다.

여성의 요도는 짧고 단순하다

요도는 방광에 모인 소변을 몸 밖으로 배출하는 관이다. 요도의 구조는 남녀가 다르다. 하지만 방광의 출구에 해당하는 내요도구에 내요도괄약근이 붙어 있고, 골반 밑 앞부분에 붙는 비뇨생식가로막을 관통하는 부분에 외요도괄약근이 붙어 있는 점은 남녀 모두 같다. 두 괄약근은 각각 통제하는 방식이 다르지만, 일반적으로 소변이 새지 않도록 배뇨하지 않을 때는 닫고, 배뇨할 때는 열리게 되어 있다 (P.96 참조).

여성의 요도는 단순하다. 방광 아래에 있는 내요도구에서 약간 앞쪽을 향해 내려가다 외음부의 질구 위로(앞으로) 요도가 열려 있다. 이 출구가 외요도구이다. 길이는 4cm 정도로 매우 짧아 외음부의 세균이 요도에서 방광으로 침입하기 쉬운 경향이 있다.

남성의 요도는 길고 주행이 복잡하다

남성의 요도는 생식기를 겸한다. 길이는 16~20cm로 길고 주행과 그 주위 구조도 복잡하다. 방광 밑의 내요도구를 나와 전립샘 안을 지나는 도중에 정관과 정낭에서 나온 사정관이 요도와 합류한다.

전립샘을 나와 비뇨생식가로막을 관통하는 부분에는 외요도 괄약근이 있고 그 바로 앞에서 망울요도샘(쿠퍼샘)에서 나온 관이 합류한다. 그 앞의 요도 주위에는 요도해면체와 음경해면체가 붙어 있어 음경을 형성한 후 귀두 끝 외요도구에 요도가 열려 있다. 남성의 경우 요도가 긴 데다 외요도구가 항문에서 멀리 떨어져 있기 때문에 여성처럼 세균이 요도에서 방광으로 침입할 가능성은 낮다.

시험에 나오는 어구

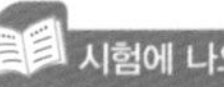

내요도괄약근
괄약근 역할을 하는 부분
로, 방광 하부 요도와 이어
곳에 있다. 남성은 그 범위
넓지만, 여성은 좁다.

외요도괄약근
요도가 비뇨생식가로막(요
식격막)을 관통하는 부분
붙는 근육을 말한다. 남자
여자보다 두껍다.

키워드

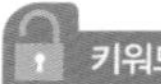

비뇨생식가로막
막이라는 이름이 붙지만,
육층으로 이루어져 있다.
반 밑을 가리듯이 붙는 근
중 앞부분으로, 요도와 질(
vagina)이 관통한다.

여성의 요도와 그 주위

여성의 요도는 짧다. 내요도구에서 비스듬히 아래쪽(전하방)을 지나 질구 앞 외요도구로 열린다.

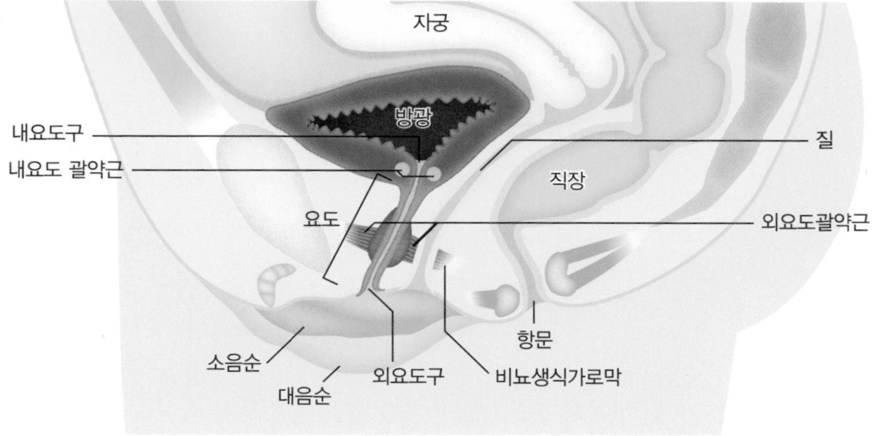

남성의 요도와 그 주위

남성의 요도는 생식기를 겸하고 있어 여성보다 길다. 중간에 사정관 등과 합류하여 해면체와 함께 음경을 구성하고 귀두 끝 외요도구로 열린다.

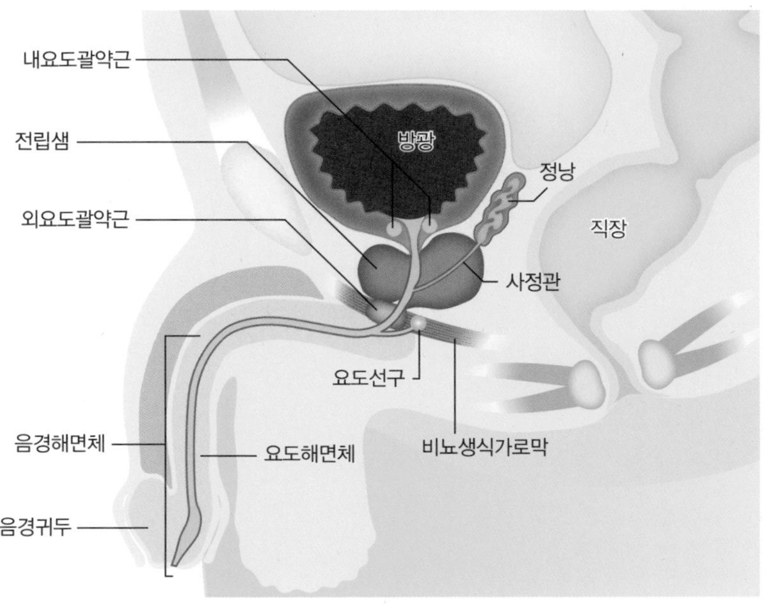

Column

유도만능줄기세포(iPS 세포)로 신장 조직을 만든다

재생의료 기술이 급속히 발전하고 있다. 재생의료는 손상된 인체의 세포나 조직, 장기를 인공적으로 만들어 이식함으로써 정상 기능을 복원하거나 새로 만들어 내는 의료 기술을 말한다.

그중에서도 야마나카 신야(일본 교토대 iPS 세포연구소 소장, 2012년 노벨생리의학상 수상자) 교수가 개발한 유도만능줄기세포(iPS 세포)를 활용한 재생의료 기술은 미래 의료를 선도하고 있다. iPS 세포는 인체에서 채취한 세포를 초기화하여 어떤 세포로도 바꿀 수 있는 줄기세포로 만든 것이다. iPS 세포로 만든 망막이나 심근 조직은 사람에게 이식하는 데 성공했으며, 그 연구는 실용화를 향해 최종 단계에 들어갔다.

신장에도 iPS 세포를 활용한 재생의료 연구가 진행되고 있다. 현재 iPS 세포로 신장단위와 집합관을 만드는 데 성공했다. 연구팀은 보고에서 "우리가 제작한 신장 조직은 투석요법이 필요한 환자의 체내에 이식해 소변을 만드는 등의 기능을 아직은 할 수 없다."라고 밝혔지만, 향후 발전에 대한 기대가 크다.

신장의 기능이 현저히 떨어져 있는 경우, 신장의 기능을 대체하는 투석요법(P.154 참조)이 필요하다. 투석요법이 필요한 원인 질환 1위는 당뇨병신병증이다. 방법에 따라 다르긴 하지만, 일본의 경우 투석요법은 1인당 연간 400~600만 엔의 의료비가 든다. 자기 부담은 제도에 따라 월 1만 엔 정도까지 줄일 수 있지만, 공단 부담액이 늘어나 의료비 급등의 요인이 되고 있다.

iPS 세포로 신장을 완성하는 실용화가 단계가 되면 투석요법에 드는 의료비를 크게 줄일 수 있다. 더욱이 새로운 신장은 무엇보다 환자 본인이나 가족에게 일상의 제한이나 심신의 부담을 해소해 줌으로써 삶의 질을 높이는데 큰 기여를 하게 될 것이다.

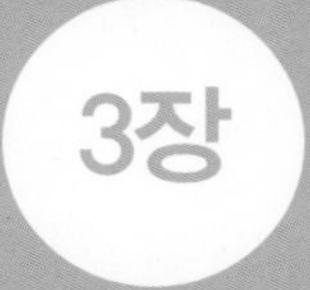

신장과 비뇨기의 역할

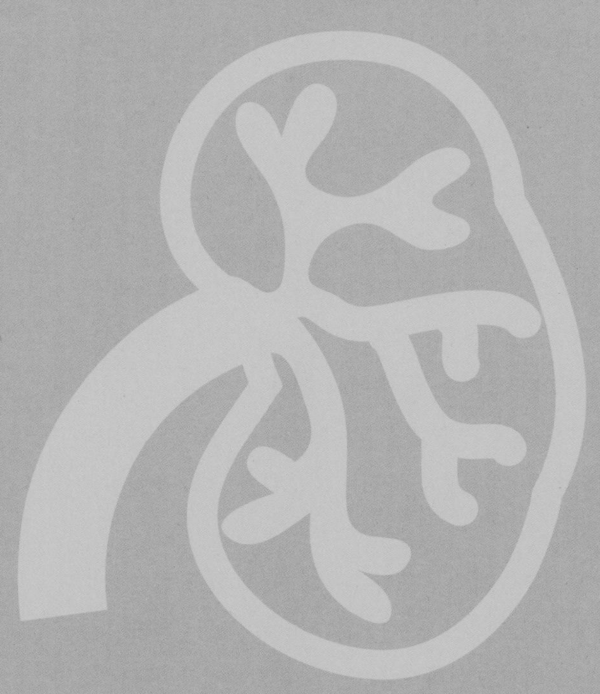

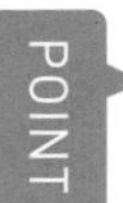

신장의 역할

POINT

- 신장은 체내 여분의 물이나 전해질, 노폐물을 배출한다.
- 혈압 조절에 직·간접적으로 중요한 역할을 한다.
- 적혈구의 생성 촉진 및 뼈 대사에도 관여한다.

여분의 물이나 전해질, 노폐물을 소변으로 버린다

신장은 소변을 만드는 역할을 한다. 소변은 여분의 물이나 전해질, 체내에서 생긴 노폐물 중 물에 녹는 물질을 배출하기 위한 것이다. 즉, 신장은 체내 환경의 항상성(homeostasis)을 유지하기 위해 소변을 만든다. 신장이 제대로 기능하지 못하면 체내에 여분의 물이나 노폐물이 쌓이는데, 심하면 생명을 위협하기도 한다. 신장은 물, 소듐, 포타슘과 같은 전해질과 체액의 pH를 조절(P.54~56 참조)할 뿐 아니라 체내에서 단백질이 분해되면서 생기는 요소, 크레아티닌, 요산 등의 물질을 배출한다(P.58 참조).

혈압 조절, 적혈구 생성, 뼈 대사

신장은 혈압 조절에도 중요한 역할을 한다(P.60 참조). 신장이 체내의 물이나 소듐의 양을 조절함으로써 체내를 순환하는 혈액의 양을 늘리거나 줄여 혈압을 조절한다. 또한 신장은 혈압을 조절하는 호르몬 분비에도 관여한다. 신장은 골수에서 행하는 적혈구의 생성을 촉진한다. 대량으로 흐르는 혈액을 모니터하다가 산소가 부족하면 산소 운반을 담당하는 적혈구를 늘리는 호르몬을 만들어 분비하는 것이다(P.62 참조).

신장은 칼슘과 뼈의 대사에도 관여한다(P.64 참조). 혈중 칼슘량을 조절하는 역할 외에도 장에서 칼슘 등의 흡수를 촉진하는 비타민 D를 활성화하는 역할을 하기도 한다. 이 기능은 주로 부갑상샘에서 분비되는 호르몬에 의해 조절된다.

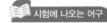

소변
여분의 물과 전해질, 체내에서 생긴 대사산물 등이 섞인 것을 말한다. 신장에서 만들어져 배설된다. 필요 없는 것을 소변으로 배출함으로써 체내 환경을 유지하는 것이다.

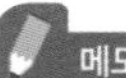

신장 기능의 저하
신장 기능이 현저히 떨어지면 심부전이나 폐부종, 치명적인 부정맥 등을 일으켜 죽음에 이를 수도 있다.

신장의 기능

신장은 소변을 만들어 여분의 물이나 노폐물을 버릴 뿐 아니라 혈압 조절과 적혈구 생성, 뼈 대사에도 관여한다.

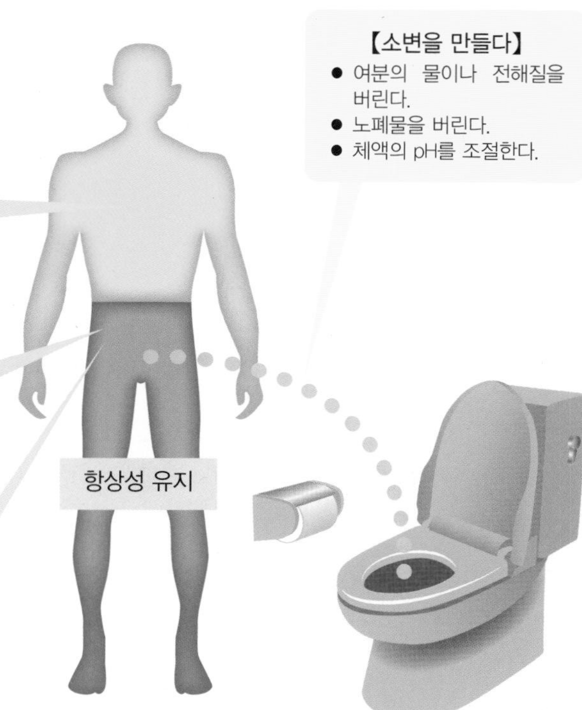

【소변을 만들다】
● 여분의 물이나 전해질을 버린다.
● 노폐물을 버린다.
● 체액의 pH를 조절한다.
【혈압을 조절하다】
● 체액량을 조절하여 몸속을 순환하는 혈액의 양을 조절한다.
● 혈압을 조절하는 호르몬 분비에 관여한다.
【뼈의 강도에 관련】
● 체내 칼슘의 양을 조절한다.
● 비타민 D를 활성화한다.
항상성 유지
【적혈구 생성 촉진】
● 적혈구 생성을 촉진하는 호르몬을 분비한다.

column 근육에 부하를 걸면 강해진다. 그렇다면 신장의 경우는?

근육은 적당한 부하를 걸면 강하고 굵어진다. 하지만 근육에 부하가 걸리지 않으면 점점 약해진다. 그럼 신장은 어떨까? 신장에 걸리는 부하는 혈압이다. 과도한 소금 섭취는 신장에 부담을 준다. 신장은 근육과 달리 이러한 부하가 단지 부담스러울 뿐, 결국 지치고 쇠약해져 조직이 손상되어간다. 따라서 신장에는 부하가 걸리지 않도록 하는 것이 좋다.

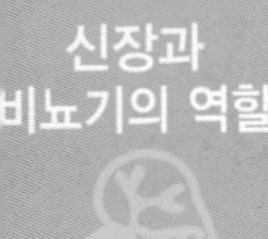

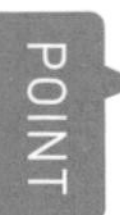

소변의 역할 ①
체액인 물과 전해질 조절

POINT
- 물을 많이 마시면 소변의 색이 연해지고, 적게 마시면 진해진다.
- 과도한 소듐 이온은 혈압을 올리기 때문에 여분의 것은 버린다.
- 신장에서 포타슘을 배출하지 못하면 심정지 상태가 될 수도 있다.

체내의 수분량을 적정 수준으로 유지한다

물은 인체의 약 60%를 차지한다. 탈수(P.146 참조) 상태에 빠지면 체내를 순환하고 있는 혈액의 양(순환 혈액량)이 줄어들면서 혈압이 떨어지기 때문에 혈액을 온몸에 충분히 순환시킬 수 없게 된다. 또한 노폐물이 체내에 쌓이고 땀을 내 체온을 낮출 수도 없게 된다. 이와 반대로 여분의 수분을 소변으로 내보내지 못하면 온몸에 부종(P.144 참조)이 생긴다. 부종이 생기면 몸속을 순환하는 혈액의 양이 늘어나 심장에 부담을 주고 폐에 물이 차 호흡 곤란이 올 수 있다.

우리가 음식으로 섭취하는 수분과 땀으로 배출되는 수분량은 매일 다르지만, 신장은 이런 상황에 맞춰 소변량을 조절하고 체내의 수분량을 일정한 수준으로 유지한다. 수분을 많이 마셨을 때는 연한 소변을 대량으로 만들고, 땀을 많이 흘렸는데도 수분 섭취량이 적을 때는 버리는 물을 줄여 진한 소변을 소량 배출한다.

소듐과 포타슘 등의 전해질 조절

전해질을 조절할 때 특히 중요한 것은 소듐 이온(P.80 참조)이다. 소듐 이온은 먹은 소금(NaCl)이 흡수돼 혈장에 녹은 것으로, 혈장의 삼투압을 올려 혈관에 물을 끌어들인다. 지나치게 많으면 순환 혈액량의 증가와 혈압 상승을 초래하므로 여분의 소듐 이온을 소변으로 내보내는 것이다. 포타슘 이온(P.82 참조)의 조절도 중요하다. 신장의 기능에 문제가 있어 포타슘 이온을 배출하지 못하고 혈중 포타슘 농도가 지나치게 높아지면 심장의 기능에 이상을 초래하며 심하면 심정지 상태가 될 수도 있다.

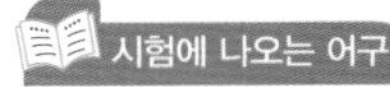

탈수
몸속의 수분이 모자라서 일어나는 증상을 말한다. 물만 부족한 경우와 물과 전해질 모두 부족한 경우가 있다. 체내를 순환하는 혈액의 양이 줄어들어 혈압이 떨어지고 심하면 사망할 수도 있다.

키워드

부종
몸이 붓는 증상으로 사이질액이 과잉된 상태를 말한다. 어떤 원인으로 혈장이 과도하게 사이질로 누출되거나 사이질액이 혈관이나 림프관으로 회수되지 않고 늘어나면 부종이 생긴다.

몸속의 수분량을 조절한다

인체에 수분이 부족하면 문제가 되지만, 많아도 문제가 된다. 수분 섭취량이나 땀을 흘린 정도에 따라 소변량을 조절해 적정 수분량을 유지한다.

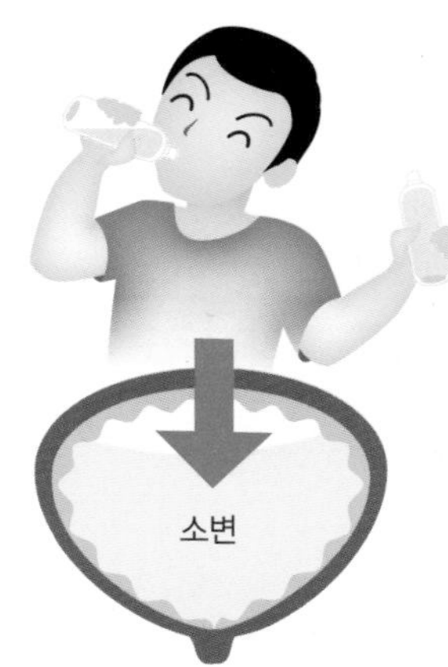

물을 많이 마셨을 때는 연한 색의 소변을 대량으로 만든다.

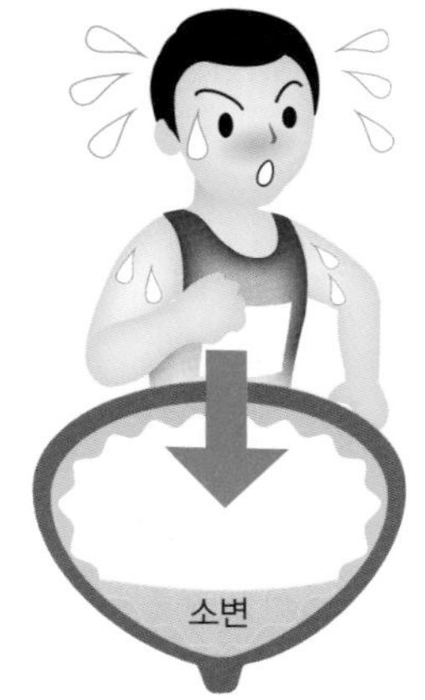

땀을 많이 흘리거나 수분 섭취가 부족할 때는 진한 색의 소변을 소량 만든다.

소듐 이온은 혈장의 삼투압을 높인다

반투막을 사이에 둔 오른쪽에 소금을 넣으면 오른쪽 삼투압이 올라간다. 그러면 물이 왼쪽에서 오른쪽으로 빨려들어가 오른쪽의 수량이 늘어난다. 소금을 너무 많이 섭취하면 혈장(오른쪽)의 양이 늘어나 혈압이 올라가는 기전이다.

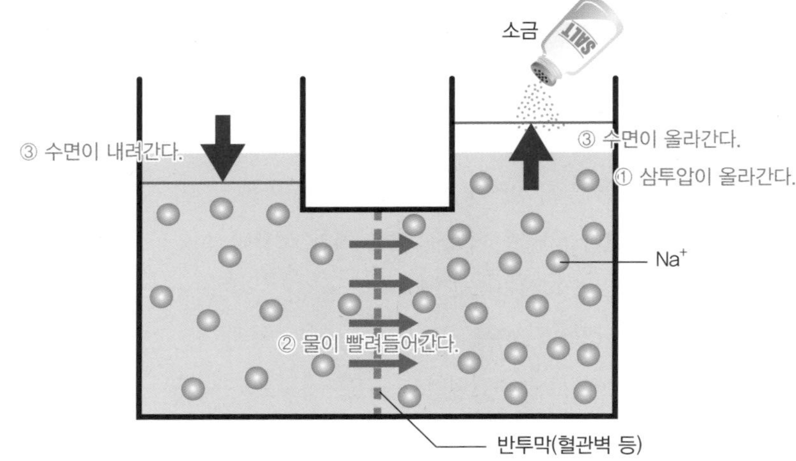

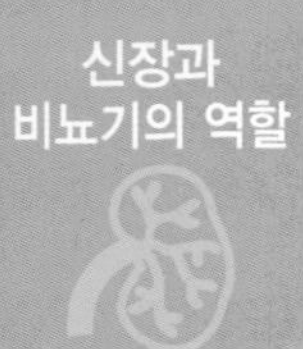

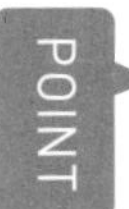

소변의 역할 ②
혈액의 pH 유지

POINT
- 사람의 혈액은 pH 7.4 전후로 유지되어야 한다.
- 신장이 꾸준히 혈액의 pH를 정상 범위로 유지해 준다.
- 혈액의 pH를 비정상적으로 만드는 것은 산증과 알칼리증이다.

꾸준히 pH를 유지해 주는 신장

사람의 혈액은 약알칼리(pH 7.35~7.45) 상태로 유지되어야 한다. 하지만 우리가 매일 똑같은 음식을 먹는 것도 아니고 활동의 정도도 날마다 다르다. 그 때문에 대사에 의해 발생하는 물질도 일정하지 않아 혈액의 pH가 늘 요동친다.

인체는 산성으로 기울어지기 쉽지만, 혈액의 pH가 7.4 전후로 유지된다. 산을 없애는 완충계와 산을 만드는 이산화탄소를 호흡을 통해 배출하는 구조, 신장에서 산을 배출하고 중탄산 이온을 재흡수하는 구조가 있기 때문이다.

산증과 알칼리증

대사 이상 등으로 인해 우리 혈액 속의 pH가 크게 변하는 경우가 있다. 혈액 속의 산과 염기의 균형이 깨져 산이 지나치게 많아진 상태를 산증(acidosis), 그 결과 pH가 7.35보다 낮아진 상태를 산혈증(acidemia)이라고 한다. 이와 반대로 산의 비정상적인 상실로 인해 체액의 pH가 상승한 상태를 알칼리증(alkalosis), 혈액의 pH가 7.45보다 높은 상태를 알칼리혈증(alkalemia)이라고 한다.

산증은 당뇨병이나 호흡부전, 알칼리증은 심한 구토 등으로 인해 일어난다. 그리고 이러한 상태가 되었을 때도 폐와 신장이 작용하여 혈액의 pH를 정상으로 되돌리려고 한다(보상 변화). 하지만 병이나 병태가 낫지 않은 상태라면 pH를 비정상적인 방향으로 당기는 힘이 사라지지 않기 때문에 보상 변화만으로 pH를 정상으로 되돌리기는 어렵다.

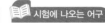

산증, 산혈증
혈액 속의 산과 염기의 균형이 깨져 산이 지나치게 많아진 상태를 산증, 그 결과 pH가 비정상적일 정도로 산성으로 기울어진 상태를 산혈증이라고 한다.

알칼리증, 알칼리혈증
산의 비정상적인 상실로 인해 체액의 pH가 상승한 상태를 알칼리증, 그 결과 pH가 비정상적일 정도로 알칼리성으로 기울어진 상태를 알칼리혈증이라고 한다.

키워드

보상 변화
보상은 '대신'을 의미한다. 무언가를 비정상적으로 만드는 원인은 해결되지 않은 채 다른 방법으로 어떻게든 조정하려고 하는 것을 말한다.

혈액의 pH 정상 값은 7.4 전후

신장은 소변으로 산을 배설하고 염기를 재흡수해 혈액의 pH를 7.4 안팎으로 유지한다.

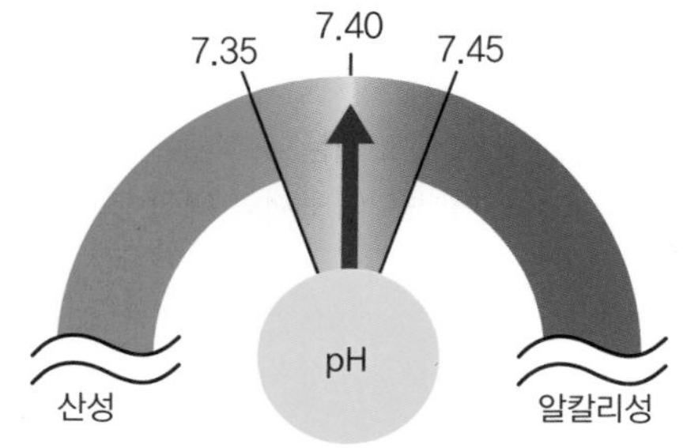

산혈증와 알칼리혈증

혈액의 pH를 낮추는 작용을 산증, 혈액의 pH가 비정상적으로 산성으로 기울어진 상태를 산혈증이라고 한다. 혈액의 pH를 올리는 작용을 알칼리증, 혈액의 pH가 비정상적으로 알칼리성으로 기울어진 상태를 알칼리혈증이라고 한다. 신장의 기능이 떨어지면 혈액의 pH에 이상이 생긴다.

산증의 원인

- 설사 등으로 인한 염기의 소실
- 당뇨병 등으로 인한 케톤체 증가
- 신장병으로 인한 산 배출과 염기 재흡수 장애
- 젖산의 과잉 생성
- 약물의 영향

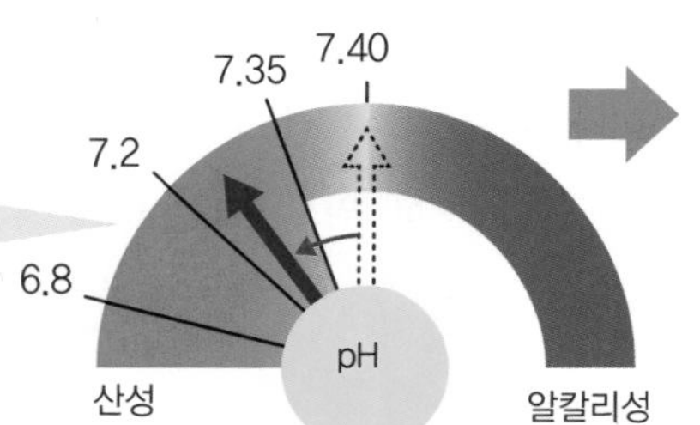

산혈증의 증상

혈압 저하,
부정맥,
방향 감각 상실,
(Disorientation) 등
pH 6.8 이하는 사망할 수도 있다.

알칼리증의 원인

- 체액량 감소
- 저포타슘혈증
- 신기능 저하로 인한 염기 분비 저하
- 구토로 인한 위산 상실
- 약물의 영향 등

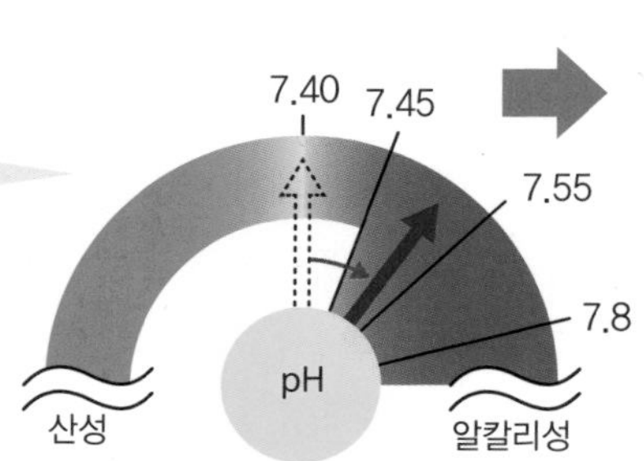

알칼리혈증의 증상

부정맥
테타니(근육 강직성 경련) 증상
방향 감각 상실 장애 등
pH 7.8 이상은 사망할 수도 있다.

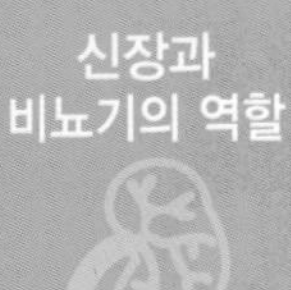

소변의 역할 ③
대사물이나 노폐물 배출

POINT
- 신장은 체내 대사로 인해 생기는 노폐물을 배출한다.
- 소변으로 내보내는 노폐물은 요소, 요산, 크레아티닌 등이다.
- 크레아티닌은 사구체의 여과 기능을 평가하는 데도 이용한다.

대사로 생긴 노폐물을 소변으로 배출한다

몸속에서는 포도당과 지질, 단백질 등의 영양소를 연소시켜 에너지를 추출하기도 하고, 흡수한 물질을 분해하여 다른 물질을 합성하기도 한다. 이렇게 몸속에서 일어나는 화학반응을 대사라고 한다. 소변은 대사에 의해 생겨나는 대사산물 중 몸에 불필요한 것을 배출하는 역할도 담당한다.

요소, 요산, 크레아티닌

소변으로 버려지는 주요 대사산물에는 요소, 요산, 크레아티닌이 있다.

요소는 단백질의 대사산물이다. 단백질에는 질소(N)가 함유되어 있어 대사를 하면 암모니아가 생긴다. 하지만 암모니아는 몸에 해롭기 때문에 해가 없고 물에 녹는 요소로 바꿔 배설하는 것이다(P.84 참조).

요산은 단백질의 일종인 푸린을 대사하여 생긴 물질이다. 푸린은 유전 물질인 핵산에 포함된 성분으로 생물의 세포, 특히 생선알에 많이 함유되어 있다. 푸린을 너무 많이 섭취하거나 소변으로 충분히 배출하지 못하면 요산의 혈중 농도가 높아진다. 요산은 물에 잘 녹지 않기 때문에 몸속에서 늘어난 요산이 어딘가에서 결정을 형성하면 그곳에 염증이 생겨 심한 통증을 유발하는 통풍이 될 수 있다. 근육 속에 에너지를 저장하는 크레아티닌인산이 대사되어 생기는 물질인 크레아티닌은 사구체에서 여과되어 거의 그대로 소변으로 나가기 때문에 사구체 기능을 평가하는 데 이용한다(크레아티닌 청소율).

시험에 나오는 어구

요소
단백질을 대사해 생기는 암모니아를 몸에 해가 없고 물에 녹는 물질로 바꾼 것을 말한다. 소변을 만드는 과정에서 삼투압을 유지하는 데 중요한 역할을 한다.

요산
핵산에 함유되어 있는 푸린체의 대사산물을 말한다. 물에 잘 녹지 않아 혈중 농도가 높아지면 결정을 만들기 때문에 그곳에 염증이 생길 수 있다. 몸속에서는 항산화 물질로서 도움이 된다.

크레아티닌
근육 내에 있는 크레아틴인산의 대사산물을 말한다. 사구체에서 걸러지면 거의 100%가 소변으로 나온다.

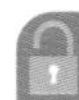

키워드

크레아틴인산
포도당 등을 대사해 얻은 에너지를 크레아틴과 인산의 결합 부분에 저장하는 물질로, 근육 속에 있다. 크레아틴인산이 대사되면 그 최종 산물로 크레아티닌이 된다.

크레아티닌 청소율
일정량의 크레아티닌을 투여하여 신장에서 크레아티닌이 얼마나 여과되는지를 나타내는 지표를 말한다. 신장의 기능을 측정하는 데 유용하다.

신장이 배출하는 대사산물

장은 대사에 의해 생긴 불필요한 물질을 배출한다.

요소

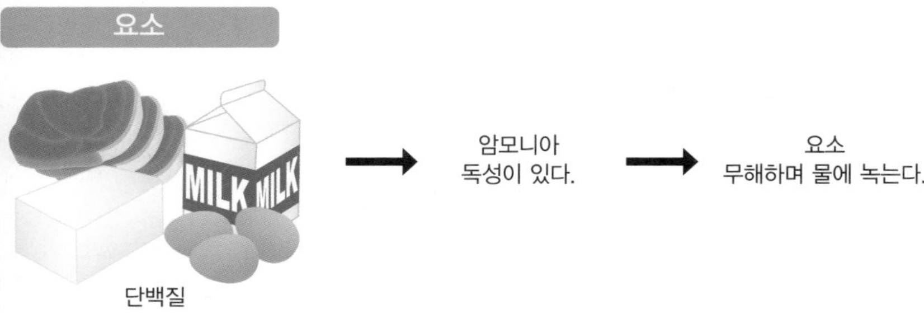

단백질을 대사해 생기는 암모니아를 무해한 물질로 바꾼 것이다.
신장에서 소변을 만들 때도 중요한 역할을 한다(P.84 참조).

크레아티닌

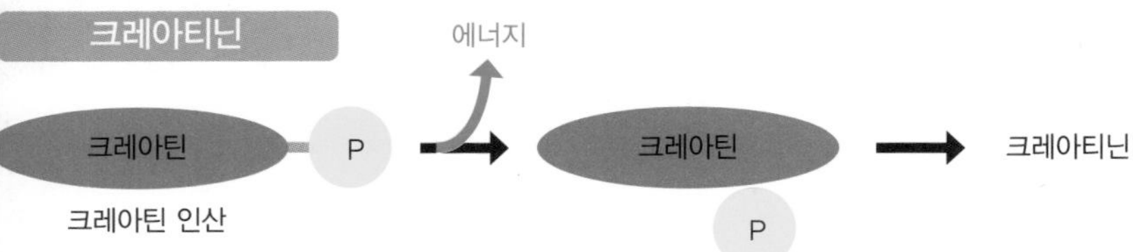

근육 속에 있다. 에너지를 비축해 두는 크레아티닌 인산의 크레아티닌이 대사되면 크레아티닌이 되어 소변으로 배출된다. 원뇨에 나온 것은 재흡수되지 않고 100% 소변으로 나온다.

요산

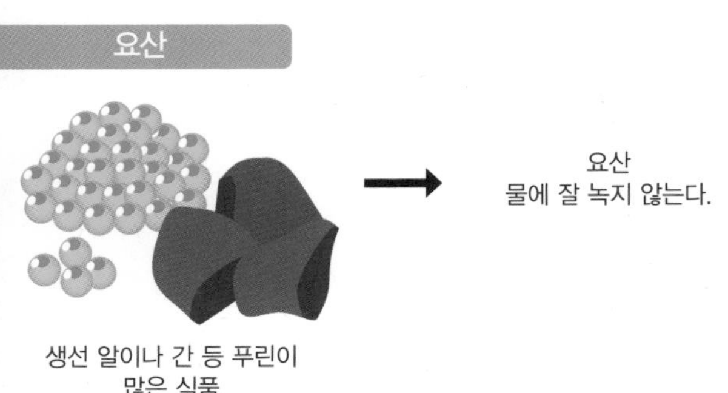

핵산에 함유되어 있는 푸린의 대사산물이다. 물에 잘 녹지 않기 때문에 축적되면 결정을 만들기도 한다. 항산화 물질이기도 하다(P.84 참조).

혈압을 조절한다

POINT

- 혈압이 너무 낮으면 신장이 혈압을 올리기 위해 신호를 보낸다.
- 신장에서 분비하는 레닌이 일련의 반응을 일으켜 혈압을 올린다.
- 혈압이 지나치게 높으면 심장의 신호를 받아 신장이 혈압을 낮춘다.

혈압이 너무 낮으면 소변을 만들지 못한다

신장이 하는 중요한 일 중 하나는 혈압 조절이다.

신장은 혈액을 걸러 소변을 만들기 때문에 혈압이 너무 낮으면 사구체에 충분한 혈액이 공급되지 않아 소변을 만들 수 없게 된다. 그래서 흐르는 혈액의 양이 부족하면 신장이 '혈압을 올리라'는 신호를 보낸다.

들세동맥이 사구체로 들어가기 직전 부분에는 사구체옆세포라는 특수한 세포가 늘어서 있다. 이들 세포가 들세동맥의 혈압 저하와 혈액량 감소를 감지하고, 옆을 지나는 원위세관으로부터 '소변의 양이 적다'라는 신호를 포착하면 레닌이라는 물질을 방출한다. 레닌은 안지오텐신, 알도스테론처럼 혈압을 올리는 작용을 하는 호르몬으로, 일련의 반응을 시작해 혈압을 높인다. 레닌의 역할은 86, 88쪽에서 설명한다.

혈압이 너무 높으면 신장이 손상된다

혈압이 높으면 온몸의 혈관에 무리를 주어 동맥경화가 진행되고 신장의 혈관도 손상된다. 그 결과 신장의 기능이 떨어지면 소변을 충분히 만들 수 없게 될 뿐 아니라 체내에 수분이 쌓여 혈액량이 늘어나기 때문에 혈압이 오르는 악순환에 빠진다.

그래서 혈압이 올라가면 심장에서 심방나트륨배설펩타이드가 분비되고 이것이 신장 집합관에 작용해 소변량을 늘리고 혈액량을 줄여 혈압을 낮춘다. 심방나트륨배설펩타이드 작용은 92쪽에서 설명한다.

레닌

혈압이 낮은 것을 감지힜 때 들세동맥의 사구체옆 포에서 나오는 효소를 말 다. 혈압을 올리는 호르 전구 물질(전구체, 특정 물 이 되기 전단계의 물질)을 화시킨다.

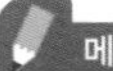

사구체는 손상되기 쉽지 재생되지는 않는다

사구체는 고혈압이나 김 염증 등이 있으면 손상되 쉽다. 한 번 손상되면 재생 지 않기 때문에 사구체의 상이 진행되면 신장의 기 이 서서히 나빠진다.

혈압이 낮을 때

압이 낮으면 신장에서 레닌이 분비되어 혈압을 올리는 일련의 호르몬 반응을 시작한다. 혈압은 체내 순환하는 혈액의 양이 늘어나면 올라간다.

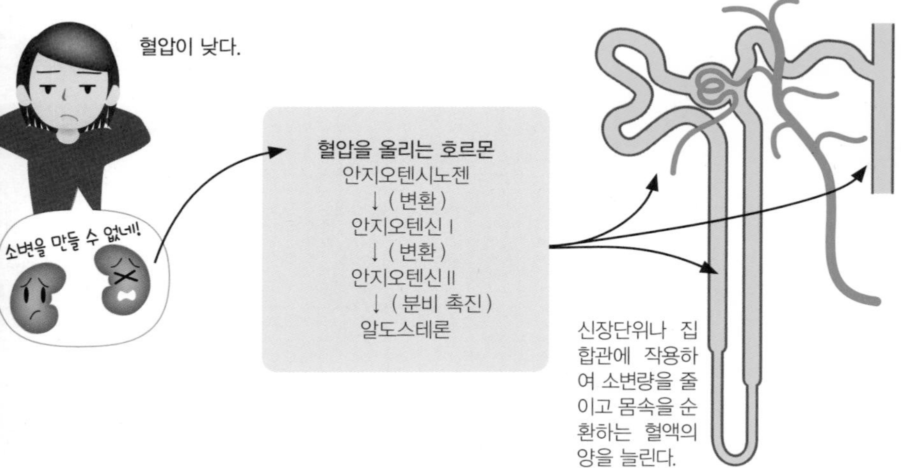
혈압이 낮다.
소변을 만들 수 없네!
혈압을 올리는 호르몬
안지오텐시노젠
↓ (변환)
안지오텐신 I
↓ (변환)
안지오텐신 II
↓ (분비 촉진)
알도스테론
신장단위나 집합관에 작용하여 소변량을 줄이고 몸속을 순환하는 혈액의 양을 늘린다.

혈압이 높을 때

압이 높으면 심방에서 심방나트륨배설펩타이드가 나와 소변량을 늘린다. 혈압은 체내를 순환하는 혈의 양이 줄어들면 떨어진다.

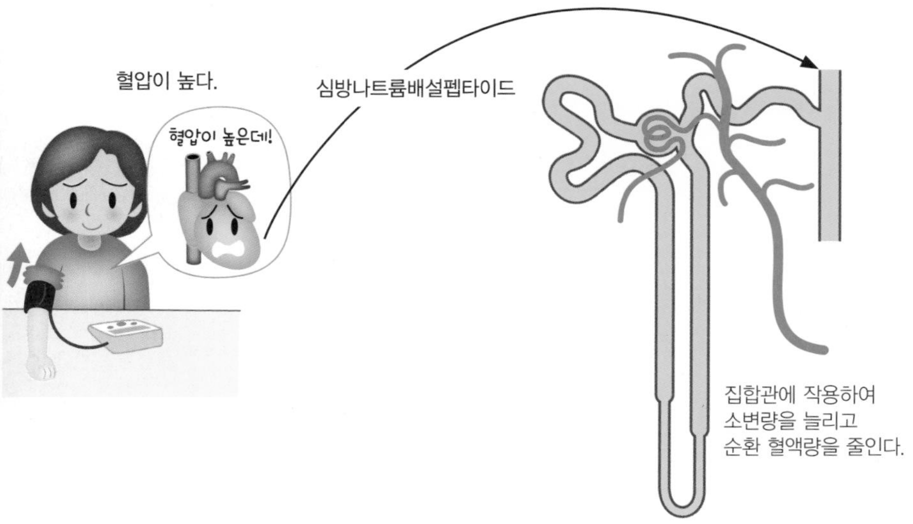
혈압이 높다.
심방나트륨배설펩타이드
혈압이 높은데!
집합관에 작용하여
소변량을 늘리고
순환 혈액량을 줄인다.

적혈구를 늘린다

POINT
- 신장 속의 혈액에 산소가 부족하면 적혈구를 늘리는 호르몬을 분비한다.
- 신장에서 나오는 적혈구형성호르몬이 골수에 작용한다.
- 적혈구형성호르몬인 에리트로포이에틴은 신장 사이질의 섬유모세포에서 분비된다

혈액에 산소가 부족하면 신장이 적혈구의 생성을 촉진한다

신장은 혈액의 적혈구를 늘리는 역할을 한다. 혈액으로 소변을 만들기 때문에 대량의 혈액이 흐르는 신장은 혈액을 체크해 이상을 알리는 일도 한다. 적혈구에는 붉은 색소인 헤모글로빈이 들어 있는데, 이것이 산소를 온몸으로 운반한다. 적혈구의 수명은 대략 120일로, 수명이 다한 적혈구는 파괴되고, 끊임없이 새로운 적혈구가 보충된다.

적혈구는 골수에서 만들어지는데, 적혈구를 생성하는 데는 철이나 단백질과 같은 재료뿐 아니라 정상적인 적혈구를 만드는 과정에 비타민 B_{12}와 엽산이 필요하다. 그리고 신장에서 분비되는 적혈구형성호르몬(Erythropoietin)이라는 호르몬이 적혈구 생성을 촉진한다. 따라서 신장의 기능이 떨어지면 적혈구가 부족해 빈혈이 생긴다(신장성 빈혈).

적혈구형성호르몬이 분비되는 구조

신장에 흘러들어오는 혈액에 산소가 부족하면 신세관 주위를 메우고 있는 사이질인 섬유모세포에서 적혈구형성호르몬이 분비되는데, 이것이 혈액을 타고 골수에 도달해 적혈구의 생성을 촉진한다. 섬유모세포 내의 저산소증유발인자(HIF)라는 물질이 에리트로포이에틴의 분비를 촉진한다. 저산소 상태가 아닐 때, 저산소증유발인자는 세포 내의 어떤 효소에 의해 분해되어 버린다. 하지만 저산소 상태가 되면 그 효소가 활성을 잃어 저산소증유발인자가 분해되지 않기 때문에 그 자극으로 적혈구형성호르몬의 분비가 촉진된다.

시험에 나오는 어구

적혈구
혈구의 대부분을 차지하는 붉은 혈구를 말한다. 적혈구 속의 헤모글로빈이 산소를 운반한다. 적혈구는 골수에서 만들어지며 수명은 대략 120일이다.

적혈구형성호르몬 (Erythropoietin)
신장의 섬유모세포에서 분비되는 호르몬으로, 골수에서 적혈구 생성을 촉진하는 역할을 한다.

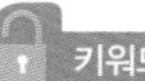
키워드

저산소증유발인자(HIF)
세포에 대한 산소 공급이 부족 상태에 빠진 경우에 유도되는 단백질을 말한다. 적혈구 생성 인자를 암호화하는 유전자에 작용한다. 저산소증유발인자가 작용하면 신장의 사이질에 있는 섬유모세포로 적혈구형성호르몬을 만들어 분비한다. HIF는 Hypoxia Inducible Factor의 약자이다.

효소
적혈구형성호르몬 분비에는 프롤린 수산화효소라고 하는 효소와 관련이 있다. 프롤린 수산화효소는 저산소증유발인자를 분해하는 역할을 하는데 저산소증 상태에서는 활성을 잃는다.

신장은 산소를 운반하는 적혈구의 생성을 촉진한다

액의 절반 가량을 차지하는 혈구의 대부분은 적혈구인데, 적혈구 속에 는 헤모글로빈이라는 붉은 색소가 산소를 운반한다. 신장은 골수에서 혈구의 생성을 촉진한다.

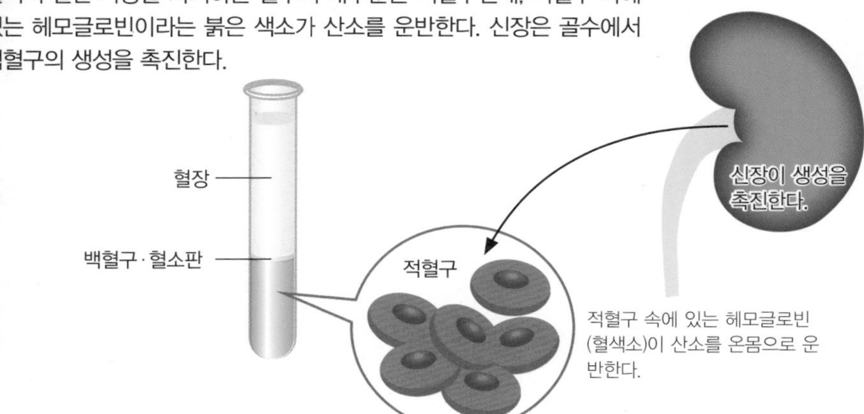

저산소 상태일 때 적혈구형성호르몬이 분비되는 구조

상적인 상태에서는 저산소증유발인자가 효소에 의해 분해되지만, 적혈구형성호르몬(에리트로포이에)이 분비되지 않는다. 저산소 상태일 때는 효소가 활성을 잃어 저산소증유발인자가 분해되지 않기 때 에 섬유모세포의 적혈구형성호르몬을 만드는 유전자에 작용해 분비를 촉진한다.

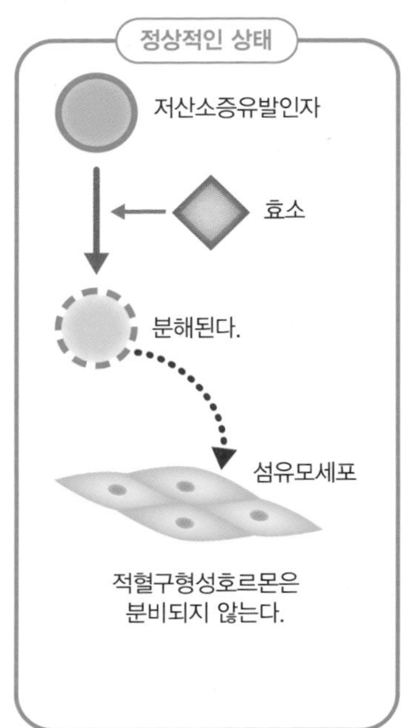

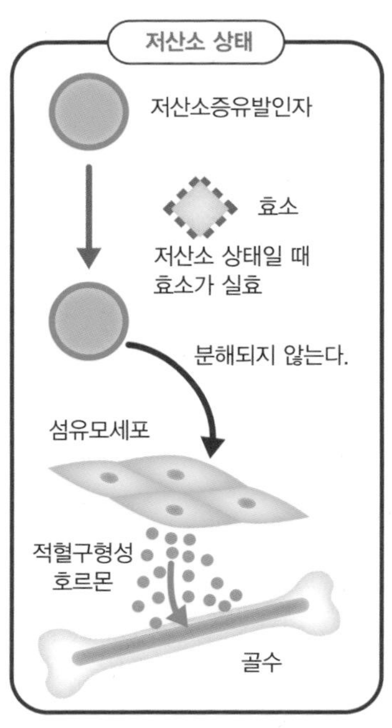

뼈의 강도에 관여한다

POINT
- 혈중 칼슘은 일정 수준으로 유지되어야 한다.
- 혈중 칼슘이 부족하면 뼛속 칼슘을 빼내 사용한다.
- 부갑상샘 호르몬이 혈중 칼슘 농도를 조절한다.

혈중 칼슘 농도는 일정 수준으로 유지된다

성장이 끝나면 뼈가 변하지 않는다고 생각할 수 있다. 하지만 실제로는 항상 조금씩 파괴되고(뼈 흡수), 여기에 새로운 뼈가 만들어져(뼈 형성) 몇 년 사이에 온몸의 뼈가 새로운 것으로 교체된다.

체내 칼슘의 99%는 뼈에 있지만, 나머지 1%는 혈중이나 사이질액, 세포내액에 있다. 칼슘은 근육 수축과 세포 내 정보 전달, 혈액 응고 등과 같은 중요한 역할을 하므로 혈중 농도가 일정 수준으로 유지되어야 한다. 혈중 칼슘 농도가 낮으면 뼛속에서 칼슘을 빼내거나 장에서 칼슘의 흡수를 늘려 조절한다. 조절하는 데는 신장도 중요한 역할을 한다.

부갑상샘에서 분비되는 호르몬이 조절에 관여한다

혈중 칼슘 농도가 떨어지면 부갑상샘에서 혈중 칼슘 농도를 올리는 작용을 하는 부갑상샘호르몬(PTH)이 분비된다. 부갑상샘호르몬은 뼈 흡수를 촉진해 혈중 칼슘을 늘리고 신장에서 칼슘의 재흡수를 촉진한다. 또한 신장에서 비타민 D를 활성화하는데, 활성화된 비타민 D가 장에서 칼슘 흡수를 촉진하여 혈중 칼슘을 늘린다. 혈중 칼슘 농도가 지나치게 높으면 분비되어 뼈를 만드는 작용을 높이거나 소변 배설을 촉진하는 칼시토닌(calcitonin)이라는 호르몬도 있다. 하지만 사람의 경우에는 이 작용이 그다지 강하지 않다.

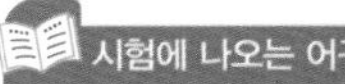

부갑상샘
목의 갑상샘에 붙어 있는 은 내분비샘을 말한다. '부'라는 명칭이 붙어 있지만 갑상샘과는 직접적인 관계이 없다.

부갑상샘호르몬(PTH)
부갑상샘에서 분비돼 혈중 칼슘 농도를 높이는 호르몬을 말한다. 파라토르몬(parathormone)이라고도 한다. PTH는 Parathyroid Hormone의 약자이다.

저칼슘혈증, 고칼슘혈증
저칼슘혈증일 때는 경련, 호흡 곤란, 손과 입술 저림, 느린 맥 등과 같은 증상이 나타나고 고칼슘혈증일 때는 소화기 증상, 근력 저하, 의식 장애, 고혈압 등과 같은 증상이 나타난다.

뼈는 신진대사 중

뼈는 성장이 끝나도 조금씩 파괴되고 여기에 새로운 뼈가 만들어지면서 신진대사를 하고 있다. 뼈를 파괴하는 것을 뼈 흡수, 새로운 뼈를 만드는 것을 뼈 형성이라고 한다.

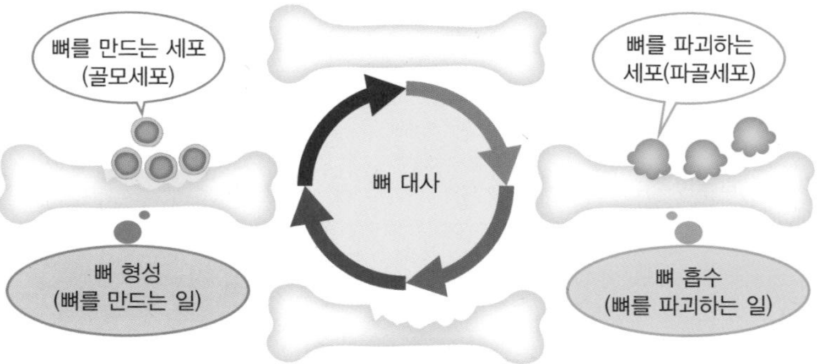

부갑상샘호르몬이 혈중 칼슘 농도를 높인다

혈중 칼슘 농도가 떨어지면 부갑상샘에서 부갑상샘호르몬(PTH)이 분비되고 신장이나 뼈에 작용해 혈중 칼슘 농도를 높인다.

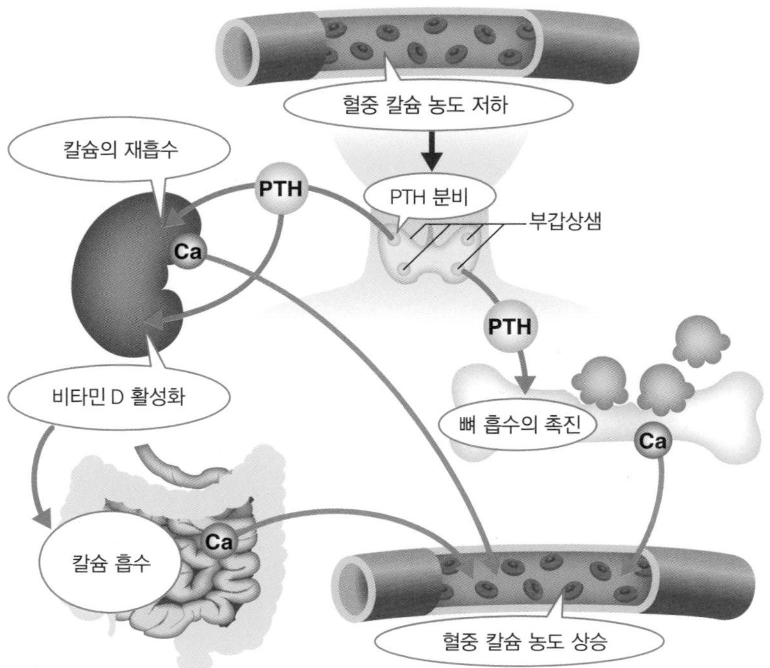

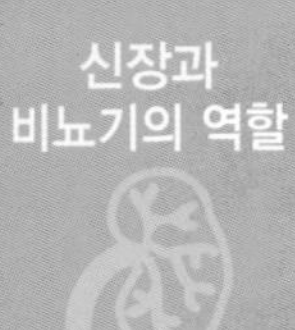

소변의 생성 ① 혈액으로 원뇨 생성

POINT

- 소변 생성 1단계에서는 혈액을 대충 걸러 원뇨를 만든다.
- 사구체 벽의 구멍과 가는 틈을 통과한 것이 원뇨로 나온다.
- 콩팥소체에서 만들어지는 원뇨의 성분은 대체로 혈장과 같다.

먼저 대충 걸러서 원뇨를 만든다

소변이 생성되는 과정은 크게 2단계로 나눌 수 있다. 먼저 1단계로 혈액을 채반과 비슷한 것으로 대충 여과한다. 그런 다음 2단계로 여과한 것 중에서 몸에 필요한 것을 회수한다. 이때 1단계에서 여과한 것을 원뇨라고 한다.

원뇨는 신장의 기본 단위인 신장단위(P.34 참조)의 콩팥소체에서 생성한다. 들세동맥에서 혈액을 사구체로 보내면 사구체의 모세혈관 내피세포에 나 있는 구멍과 그물망 구조로 된 사구체기저막, 사구체 상피세포(족세포)의 발돌기 사이 틈(P.38 참조)을 빠져나가 물과 전해질, 포도당과 아미노산, 요소 등의 물질이 여과되어 나온다(사구체 여과). 이렇게 여과된 것이 원뇨이다. 원뇨는 사구체를 감싸는 보우만 주머니가 받는다.

원뇨의 양은 하루 180l

원뇨의 양은 사구체에 들어오는 혈액의 5분의 1 정도이며, 하루에 생기는 원뇨는 180l(분당 100~120ml)에 달한다. 혈액의 성분 중 적혈구 등과 같은 혈구나 대다수의 단백질은 입자와 분자량이 커서 사구체 벽을 통과하지 못하기 때문에 원뇨에는 나오지 않는다. 또한 사구체기저막은 음전하를 띠고 있기 때문에 양전하를 띠는 물질은 통과하기 쉬운 반면, 음전하를 띠는 알부민과 같은 물질은 잘 통과하지 못한다. 이처럼 여과되지 않은 성분은 있지만, 결과적으로 생기는 원뇨 성분은 혈액의 혈장 성분과 대체로 동일하다.

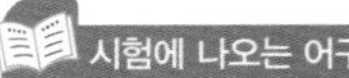

시험에 나오는 어구

원뇨
사구체에서 여과된 상태의 소변을 말한다. 원뇨의 성분은 혈장과 거의 같으며 몸에 필요한 성분이 많이 들어 있다.

키워드

분자량
그 물질을 구성하는 원소의 원자량 합계를 말한다.

전하
물체가 띠고 있는 정전기의 양을 가리키는 것으로, 음전하(−)와 양전하(+)가 있다.

소변 생성의 제1단계 – 원뇨를 만든다

들세동맥에서 사구체로 들어간 혈액을 사구체 벽의 구멍이나 그물망을 통해 여과하여 원뇨를 만든다. 걸러진 원뇨는 보우만주머니가 받는다.

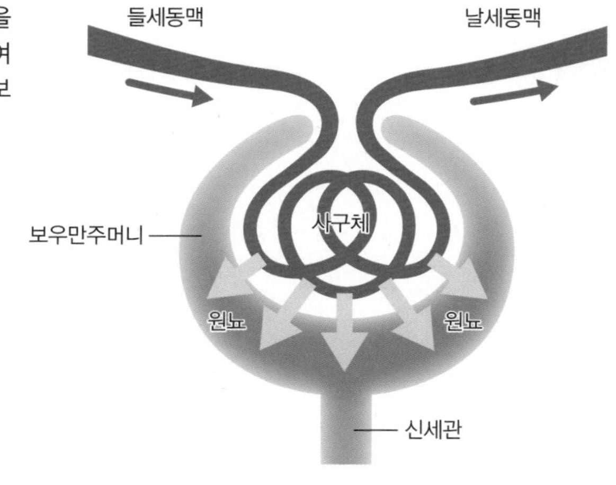

사구체의 막을 통과한 것이 원뇨로 나온다

사구체에서는 내피세포로 구성된 벽의 구멍이나 틈의 크기에 따라 걸러지는 것과 걸러지지 않는 것이 결정된다. 이를 크기장벽(size barrier)이라고 한다. 또한 기저막은 음전하를 띠기 때문에 양전하를 띤 것은 통과하고 음전하를 띤 것은 통과하지 못한다. 이를 전하장벽(charge barrier)이라고 한다.

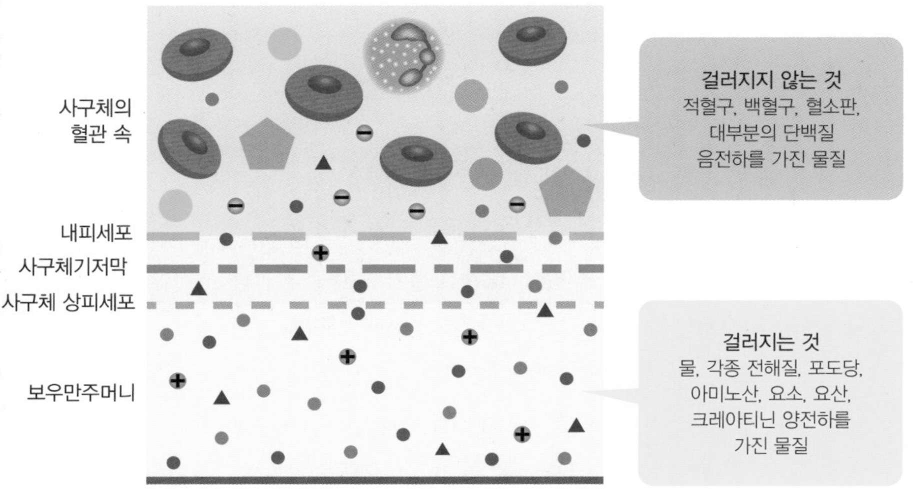

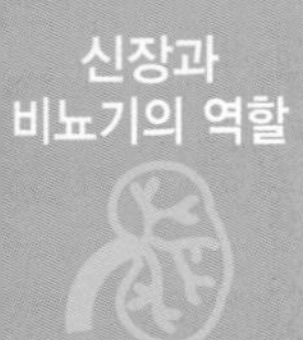

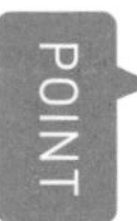

소변의 생성 ②

사구체 여과율과 그 조정

POINT

- 1분 동안 생기는 원뇨의 총량을 사구체 여과율(GFR)이라고 한다.
- 사구체 여과율은 여과의 분출압과 대항력, 벽의 투과성으로 결정된다.
- 혈압이 변하더라도 사구체 여과율은 일정 수준으로 유지된다.

사구체 여과율은 신장의 기능을 측정하는 중요한 지표

양쪽 신장에 합계 200만 개 정도 있는 콩팥소체에서 1분 동안 만들어 내는 원뇨의 총량을 사구체 여과율(GFR)이라고 한다. 사구체 여과율은 신장의 기능을 측정하는 데 가장 중요한 지표 중 하나이다. 사구체 여과율은 다음과 같은 3가지 요소로 결정된다.

첫 번째 요소는 사구체에서 원뇨를 밖으로 밀어 내는 힘(여과의 분출압)이다. 이는 혈압, 들세동맥, 날세동맥의 저항, 사구체의 모세혈관 내압으로 결정된다. 여과의 분출압이 클수록 원뇨는 많아진다.

두 번째 요소는 분출압의 반대 방향으로 작용하는 힘(여과의 대항력)이다. 여과의 대항력은 보우만주머니의 내압과 사구체의 혈관 내 삼투압에 따라 달라진다. 여과의 대항력이 커지면 원뇨의 양은 줄어든다.

세 번째 요소는 사구체 벽의 투과성이다. 투과하기 쉬우면 그만큼 원뇨의 양이 늘어나게 된다.

혈압의 변동이 있어도 사구체 여과율은 유지된다

신장은 혈압의 변동이 있어도 사구체 여과율을 일정 수준으로 유지되도록 조절하는 구조를 갖추고 있다. 혈압이 떨어져 사구체 여과량이 줄어들면 사구체옆장치(P.36 참조)가 이를 감지해 신호를 보낸다. 그러면 들세동맥을 확장하고 날세동맥을 수축시켜 사구체 여과율을 늘린다. 이와 반대로 혈압이 상승해 사구체 여과율이 늘어나면 사구체옆장치의 신호에 의해 들세동맥이 수축하고 사구체로 가는 혈류가 줄어들어 사구체 여과율이 감소한다. 이러한 조절에는 사구체옆세포가 분비하는 레닌(P.86 참조)도 관여한다.

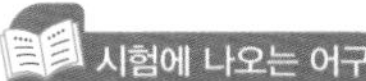

시험에 나오는 어구

사구체 여과율

1분간 만들어 내는 원뇨의 총량을 말한다. glomerular filtration rate의 머리글자인 GFR로 표기한다. 신장의 기능을 알 수 있는 중요한 지표 중 하나이다.

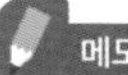

메모

신장 혈장 유량도 중요한 지표

1분에 양쪽 신장에 유입되는 혈장의 양을 신장혈장유량(RPF)이라고 하는데, RPF는 신장 기능을 평가하는 중요한 지표이다. 신장혈장유량도 사구체 여과율과 마찬가지로 일정 수준으로 유지되고 있다.

사구체 여과율을 결정하는 요소

사구체 여과율은 1분 동안 사구체에서 여과된 혈장량, 즉 원뇨의 양을 말하는 것으로, 여과의 분출압과 그 대항력, 사구체 벽의 투과성으로 결정된다.

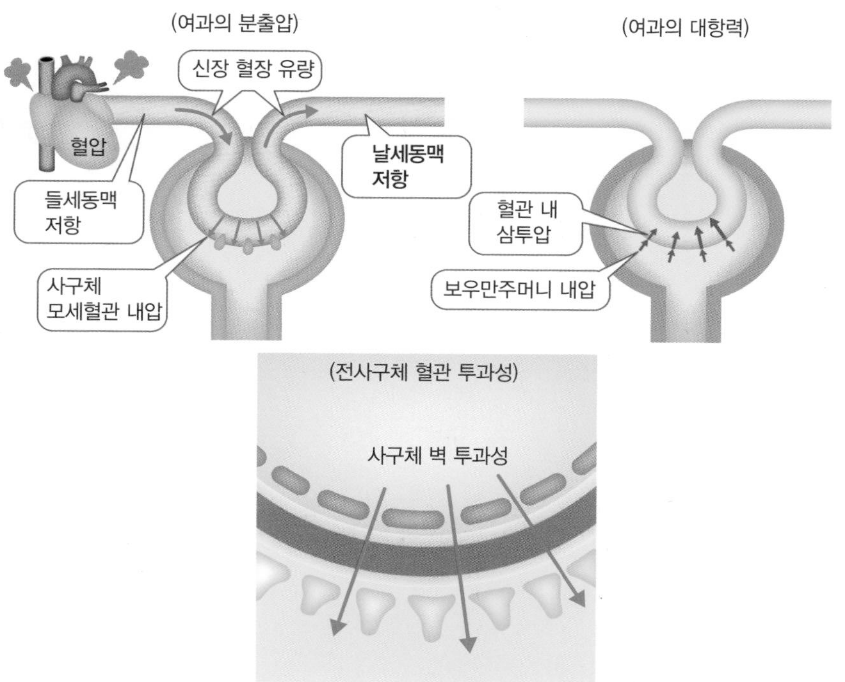

사구체 여과율을 일정 수준으로 유지하는 구조

혈압의 변동이 있어도 사구체 여과율이 변하면 사구체 여과율을 일정 수준으로 조절하는 구조가 작동한다.

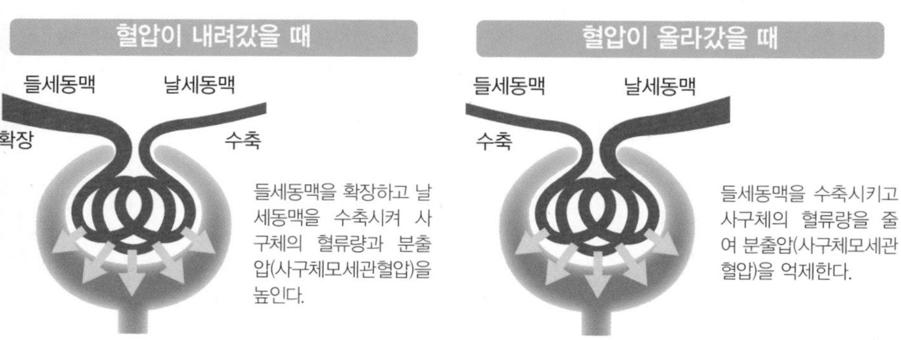

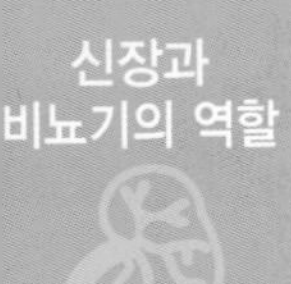

소변의 생성 ③
신세관의 재흡수와 분비의 과정

POINT
- 소변 생성 제2단계에서 필요한 것은 회수하고 불필요한 것은 버린다.
- 원뇨에 포함된 물질 중에서 몸에 필요한 성분을 회수하는 작업을 재흡수라고 한다.
- 혈관 속에 남아 있는 불필요한 성분을 요세관에 버리는 작업을 분비라고 한다.

필요한 것은 재흡수하고 불필요한 것은 분비한다

보우만주머니가 받은 원뇨는 신세관으로 흘러가고 여기서 몸에 필요한 것을 회수(재흡수)하는 동시에 혈액 속에 남아 있는 불필요한 것을 신세관 쪽에 버리는(분비) 작업을 한다. 이것이 소변 생성의 두 번째 단계이다. 최종적으로 원뇨의 99%는 몸속으로 재흡수되고, 소변으로 버려지는 양은 1% 정도에 그친다. 재흡수와 분비되는 물질은 요세관의 부위에 따라 다르다. 각 부위에서 벽을 구성하는 세포나 세포막에 있는 수송단백질가 다르고, 신세관 안과 벽 세포 안, 신세관 밖의 사이질과 혈관 안의 전하와 물질의 농도, 삼투압이 다르기 때문이다.

확산과 막 수송에 따라 물질이 이동한다

신세관과 혈관 사이에서 물질이 왔다갔다 하는 구조는 크게 신세관 벽을 구성하는 세포와 세포 사이를 빠져나가는 것, 벽의 세포 속을 지나는 것으로 나뉜다. 물질은 세포 사이를 빠져나가 이동하는데, 이는 물질이 농도가 높은 쪽에서 낮은 쪽으로 이동하는 확산 현상에 따른 것이다. 세포 속을 지나는 구조는 세포막을 그대로 통과하는 단순 확산과 세포막에 있는 수송단백질이라고 부르는 전용 게이트를 통한 막 수송으로 나눌 수 있다. 또한 막 수송에는 물질이 수송단백질을 그대로 통과하는 수동 수송과 수송단백질가 에너지를 사용하여 펌프 같은 것을 움직여 물질을 이동시키는 능동 수송이 있다. 수동 수송을 실시하는 수송단백질을 통로(channel), 능동 수송을 실시하는 수송단백질을 수송체(transporter)라고 하며, 수송체에는 몇 가지 유형이 있다.

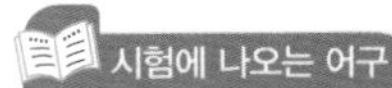

시험에 나오는 어구

재흡수
원뇨에 포함된 물질 중에서 몸에 필요한 성분을 회수하는 작업을 말한다.

분비
원뇨로 걸러지지 않고 혈관에 남은 것 중에서 불필요한 것을 신세관 쪽에 버리는 것을 말한다.

수송단백질
세포막에 있으며 세포 안팎에 물질을 통과시키는 게이트가 되는 단백질을 말한다. 에너지를 사용하지 않고 농도 차이 등에 의해 물질이 통과하는 것도 있고, 에너지를 사용해 펌프처럼 물질을 이동시키는 것도 있다.

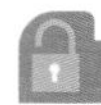

키워드

확산
어떤 물질이 농도가 높은 쪽에서 낮은 쪽으로 이동하는 것을 말한다. 에너지는 필요 없다.

재흡수와 분비를 통한 소변의 생성

뭔뇨 속에 있는 몸에 필요한 물질을 혈관 쪽으로 회수하는 것을 재흡수, 혈관 속에 남아 있는 불필요한 물질을 신세관 쪽으로 버리는 것을 분비라고 한다. 재흡수와 분비에 따라 소변량은 원뇨의 %가 된다.

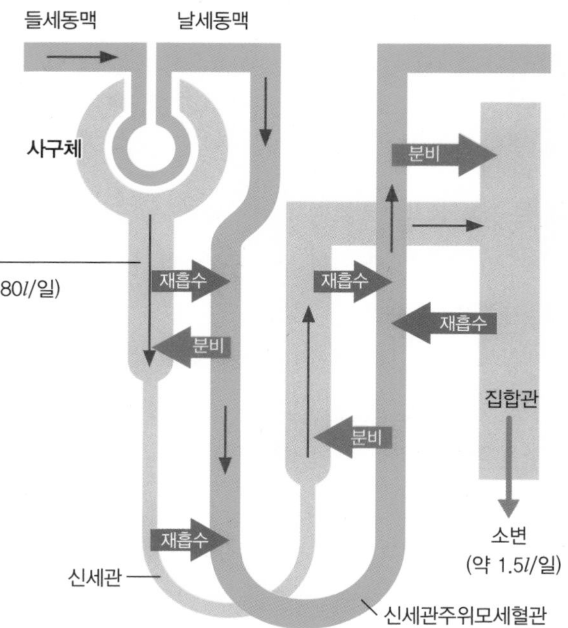

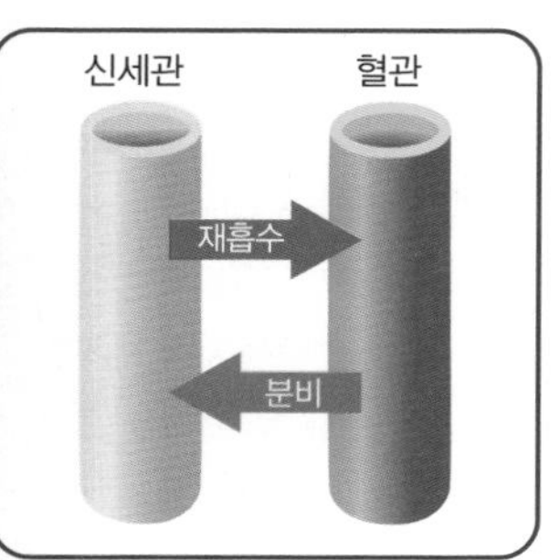

신세관으로 물질을 이동시키는 구조

물질은 신세관과 혈관과의 사이에서 신세관 벽의 세포와 세포 사이를 (확산으로 인해) 빠져나가거나 세포 속을 지난다. 세포 속을 지나는 경우는 수동 수송인 통로나 능동 수송인 수송체 등을 지난다.

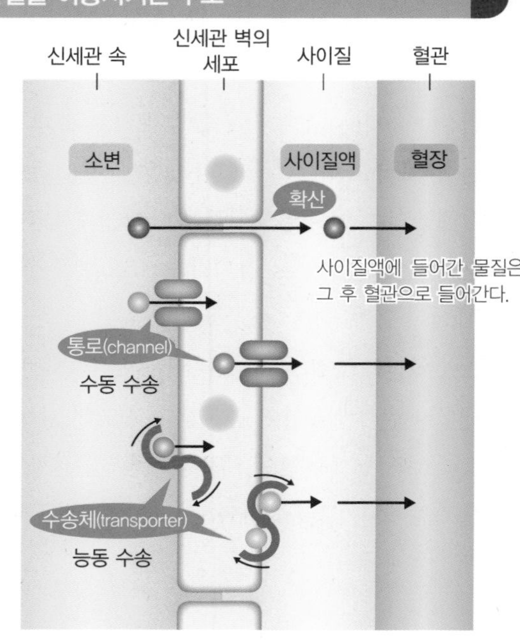

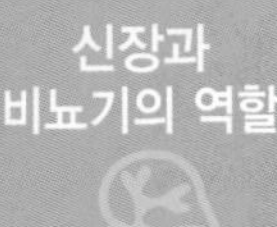

소변의 생성 ④
근위세관의 조절

POINT
- 대부분의 물질은 근위세관에서 재흡수된다.
- 신세관 벽 세포막의 여러 수송단백질이 재흡수에 관여한다.
- 소듐 이온의 움직임이 물의 이동을 불러일으킨다.

대부분의 물질은 근위세관에서 재흡수된다

보우만주머니에서 나와 구불구불 지나는 근위곱슬세관과 그 후 수질을 향해 똑바로 주행하는 근위곧은세관에서는 원뇨에서 물과 전해질을 대량으로 회수한다. 세세한 조정은 다음 과정에 맡기고 우선 물과 다양한 전해질, 포도당, 인산 등 몸에 필요한 성분을 재흡수하는 것이다. 재흡수 비율은 물과 소듐 이온이 60~70%, 포타슘 이온이 70~80%, 칼슘 이온이 60~80%, 포도당이 100%, 인산이 80%, 요소가 50%이고, 요산의 경우에는 대부분 재흡수된다.

소듐 이온과 물, 포도당의 재흡수

예를 들어 신세관 벽 세포의 사이질 쪽 막에는 에너지를 사용하여 3개의 소듐 이온을 꺼내고 2개의 포타슘 이온을 거두어들이는 수송단백질이 있다. 이것이 작용하면 세포 내 포타슘 이온 농도가 상승하는데, 포타슘 이온은 농도가 낮은 사이질 쪽으로 나간다. 소듐 이온이나 포타슘 이온은 양전하를 띠고 있기 때문에 이들이 밖으로 나온 세포 안은 음전위로 유지된다. 그러면 이 전위차를 이용해 신세관 내의 소듐 이온이 수송단백질을 통해 세포 내로 들어간다(메모 참조). 이 일련의 물질 이동으로 소듐 이온이 사이질에 많이 나오기 때문에 사이질의 삼투압이 올라간다. 그러면 상대적으로 삼투압이 낮아진 신세관 안에서 물이 세포막 수송단백질(아쿠아포린)를 통해 사이질로 이동한다. 그리고 사이질에 나온 물질은 그대로 혈관 내로 들어가 재흡수된다.

시험에 나오는 어구

근위곱슬세관
보우만주머니에서 나오자 자 피질을 구불구불 돌아 나는 신세관을 말한다.

근위곧은세관
근위곱슬세관에 이어 똑 로 수질을 아래로 내려가 가 갑자기 가늘어지는데 전까지의 부분을 말한다. 레고리에 포함된다.

근위세관
근위곱슬세관과 근위곧은 관을 합친 부분을 말한다. 을 구성하는 세포의 안쪽 솔(브러시) 모양의 미세융 가 보이는 것이 특징이다. 세융모로 인해 재흡수 면 이 커지므로 대량의 재흡 가 가능하다.

메모

소듐 이온 수송단백질
전위차를 이용해 신세관 에서 벽의 세포에 소듐 이 을 통과시키는 수송단백질 포도당도 함께 통과시킨 이처럼 여러 물질을 통과 키는 수송단백질을 동향수송 라고 한다.

근위세관에서는 대부분의 물질이 재흡수된다

근위세관에서는 원뇨의 양이 많고 세세한 조절은 뒤로 미룰 수 있어 체내에 필요한 성분을 거침없이 재흡수한다(P.79 참조). 요산은 재흡수되기도 하고 분비되기도 한다.

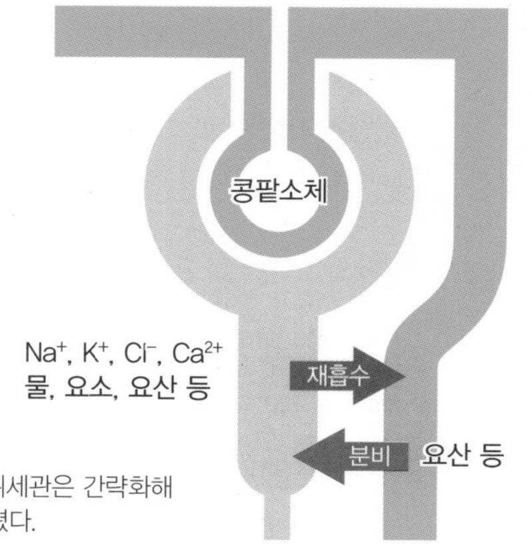

※ 근위세관은 간략화해 그렸다.

신세관과 사이질, 혈관 내의 물질 수송 구조

신세관 속, 신세관 벽의 세포 내, 사이질, 혈관 내의 물과 전해질 등의 물질 수송은 세포막 수송단백질의 작용과 농도 차이, 전위차, 삼투압의 차이로 인해 일어난다.

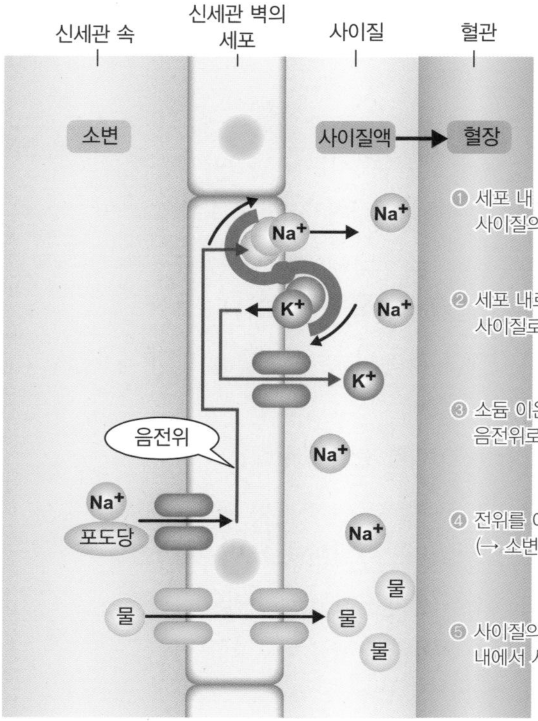

신세관 속 | 신세관 벽의 세포 | 사이질 | 혈관

소변 | 사이질액 → 혈장

Na^+ | K^+ | 음전위 | 포도당 | 물

사이질액에 들어간 물질은 그 후 혈관으로 들어간다.

① 세포 내 소듐 이온 3개가 사이질로, 사이질의 포타슘 이온 2개가 세포 내로

② 세포 내로 들어온 포타슘 이온이 농도차로 인해 사이질로

③ 소듐 이온과 포타슘 이온이 나가고 세포 내 음전위로

④ 전위를 이용하여 소듐 이온이 세포 내로 (→ 소변 속에서 사이질로)

⑤ 사이질의 삼투압이 높아지고, 물이 신세관 내에서 사이질로

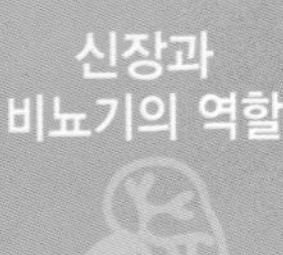

소변의 생성 ⑤ 헨레고리에서 하는 소변 조절

POINT

- 헨레고리의 하행각에서는 많은 물이 재흡수된다.
- 상행각에서는 소듐 이온 등이 재흡수된다.
- 수질이 깊고 삼투압이 높을수록 재흡수가 잘된다.

수질이 깊어질수록 높아지는 수질의 삼투압

헨레고리에서는 부위에 따라 재흡수되고 분비되는 성분이 다르다. 근위 곧은세관에 이어지는 가는 하행각에서는 물이 원뇨의 10~15% 정도 재흡수된다. 이 부분의 벽에는 물을 통과시키는 아쿠아포린(aquaporin)이 많은데다 수질이 깊을수록 삼투압이 높기 때문이다. 가는 상행각에서는 소듐 이온과 염화물 이온(즉, NaCl, 소금)이 재흡수된다. 이 부분의 벽은 물의 투과성이 낮아 물이 재흡수되기 어렵다. 굵은 상행각(원위곧은세관)에서는 다시 소듐 이온과 염화물 이온이 재흡수되어 신세관 안의 소변 농도가 오히려 낮아진다(저장뇨).

반류증배계와 반류교환계

깊을수록 삼투압이 높은(삼투압 경사) 수질을 상행각과 하행각이 마주보고 주행함으로써 주위의 삼투압 경사를 유지하면서 소변을 농축해 나가는 구조를 반류증배계(counter current multiplier system, 역류 증폭계)라고 한다(오른쪽 그림 참조). 하행각에서 물이 사이질로 나오고 이로 인해 사이질이 옅어지면 상행각에서 소듐 이온이 사이질로 나와 삼투압을 높여 결과적으로 소변량이 줄어든다.

수질옆신장단위(방수질 신장단위)의 헨레고리와 함께 주행하는 직혈관에는(반류증배계로 만들어진) 반류교환계(counter current exchanger system, 역류 교환계)라는 구조가 있다. 수질의 삼투압이 높아지는 하행로에서는 물이 혈관 밖으로 나와 소듐 이온이 흘러들고, 수질의 삼투압이 떨어지는 상행로에서는 소듐 이온이 혈관에서 나오고 물이 들어가 주위의 삼투압이 유지된다.

시험에 나오는 어구

반류증배계
헨레고리가 도중에 유턴ㅎ 상행각과 하행각이 마주보ㄱ 주행함으로써 재흡수에 필ㅇ 한 삼투압의 차이를 증폭ㅅ 키는 구조를 말한다.

반류교환계
헨레고리와 함께 주행하 직혈관이 가지는 작용을 한다. 사이질의 삼투압 경 에서 상행각과 하행각이 란히 주행함으로써 물과 트륨 이온을 주고받을 수 게 하여 사이질의 삼투압 사를 유지시킨다.

키워드

저장뇨
소변의 삼투압이 체액의 투압보다 낮은 상태를 말 다. 물이 많고 전해질이 어 유효삼투압(장도)이 낮 소변을 말한다. 유효삼투 장도)은 수송단백질가 없 면 세포막을 통과할 수 없 물질에 의해 결정되는 삼 압이다.

삼투압 경사
수질의 사이질 삼투압이 질에 가까운 쪽은 낮고 신 의 중심에 가까워질수록 은 것을 말한다. 언덕처럼 낮이가 있다는 의미에서 사라고 한다.

헨레고리에서 일어나는 재흡수와 분비의 특징

행각에서는 아쿠아포린(세포막의 송관에서 수분을 선택적으로 수 하는 단백질)이 많고 깊어질수록 위의 삼투압이 높아지기 때문에 이 많이 재흡수된다. 상행각 벽은 의 투과성이 낮아 물은 잘 재흡수 지 않고 소듐 이온 등이 재흡수되 , 요소 등이 일부 분비된다.

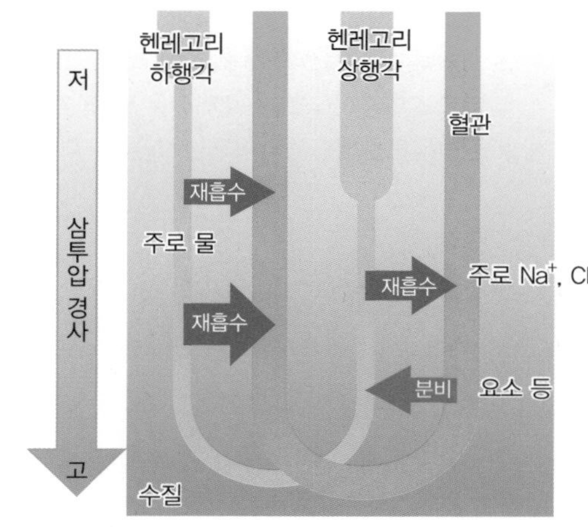

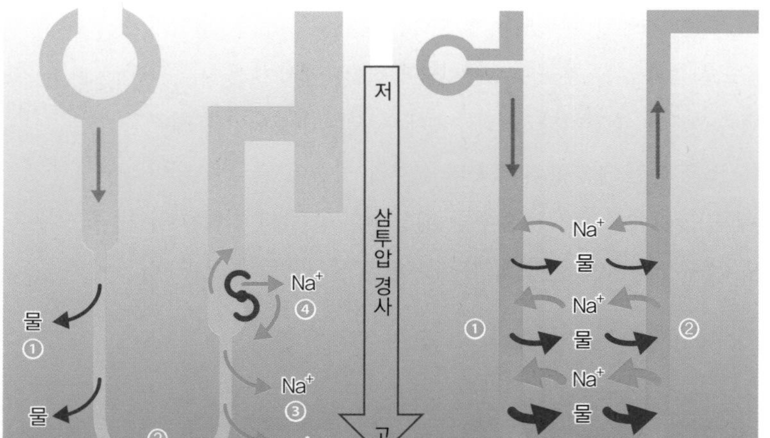

반류증배계

하행각에서는 물의 투과성이 높고 깊어질수록 사이질의 삼투압이 높으므로 물이 사이질로 빠져나간다.
유턴하는 곳에서는 소변의 삼투압이 높아져 있다.
상행각에서는 물의 투과성이 낮고 사이질의 삼투압이 낮아지는 데 맞춰 Na^+가 수동적으로 사이질로 빠져나간다.
굵은 상행각에서는 더욱 능동적으로 Na^+를 끌어들인다.

반류교환계

❶ 하행로에서는 주위의 삼투압이 높아 물이 사이질로 나오고 Na^+가 유입된다.
❷ 상행로에서는 사이질의 삼투압은 점차 낮아지기 때문에 Na^+가 나오고 물이 유입된다. 그 결과 혈관 내의 성분과 수질의 삼투압 경사가 유지된다.

소변의 생성 ⑥
원위세관·집합관에서 하는 소변 조절

POINT
- 원위세관과 집합관의 최종 조정은 혈압을 유지하는 데도 중요하다.
- 알도스테론이나 바소프레신은 물의 재흡수를 촉진한다.
- 심방나트륨배설펩타이드는 소듐의 재흡수를 억제한다.

소변에 나오는 성분을 최종 조정하여 혈액량을 유지한다

헨레고리의 굵은 상행각 근처까지 흘러나온 소변은 양으로는 원뇨의 20% 이하까지 줄어 앞서 설명한 것처럼 농도가 낮은 저장뇨이다. 그리고 그 앞으로 이어지는 원위곱슬요세관이나 집합관에서는 물이나 전해질의 최종 조정이 이루어져 소듐 이온이나 포타슘 이온, 물, 요소 등이 재흡수 또는 분비된다.

집합관에서 하는 물질의 최종 조정에는 몇 가지 호르몬(P.22 참조)이 관여한다. 부신피질에서 분비되는 알도스테론(P.88 참조)은 혈장의 포타슘 농도 상승과 같은 자극으로 분비되어 집합관에서 소듐 이온과 물을 재흡수하도록 촉진한다. 뇌하수체에서 분비되는 바소프레신(P.90 참조) 또한 순환 혈액량의 감소와 삼투압 상승이 자극이 되어 분비되는데 집합관에서 물의 재흡수를 촉진한다. 양쪽 다 집합관 안의 소변은 더욱 농축되어 양이 적어지고, 순환 혈액량은 늘어나 혈압이 유지된다.

혈액량이 많을 때는 최종 조정으로 재흡수를 억제한다

체내를 순환하는 혈액의 양이 늘어나면 심장의 심방이 이를 감지해 심방나트륨배설펩타이드(P.92 참조)를 분비한다. 이 호르몬은 집합관의 소듐 이온 재흡수를 억제한다. 그러면 집합관 내의 삼투압이 내려가지 않기 때문에 물의 재흡수도 억제된다. 그 결과, 소변의 농도가 낮은 만큼 양이 많아진다. 이 호르몬은 온몸의 혈관을 확장시키는 작용도 있어 결과적으로 혈압이 떨어진다.

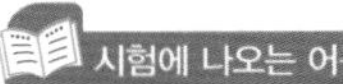

알도스테론
부신피질에서 분비되는 호르몬을 말한다. 집합관에서 소듐 이온과 물의 재흡수를 촉진한다.

바소프레신
시상하부에서 만들어져 뇌하수체에서 분비되는 호르몬으로, 집합관에서 물의 재흡수를 촉진한다. 항이뇨호르몬(ADH)이라고도 한다.

심방나트륨배설펩타이드
심방에서 분비되는 호르몬으로, 집합관에서 하는 소듐 이온의 재흡수를 억제한다.

원위세관과 집합관에서 하는 재흡수와 분비

위세관에서는 주로 소듐 이온이나 염화 이온 등, 집합관에서는 물과 소듐 이온이 재흡수된다. 포타슘은 집합관에서 재수되기도 하고 분비되기도 한다.

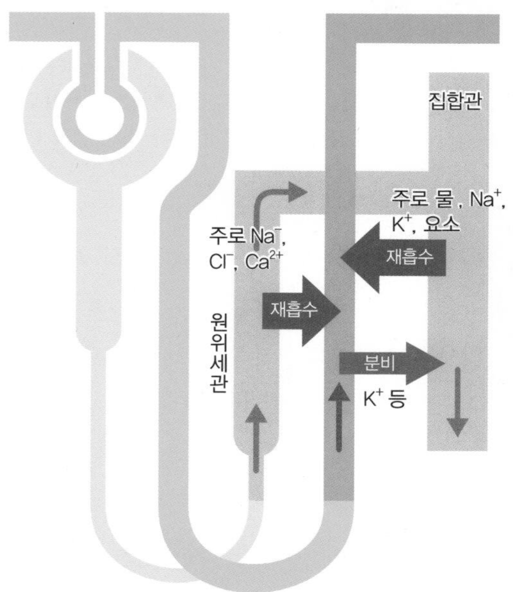

집합관에서 분비하는 호르몬의 작용

도스테론은 소듐을 통과시키는 통로를 진한다. 이와 달리 심방나트륨배설펩타드는 소듐 통로(소듐 채널. 소듐 채널은 포막에 존재하면서 막 전위에 따라 열리 닫히면서 소듐을 통과시키는 막 단백질) 억제한다. 바소프레신은 아쿠아포린을 진한다.

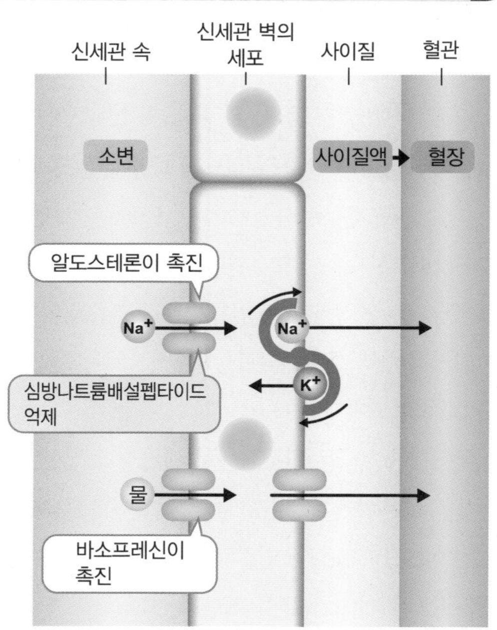

소변 생성 과정의 물질 동태 ①
물

POINT
- 원뇨 속 물의 60~70%는 근위세관에서 재흡수된다.
- 신세관 벽의 세포막에 있는 아쿠아포린을 통해 재흡수된다.
- 신세관의 삼투압 차이가 재흡수의 원동력이다.

체내의 수분량을 유지하기 위해 배출하는 물의 양을 조절한다

이제부터는 초점을 바꾸어 소변 생성 과정에서 생기는 각 물질의 동향을 살펴본다.

인체에 가장 중요한 물질 중 하나는 물이다. 섭취한 물의 양이 적을 때는 가능한 한 소변량을 줄여 체내에 수분을 남긴다. 하지만 수분이 적다고 해서 소변을 한 방울도 내보내지 않을 수는 없다. 체내에 생기는 노폐물이나 산 등 수용성 물질을 소변으로 내보내지 않으면 체내 환경을 정상적으로 유지할 수 없기 때문이다. 반면, 섭취한 물의 양이 지나치게 많으면 몸속을 순환하는 혈액의 양이 늘어나 혈압이 오르거나 조직에 물이 스며 나와 부종이 일어날 수 있으므로 불필요한 수분은 신속히 버려야 한다.

물은 아쿠아포린을 통해 재흡수된다

하루에 180*l*에 달하는 원뇨의 대부분은 물이다. 몸속의 물이 40*l* 정도(체중 70kg인 사람의 60%로 42*l*)인 것을 보면 원뇨가 그대로 버려지지 않고 대부분 재흡수된다는 것을 알 수 있다. 원뇨에 나온 물의 60~70%는 근위세관, 10~15%는 헨레고리의 가는 하행각, 2~15%는 집합관에서 재흡수되고, 최종적으로 소변으로 버려지는 것은 원뇨의 1% 정도에 지나지 않는다.

물이 재흡수되는 원동력은 신세관이나 집합관 사이질의 삼투압 차이이다. 물은 지질로 된 세포막을 그대로 통과할 수 없기 때문에 신세관이나 집합관을 출입할 때는 벽의 세포막에 있는 수송단백질인 아쿠아포린(aquaporinl)을 지난다.

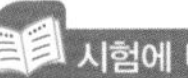
시험에 나오는 어구

수송단백질

수송단백질은 생명체 내에서 물질을 이동시키는 기능을 가진 단백질을 통틀어 한다. 농도 차이 등으로 물질이 수동적으로 통과하는 유형, 에너지를 사용해 펌프처럼 물질을 움직이는 유형 등 여러 종류가 있다.

키워드

세포막

세포막은 인지질이라는 물질이 2중으로 겹친 것을 말한다. 지질이기 때문에 물이 세포막을 그냥 통과하지 못한다. 그래서 물이 통과할 때 세포막에 있는 수송단백질을 지나가게 돼 있다.

원뇨 속 물은 99%가 재흡수된다

물은 인체에 필요한 물질이라서 근위세관과 가는 하행각, 집합관에서 대부분 재흡수된다. 소변으로 배설되는 물의 양은 원뇨의 1%에 불과하다.

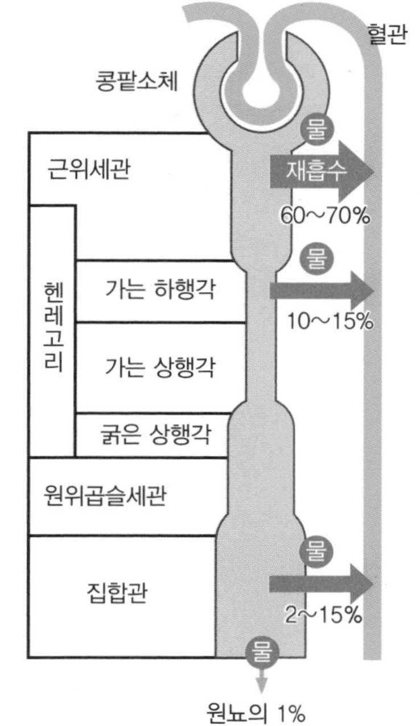

물이 이동하는 원동력과 통로

물은 삼투압이 낮은 쪽에서 높은 쪽으로 이동한다. 물은 지질로 된 세포막을 통과할 수 없기 때문에 세포막에 묻혀 있는 단백질로 된 수송단백질인 아쿠아포린을 지난다. 아쿠아포린은 세포막에서 통로를 형성하여 물 분자들의 수동 수송을 유도하는 수분 통로를 말한다.

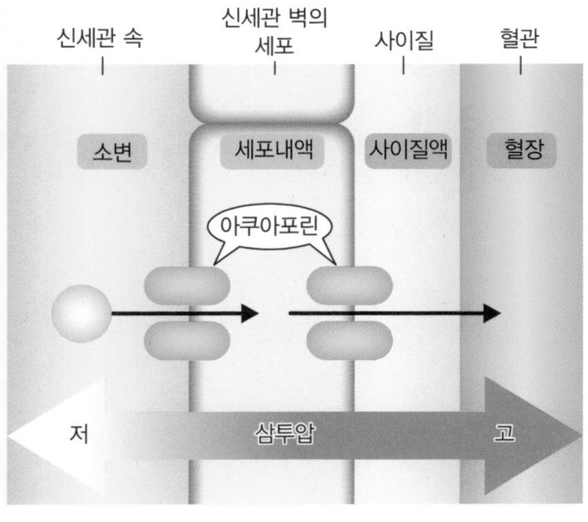

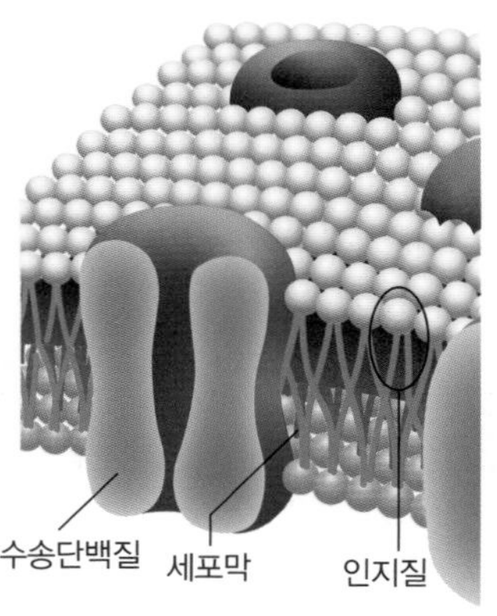

소변 생성 과정의 물질 동태 ②
Na^+와 Cl^-

POINT
- 소듐 이온과 염화물 이온의 근원은 소금이다.
- 소듐 이온은 체액의 삼투압 유지에 중요하다.
- 염화물 이온은 소듐 이온과 동행하는 경향이 있다.

세포외액에 많은 소듐 이온

소듐(나트륨) 이온(Na^+)과 염화물 이온(Cl^-)은 소금(NaCl)이 물에 녹아 이온이 된 것이다. 소듐 이온은 세포외액 중에서 가장 많은 전해질로, 체액의 삼투압을 좌우할 뿐 아니라 체내 수분량을 조절하는 데 중요한 역할을 한다. 소금은 세 끼 먹는 식사로 충분히 섭취할 수 있기 때문에 일반적으로 섭취량이 부족해 체내 소듐 이온이 부족한 경우는 드물다. 오히려 한국인의 식사는 염분이 많은 경향이 있어 소금 과다 섭취로 인한 고혈압을 걱정해야 할 정도이다.

원뇨 속 소듐 이온의 농도는 원래 혈장의 농도와 동등하며, 원뇨에 나온 소듐 이온의 60~70%는 근위세관, 20~30%는 헨레고리, 5~7%는 원위곱슬세관에서 재흡수되고, 다시 집합관에서도 조절된다. 그 결과, 소변으로 배출되는 양은 원뇨의 1%도 되지 않는다.

염화물 이온은 소듐 이온과 함께 행동

염화물 이온은 소금으로 섭취되든, 신세관에서 재흡수되든 소듐 이온과 함께 움직이는 경향이 있다. 원뇨에 나온 염화물 이온은 근위세관에서 50%가 흡수되고, 헨레고리와 원위곱슬세관에서 다시 재흡수되기 때문에 최종적으로 소변에 나오는 것은 원뇨의 0.5~5%밖에 되지 않는다.

소듐 이온과 염화물 이온은 에너지를 사용하여 능동적으로 수송하는 수송단백질을 통해, 일부는 에너지가 필요 없는 수송단백질 채널을 통해 신세관에서 사이질, 혈액 속으로 이동한다.

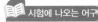

소듐 이온(Na^+)
양이온. 소금(NaCl)이 물 녹아 이온이 된 것을 말 다. 체내에서는 세포외액 많다. 체액의 삼투압을 우한다.

염화물 이온(Cl^-)
음이온. 소금(NaCl)이 물 녹아 이온이 된 것을 말한 소듐 이온과 함께 움직이 경우가 많다.

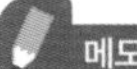

일본인의 염분 섭취량
일본인은 간장이나 된장으로 간을 하고 절임, 조림 염분이 높은 음식을 많이 기 때문에 염분 섭취량이 은 편이다. 일본인의 염분 취량은 10g/일 전후이지 일본 후생노동성에서는 남 7.5g, 여성 6.5g 미만으로 취할 것을 권장한다.

소듐 이온의 움직임

Na^+를 이동시키는 수송단백질에는 여러 가지가 있다. 에너지를 사용하여 펌핑하는 수송단백질이 있지만, Cl^-, K^+, 포도당 등과 함께 통과하는 수송단백질도 있고, 에너지를 사용하지 않고 통과하는 채널도 있다.

염화물 이온의 움직임

Cl^-는 Na^+와 함께 통과하는 수송단백질을 통하거나 에너지를 사용하지 않고 이동하는 채널을 통해 이동한다.

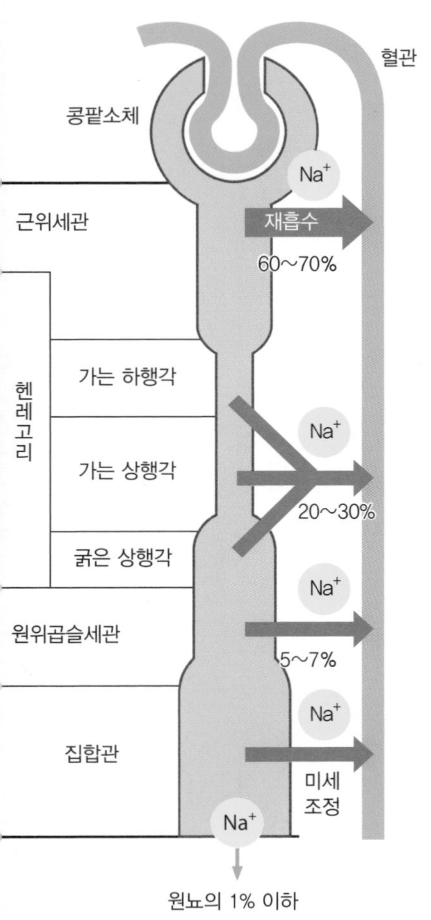

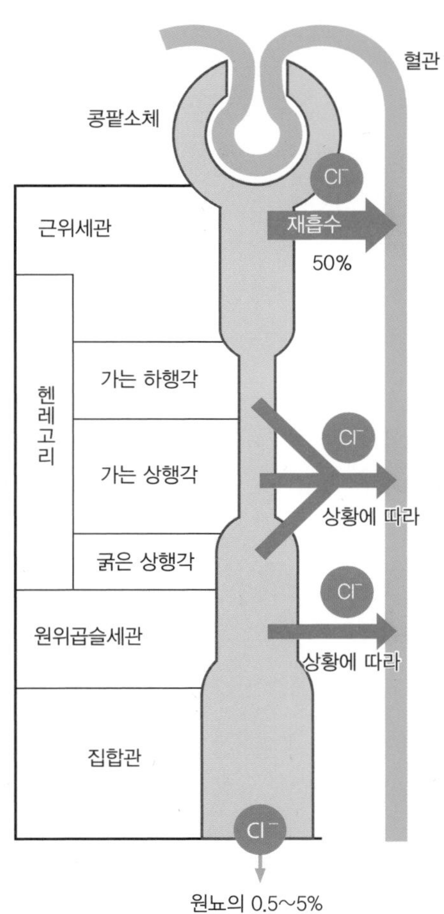

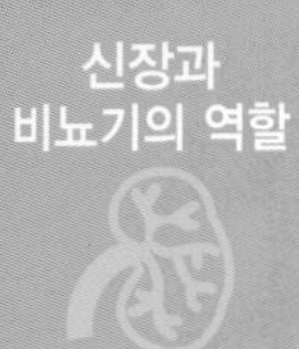

소변 생성 과정의 물질 동태 ③
K^{+}와 Ca^{2+}

POINT

- 포타슘(칼륨) 이온은 세포 내에 많은 전해질이다.
- 포타슘(칼륨) 이온은 혈중 농도가 지나치게 높으면 심정지를 일으킨다.
- 칼슘 이온의 재흡수에는 부갑상샘 호르몬이 관여한다.

세포내액에 많은 포타슘(칼륨) 이온

체내 포타슘(칼륨) 이온(K^{+})의 80%는 근육이나 신경 세포 안에 있으며, 세포의 정상적인 기능에 관여한다. 혈중 포타슘(칼륨) 이온이 지나치게 낮으면 전신 권태감, 손발 저림 등의 증상이나 부정맥 등이 일어난다. 반대로 지나치게 높으면 기력 저하나 설사, 부정맥 등이 일어나고, 심한 경우에는 심정지를 일으키기도 한다.

원뇨에 나온 포타슘 이온은 70~80%가 근위세관에서 재흡수되고, 15~20%가 헨레고리에서 재흡수된다. 집합관에서는 재흡수와 분비에 따라 미세하게 조정이 이뤄지며, 최종적으로 소변으로 나가는 것은 원뇨의 10~15% 정도이다. 근위세관에서는 확산이나 전위차에 의해 포타슘 이온이 수동적으로 재흡수되지만, 헨레고리에서부터는 에너지를 사용해 수송하는 수송단백질가 이동에 관여한다.

칼슘 이온은 원위세관에서 최종 조정

혈중 칼슘 이온(Ca^{+})의 농도는 높지 않지만, 근육 수축과 혈액 응고에 중요한 역할을 한다. 칼슘에 대해서는 64쪽에서도 설명한다.

원뇨에 나온 칼슘 이온은 근위세관에서 60~80%가 재흡수되고, 헨레고리에서 20%, 원위곱슬세관에서 나머지 일부가 재흡수되기 때문에 소변으로 나가는 것은 원뇨의 0.5~3%에 지나지 않는다. 칼슘 이온은 확산이나 전위차에 의한 수동적인 수송과 에너지를 사용하여 수송하는 수송단백질을 통해 이동한다. 칼슘 이온의 재흡수를 촉진하는 부갑상샘호르몬(PTH, P.64 참조)이 작용하는 것은 원위세관이다.

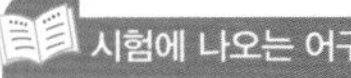

포타슘(칼륨) 이온
세포 내에 많은 전해질로, 세포 활동에 중요한 역할을 한다. 신장병 등으로 포타슘 이온을 충분히 배출하지 못하면 혈중 농도가 지나치게 높으면 심장의 기능에 이상이 생겨 심정지를 일으킬 수 있다.

칼슘 이온
근육 수축이나 혈액 응고에 중요한 역할을 한다. 혈중 농도가 낮은 경우는 뼈에서 뼈 내 신세관에서 하는 재흡수를 촉진한다.

부갑상샘호르몬
파라토르몬(PTH)이라고도 한다. 뼈 흡수를 촉진하고 칼슘 이온의 재흡수를 촉진할 뿐 아니라 비타민 D 활성화로 혈중 칼슘을 높이기도 한다.

포타슘 이온의 움직임

K^+는 근위세관에서는 수동적으로 이동하지만,헨레고리 이후에는 에너지를 사용해 수송하거나 거두어들이는 수송단백질가 관여한다.

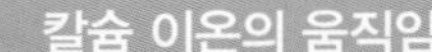

칼슘 이온의 움직임

Ca^{2+}는 신세관 벽의 세포 사이를 빠져나가 재흡수되기도 하고 에너지를 사용하지 않는 채널을 통과하기도 한다. 이 밖에도 에너지를 사용해 수송하는 수송단백질도 사용된다.

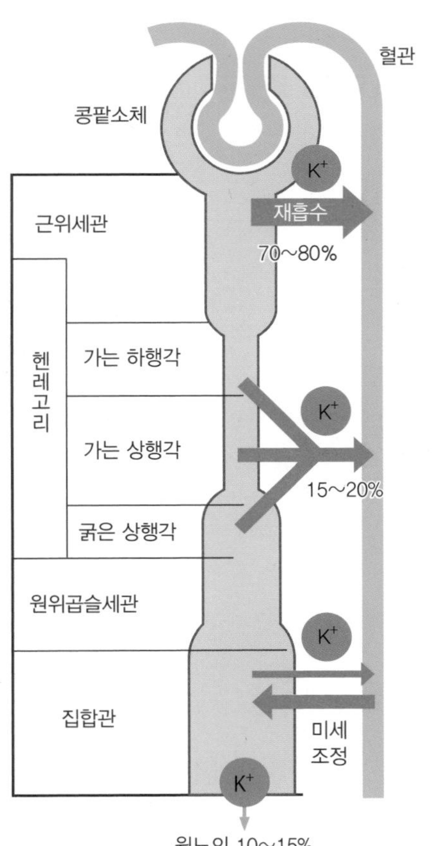

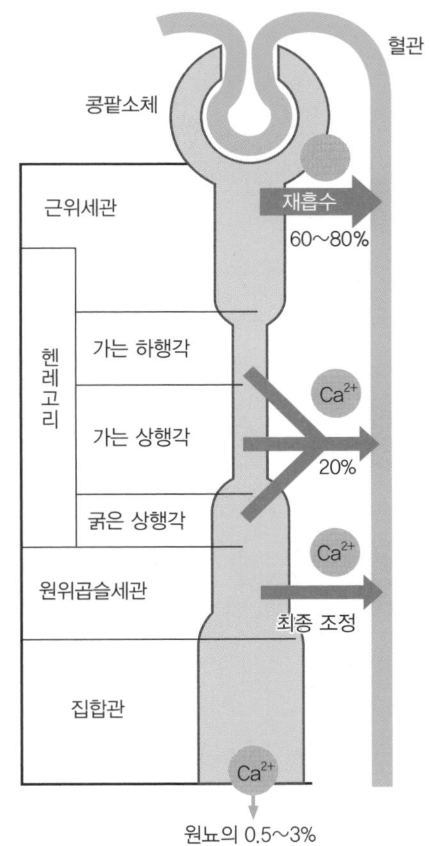

Athletics Column

칼슘 섭취가 부족하다

일본 후생노동성에서 정한 성인의 1일 칼슘 섭취량은 600mg 이상(18~29세 남성 650mg, 70세 이상의 여성은 550mg)이다. 현재로서는 그 목표에 도달하지 못하고 있다. 칼슘 부족은 골다공증의 주요인으로, 젊은 선수라도 피로 골절(뼈의 피로 현상으로 일어나는 골절. 스트레스 골절이라고도 한다.)을 일으킬 수 있다. 지금보다 칼슘을 더 많이 섭취하도록 해야 할 것이다.

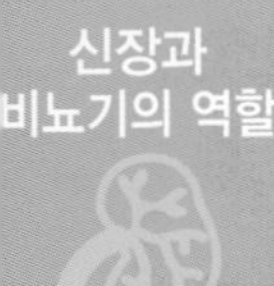

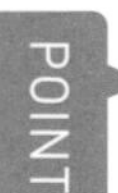

소변 생성 과정의 물질 동태 ④
포도당, 요소, 요산

POINT
- 몸에 필요한 포도당은 대부분 재흡수된다.
- 요소는 헨레고리 주위의 사이질 삼투압 유지에 중요하다.
- 요산은 중요한 항산화 물질이므로 거의 배출되지 않고 재흡수된다.

포도당은 대부분 재흡수된다

포도당(글루코스)은우리 몸속에서 에너지원으로 사용되는 물질이므로 원뇨에 나온 것은 근위세관에서 대부분 재흡수한다. 따라서 소변으로 나오는 것은 미량이다. 하지만 신장에서 회수할 수 없을 정도로 혈중 농도(혈당치)가 높으면 포도당이 소변으로 나오게 된다. 이를 범람(overflow) 당뇨라고 한다. 소변에 포도당이 넘칠 정도로 혈당이 높은 경우는 당뇨병일 가능성이 있다.

요소(P.58 참조)는 질소 성분을 포함한 단백질의 분해 산물이다. 불필요한 노폐물처럼 생각할 수 있지만, 사실 요소는 신장의 수질 삼투압을 유지하는 데 이용된다. 원뇨에 나온 요소의 절반은 근위세관에서 재흡수되고 나머지는 집합관으로 재흡수된다. 집합관에서 재흡수된 것은 헨레고리의 가는 상행각 부분에서 분비되어 이곳 사이질의 삼투압을 높인다. 최종적으로 요소가 소변으로 배설되는 양은 원뇨의 40% 정도이다.

유용한 요산은 체내에서 90%가 재흡수된다

요산(P.58 참조)은 핵산에 포함되는 푸린의 대사산물이다. 혈중 농도가 지나치게 높은 상태가 지속되면 통풍과 같은 질병으로 이어지는 달갑지 않은 물질이지만, 사실은 강한 항산화 작용이 있어 체내에서 몸을 산화시키는 활성 산소를 없애는 기능도 한다. 요산은 근위세관에서 원뇨에 나온 것과 같은 양이 혈액 쪽에서 분비되고, 그 대부분이 재흡수된다. 최종적으로 소변으로 버려지는 것은 원뇨로 나온 요산의 10%이다.

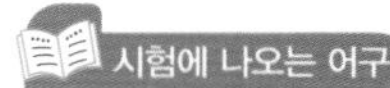

포도당(glucose)
영어로는 'glucose'라고 하며 단당류로 분류된다. 우리 몸속에서 에너지원으로 사용되는 물질이다. 혈중 포도당의 농도를 혈당치라고 한다.

요소
단백질을 분해할 수 있는 물질을 말한다. 단백질은 질소를 함유하고 있어 분해하면 암모니아가 생긴다. 암모니아는 인체에 해롭기 때문에 무해한 요소로 변환된다.

요산
핵산에 포함되는 푸린을 분해하여 생기는 물질을 말한다. 물에 잘 녹지 않고 혈중에 늘어나면 일부 요산의 형태가 바늘 모양으로 결정을 이루어 조직에 침착되기도 한다. 그러면 염증을 일으켜 극심한 통증을 일으키는 통풍이나 요관결석이 생길 수 있다.

키워드

활성 산소
체내에서 발생하는 활성 산소는 과산화지질을 만들어 동맥경화를 촉진하고 뇌혈관이나 심장질환, 암 등을 일으키며 노화를 진행하는 것으로 알려져 있다. 이 활성 산소를 없애는 물질을 항산화 물질이라고 한다. 요산도 항산화 물질로 작용한다.

포도당의 재흡수

포도당은 원뇨에 나오지만, 거의 대부분이 근위세관에서 재흡수된다.

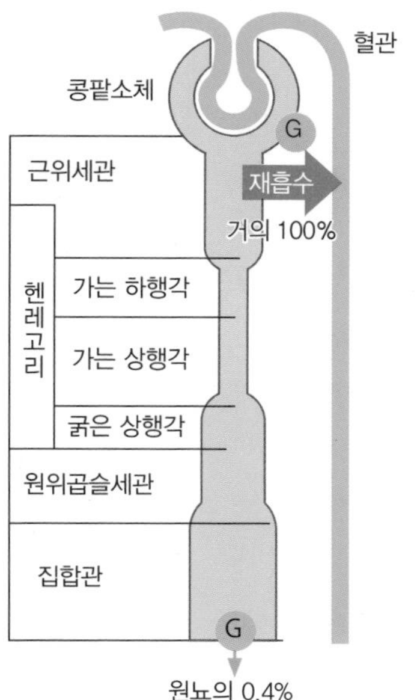

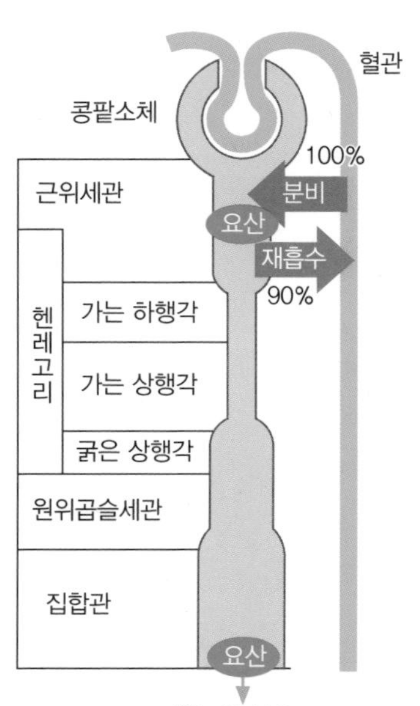

요소의 재흡수

근위세관에서 절반이 재흡수된다. 나머지 절반은 집합관에서 재흡수된 후 헨레고리로 분비되어 삼투압 유지에 기여한다.

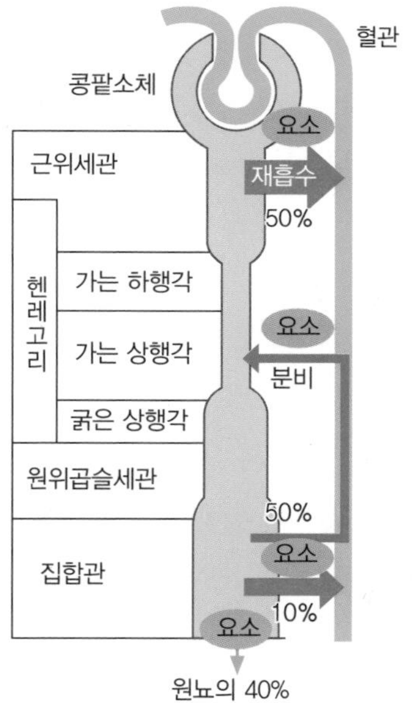

요산의 재흡수

근위세관에서 재흡수되고 혈관에서 다시 같은 양이 분비되는데, 그 대부분이 재흡수된다.

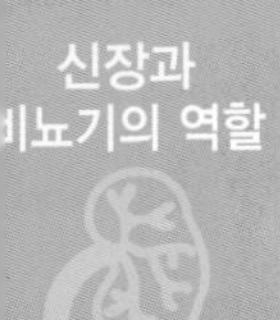

소변량을 조절하는 구조 ①
RA·RAA계

POINT

- RA계는 레닌과 안지오텐신에 의한 일련의 작용을 말한다.
- 혈압이 떨어지면 콩팥소체의 사구체옆장치 세포가 레닌을 분비한다.
- 안지오텐시노젠이 안지오텐신Ⅰ→Ⅱ가 된다.

신장에서 분비하는 레닌에서부터 시작한다

레닌-안지오텐신(RA)계는 레닌과 안지오텐신, 레닌-안지오텐신-알도스테론(RAA)계는 RA에 알도스테론을 더한 일련의 물질과 그것들이 가져오는 작용을 말한다. RA계와 RAA계는 신장에서 소듐 이온이나 물의 재흡수를 촉진해 소변량을 줄이고 혈액량을 늘려 혈압을 높인다(알도스테론은 P.88에서 설명).

RA계는 콩팥소체 상부의 사구체옆장치(P.36 참조)가 혈압의 저하를 감지하는 것으로 시작한다. 장치의 일부인 들세동맥 벽에 있는 사구체옆세포는 벽의 압력이 내려간 것을 감지하면 레닌을 분비한다. 원위세관의 치밀반도 소변의 유량 저하(염화물 이온 농도 저하)를 감지하면 옆의 메산지움 세포를 통해 사구체옆세포에 신호를 전달하고 이를 받은 사구체옆세포가 레닌을 분비한다. 또한 운동 등으로 흥분한 교감신경도 사구체옆세포를 자극하여 레닌의 분비를 촉진한다.

RA·RAA계는 혈압을 높인다

레닌은 효소로, 간이 만드는 안지오텐시노젠을 안지오텐신Ⅰ으로 바꾼다. 안지오텐신Ⅰ은 폐혈관 등으로 만들어지는 ACE라는 효소에 의해 안지오텐신Ⅱ가 된다. 안지오텐신Ⅱ는 온몸의 혈관을 수축시키고 날세동맥을 수축시켜 사구체 여과율을 유지하며, 근위세관의 소듐 이온과 물의 재흡수를 촉진하고 순환 혈액량을 늘려 혈압을 높인다. 또한 혈압을 올리는 작용을 하는 뇌하수체의 바소프레신(P.90 참조)과 부신의 알도스테론(P.88 참조) 분비도 촉진한다.

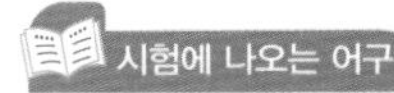

레닌
혈압이 떨어지면 신장 콩팥소체에 있는 사구체옆장치의 사구체옆세포에서 나오는 효소를 말한다. 안지오텐시노젠을 안지오텐신Ⅰ으로 바꾼다. RA계의 시작이다.

안지오텐시노젠
간이 만드는 물질로, 호르몬의 전구 물질이나 호르몬으로서의 작용은 없다. 신장에서 분비하는 레닌의 작용으로 안지오텐신Ⅰ이 된다.

안지오텐신Ⅰ
안지오텐시노젠이 레닌의 작용으로 변화한 것을 말한다. 호르몬으로서의 작용은 없다.

안지오텐신Ⅱ
안지오텐신Ⅰ은 폐가 만드는 효소인 ACE에 의해 변한 것을 말한다. 주로 신장에 작용하여 혈압을 올린다.

레닌의 분비

사구체옆세포가 들세동맥의 혈압 저하를 감지하면 레닌을 분비한다. 또한 원위세관의 치밀반이 소변량 감소를 감지하면 사구체 밖의 메산지움 세포를 통해 사구체옆세포에 전달되어 레닌이 분비된다.

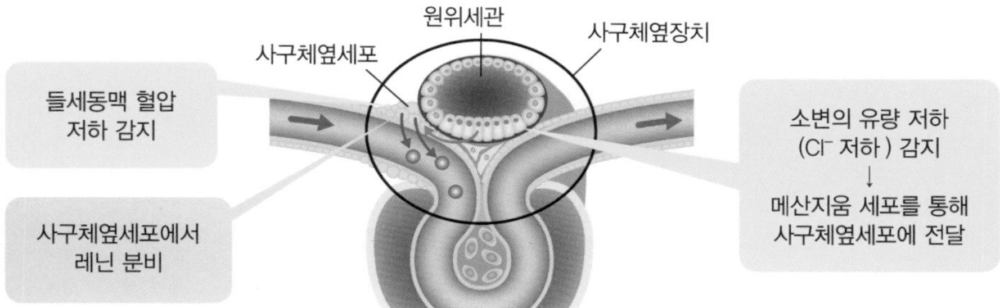

안지오텐신 II가 생기는 과정

레닌은 간이 만드는 안지오텐시노젠을 안지오텐신 I으로 바꾼다. 안지오텐신 I은 폐가 만드는 ACE에 의해 안지오텐신 II로 바뀐다.

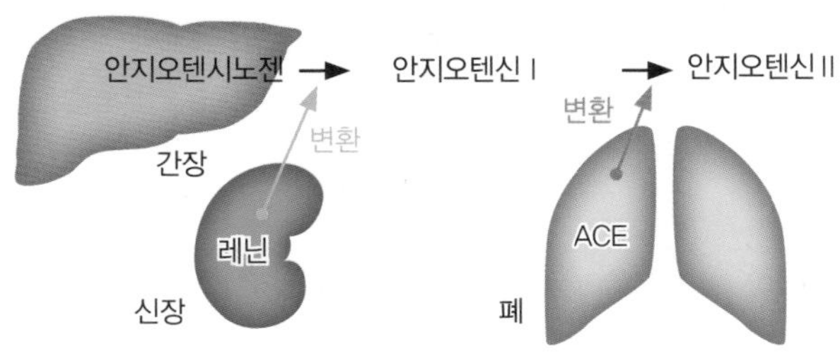

안지오텐신 II는 혈압을 높인다

안지오텐신 II는 신세관의 Na+와 물의 재흡수를 촉진하고, 부신으로부터 알도스테론을 분비시킨다. 온몸 혈관을 수축시키고, 하수체에서 바소프레신을 분비시켜 혈압을 높인다.

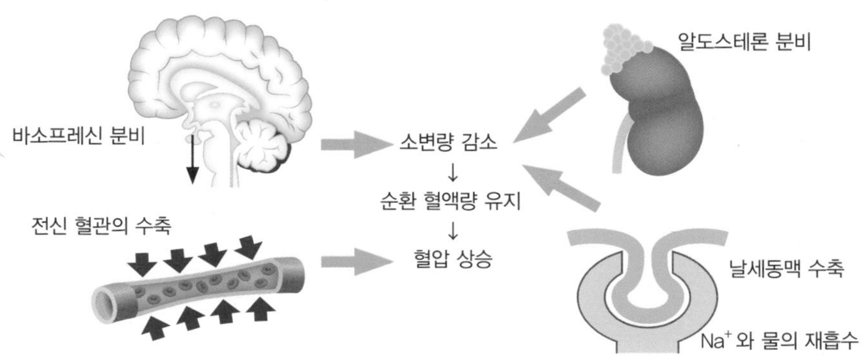

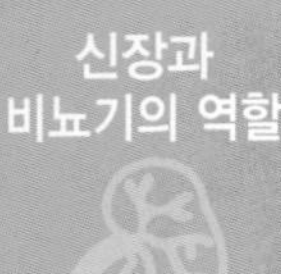

소변량을 조절하는 구조 ②
알도스테론

POINT

- 알도스테론은 부신피질에서 분비되는 호르몬이다.
- 안지오텐신 II의 작용이나 혈중 포타슘 농도가 상승하면 분비된다.
- 집합관에서 소듐 이온의 재흡수를 촉진해 혈압을 높인다.

RA계와 RAA계

알도스테론은 부신피질에서 분비되는 호르몬이다. 부신은 신장의 부속 기관인 것 같은 느낌을 주지만, 신장과는 독립된 기관이다. 부신에는 부신피질과 부신수질이 있는데, 피질에서는 알도스테론 외에도 당질의 대사를 조절하는 당질부신피질호르몬을 분비하고, 남성호르몬인 안드로젠과 같은 스테로이드 호르몬(P.26 참조)을 분비한다. 한편, 수질에서는 아드레날린 등의 호르몬을 분비한다.

알도스테론의 합성이나 분비 촉진에는 안지오텐신 II이 작용한다. 다시 말하면, 혈액량의 감소나 혈압의 저하가 계기가 되어 레닌→안지오텐시노젠→안지오텐신 I→안지오텐신 II→알도스테론이라는 연쇄 반응으로 분비되는 구조다. 이 알도스테론까지의 일련의 반응을 RAA계라고 한다. 또한 알도스테론은 혈중 포타슘 농도가 상승해도 자극되어 분비가 촉진된다.

집합관에 작용하여 소듐 재흡수 촉진

알도스테론은 신장의 집합관에 작용하여 소듐 재흡수를 촉진하고, 소듐 이온이나 물 등을 통과시키는 수송단백질을 늘린다.

소듐 이온이 사이질과 혈관 쪽으로 올라가면 사이질의 삼투압이 높아져 이번에는 물이 집합관에서 사이질 쪽으로 이동한다(재흡수 촉진). 그 결과 몸속을 순환하는 혈액의 양이 증가하여 혈압이 높아지는데, 이 구조에 알도스테론이 작용한다.

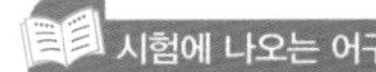

시험에 나오는 어구

알도스테론

부신피질에서 분비되는 스테로이드 호르몬을 말한다. 안지오텐신 II의 자극이 있거나 혈중 포타슘 농도가 상승하면 분비된다. 집합관에서 하는 소듐 이온의 재흡수를 촉진하여 혈압을 올린다.

키워드

부신수질

부신의 안쪽 부분을 말한다. 피질은 다른 조직에서 만들어진다. 아드레날린, 노르아드레날린과 같은 호르몬을 분비한다. 신장의 기능과는 관련 없다.

알도스테론이 분비되는 구조

안지오텐신 II의 자극이 있거나 혈중 포타슘 농도가 상승하면 자극되어 부신피질에서 알도스테론이 분비된다.

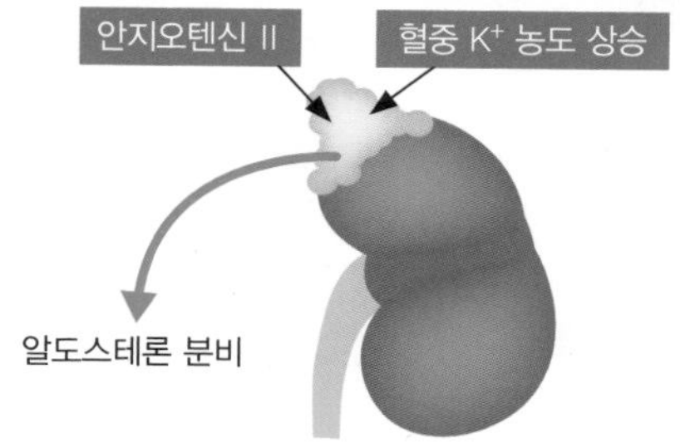

알도스테론의 작용

알도스테론은 집합관 벽의 세포에 작용해 Na^+를 통과시키는 채널, K^+ 채널, 아쿠아포린을 늘리고 더 나아가 에너지를 사용해 Na^+와 K^+를 이동시키는 수송단백질도 늘린다. Na^+가 올라가면 삼투압의 차이로 물도 올라가 재흡수되고 몸속을 순환하는 혈액의 양이 증가하여 혈압이 높아진다. 다른 한편으로 K^+는 소변으로 버린다.

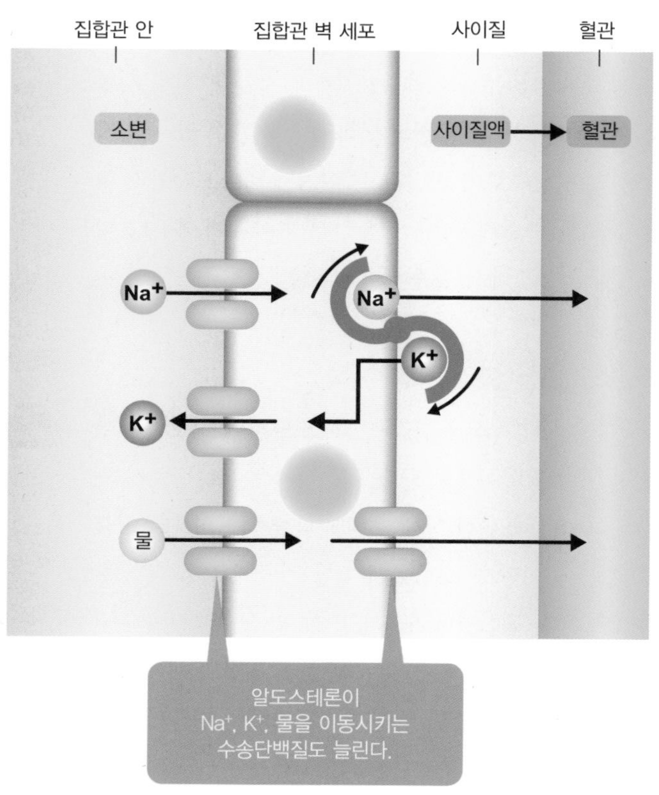

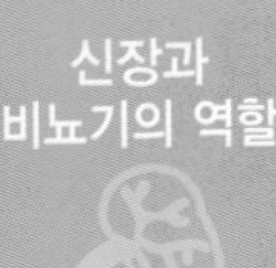

소변량을 조절하는 구조 ③
바소프레신

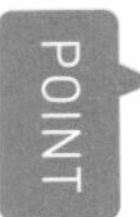

POINT

- 바소프레신은 시상하부에서 만들어져 하수체에서 분비된다.
- 혈압 저하나 혈장 삼투압 상승이 분비를 자극한다.
- 집합관 벽에 아쿠아포린을 늘려 재흡수를 촉진한다.

혈압 저하나 혈장 삼투압의 상승으로 분비된다

바소프레신은 시상하부에서 만들어지고 뇌하수체에서 분비되는 호르몬으로, 항이뇨호르몬(antidiuretic hormone, ADH)이라고도 한다. 이뇨(利尿)는소변량을 늘리는 것이고(P.92 참조) 항(抗)은 '그것에 저항하는'이라는 뜻을 더하는 접두사이므로 항이뇨호르몬은(물의 재흡수를 촉진시켜) 소변량을 줄이는 작용을 한다는 것을 알 수 있다.

바소프레신은 혈압이 떨어지거나 혈장 삼투압이 상승하면 분비가 촉진된다. 혈압 저하는 목의 경동맥동에 있는 압력수용체가, 혈장 삼투압 상승은 시상하부에 있는 삼투압수용기가 감지한다. 특히 시상하부의 삼투압 수용체는 민감해 약간의 변화도 감지할 수 있다. 각각 감지된 신호는 뇌의 시상하부에 전달되고, 여기서 바소프레신의 합성이 촉진된다. 분비된 바소프레신은 시상하부의 아래에 매달려 있는 하수체로 운반되어 그곳에서 혈중에 분비된다.

집합관의 아쿠아포린을 늘려 재흡수 촉진

바소프레신은 혈류를 타고 신장 집합관까지 도달하여 집합관 벽에 작용한다. 그러면 집합관 안쪽으로 물을 통과시키는 수송단백질 채널이 많이 열린다. 사이질에 면한 막에는 원래 다른 타입의 아쿠아포린이 열려 있기 때문에 이렇게 되면 물이 집합관 안에서 사이질, 혈관으로 재흡수되기 쉽다. 집합관에 도착했을 때의 소변은 농도가 낮은 상태이고, 사이질은 삼투압이 높기 때문에 물이 집합관 내에서 사이질 쪽으로 흐른다. 그 결과, 순환 혈액량이 증가하여 혈장의 삼투압이 떨어지게 된다.

시험에 나오는 어구

바소프레신
시상하부에서 만들어지고 뇌하수체에서 분비되는 호르몬을 말한다. 혈압 저하나 혈장 삼투압 상승이 분비의 신호탄이 된다. 신장 집합관에 작용해 물의 재흡수를 촉진하고 혈장 삼투압을 낮춘다.

키워드

시상하부
시상의 밑에 위치한다. 시상하부는 뇌 전체 부피의 1% 이하를 차지하지만, 항상성을 유지하기 위한 중추로 작용한다. 시상하부 아래에는 하수체가 매달려 있다.

하수체
사이뇌의 시상하부 아래쪽 가운데에 매달려 있으며, 전엽(앞엽)과 후엽(뒤엽)으로 갈라진다. 뇌하수체라고도 한다.

메모

생성은 시상하부, 분비는 뇌하수체
바소프레신은 뇌하수체에서 분비되지만, 만드는 곳은 시상하부이다. 시상하부에서 만들어진 호르몬이 뇌하수체 후엽으로 옮겨져 자극을 받으면 분비되는 구조로 이루어져 있다.

바소프레신의 합성과 분비

압 저하나 혈장 삼투압 상승이 감지되면 시상하부에서 바소프레신의 합성이 촉진된다. 바소프레신은 하수체 후엽으로 옮겨져 여기에서 분비된다.

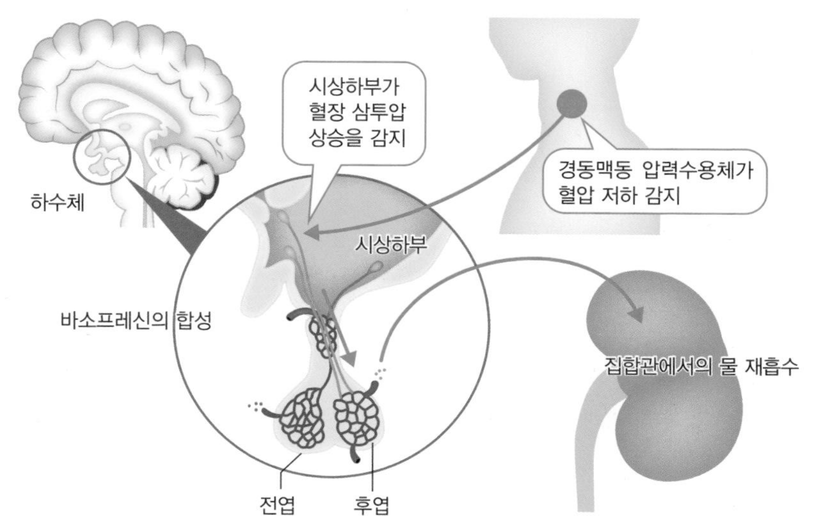

바소프레신의 작용

소프레신은 집합관 벽 세포 안쪽에 아쿠아포린을 많이 연다. 여기 많은 물이 재흡수돼 혈장의 삼투이 떨어진다.

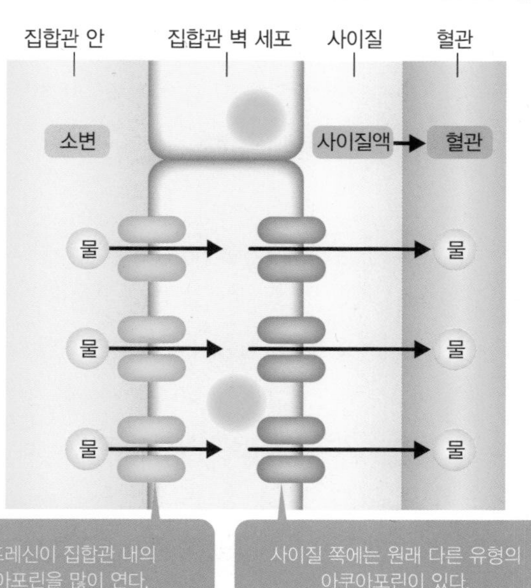

소변량을 조절하는 구조 ④
심방나트륨배설펩타이드

POINT
- 혈액량이 증가해 심방 벽이 늘어나면 심근에서 분비된다.
- 집합관에서 소듐 재흡수를 억제한다.
- 소변의 삼투압이 떨어지지 않으므로 물이 재흡수되지 않아 소변량이 증가한다.

심방이 늘어나면 심근에서 분비된다

심방나트륨배설펩타이드(ANP)는 혈압을 낮추는 작용을 하는 호르몬으로, 체내를 순환하는 혈액의 양이 늘어나면 심장의 심방 벽에 있는 심근세포에서 분비된다. 체내를 순환하고 있는 혈액의 양이 늘어나면 심장으로 돌아오는 혈액도 늘어나고 이를 받는 심방이 확 부풀어 오른다. 그러면 심방 벽이 강하게 늘어난 것을 감지하고 혈압을 낮추는 호르몬을 분비한다.

심방나트륨배설펩타이드는 혈액을 타고 신장 집합관에 도달해 집합관 벽에 작용하면 집합관 안쪽 세포막에 있는 소듐 이온을 통과시키는 채널이 비활성화돼 소듐 이온이 집합관에서 혈관 쪽으로 재흡수되는 것을 막는다. 소듐 이온이 소변에 남기 때문에 삼투압은 높은 상태로 유지되며 물도 집합관 내에 남아 소변량이 증가한다. 이러한 작용을 소듐배설증가라고 한다. 그 결과, 몸속을 순환하는 혈액의 양이 감소하여 혈압이 떨어진다.

전신의 혈관을 확장시키거나 RAA계를 억제한다

심방나트륨배설펩타이드는 혈액을 타고 온몸을 돌며 온몸의 혈관을 확장시키는 작용도 한다. 혈관이 확장되면 혈압은 내려간다.

신장에서 나오는 레닌(P.86 참조)이나 부신에서 생성하고 배출하는 알도스테론(P.88 참조)의 분비를 억제하는 작용도 한다. 레닌과 알도스테론은 RA계, RAA계의 작용으로 혈압을 올리기 때문에 이들을 억제함으로써 혈압을 더욱 낮추는 효과를 발휘한다.

시험에 나오는 어

심방나트륨배설펩타이
(ANP, Atrial Natriuret
Peptide)

심방 벽이 늘어나면 심근
서 분비된다. 소듐의 재흡
를 억제해 소변량을 늘려
순환 혈액량을 줄여 혈압
낮춘다.

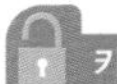
키워드

펩타이드

아미노산이 여러 개 연결
것을 말한다. 2개가 붙어
으면 디펩타이드, 많이 있
되어 있으면 폴리펩타이
대략 50개 이상 연결되어
으면 단백질이라고 부른다

이뇨

소변량을 늘리거나 소변
늘어나는 것을 말한다.
의 배설량을 증가시키는
이뇨제(diuretics)라고 한다

심방나트륨배설펩타이드의 합성과 분비

속을 순환하는 혈액의 양이 증가해 심방이 확장하고, 벽이 늘어난 것을 감지한 심근이 심방나트륨배설 타이드를 분비한다.

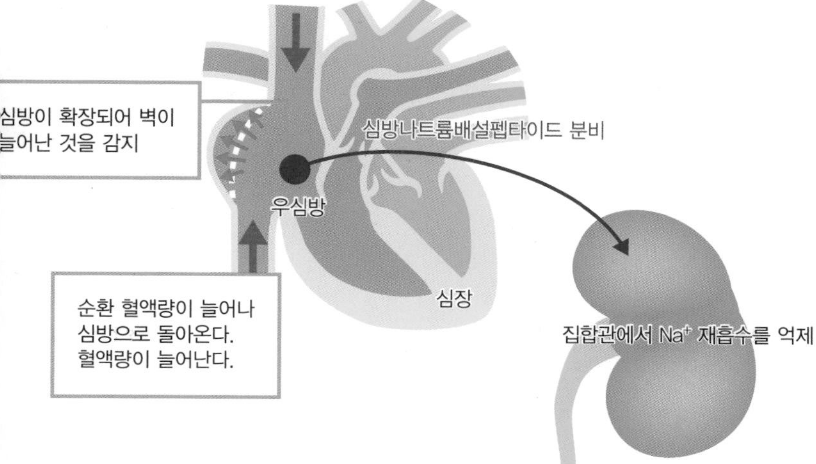

심방나트륨배설펩타이드의 작용

합관 세포벽의 Na+를 지나는 채널을 포 내에 끌어당겨 억제하면, Na+가 재수되지 않는다. 그러면 소변의 삼투압 높은 채로 있기 때문에 물도 소변에 는다. 그 결과, 소변량이 늘어나고 순 혈액량은 줄어들어 혈압이 떨어진다.

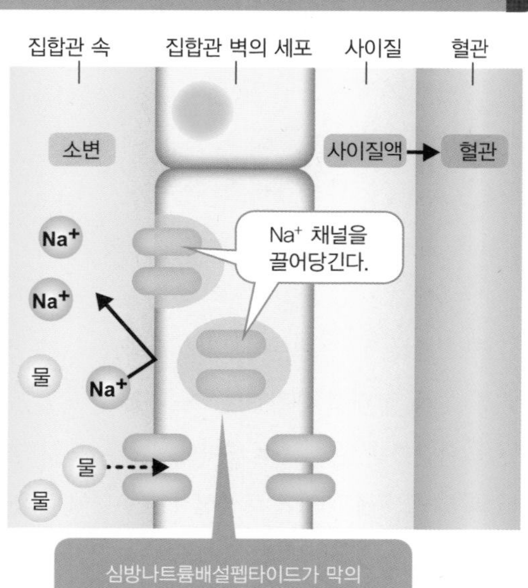

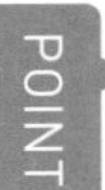

소변을 모아 두는 방광

POINT

- 끊임없이 만들어지는 소변이 요관을 통해 방광으로 모아진다.
- 방광 천장이 들어올려져 벽과 점막이 뻗어나간다.
- 교감신경 등에 의해 방광 벽은 이완하고 요도 괄약근은 수축된다.

방광 천장이 들어올려지고 벽이 늘어나 축뇨된다

방광은 소변을 볼 때까지 소변을 모아 두는 탱크이다. 방광에 소변이 차는 것을 축뇨라고 한다. 성인의 경우, 소변은 1분에 1ml 정도 만들어진다. 다만, 섭취한 수분의 양과 발한의 정도, 혈압의 변동과 같은 상황의 변화에 따라 만들어지는 소변량은 늘어나기도 하고 줄어들기도 한다. 끊임없이 만들어지는 소변은 신우로 모이고, 요관에 의해 방광으로 보내지는데, 방광 뒤 아래쪽에 있는 요관구를 통해 방광으로 들어간다.

방광이 비어 있을 때는 천장이 바닥에 떨어진 것처럼 납작하고 안쪽 점막에는 주름이 잡혀 있다. 이런 방광에 소변이 조금씩 차면 천장이 부풀어 오르는 동시에 방광 벽의 평활근이 늘어나 벽이 얇아지고 안쪽 점막의 주름도 펴진다.

방광은 교감신경의 지배를 받는다

소변이 차는 과정의 방광은 교감신경의 지배를 받는데, 벽의 평활근은 이완되고 내요도괄약근은 수축된 상태이기 때문에 소변이 새어 나오지 않는다. 또한 천수의 신경핵(오누프핵) 작용으로 외요도괄약근도 수축 상태로 유지된다. 예를 들어 도핑 검사처럼 감시 하에 소변을 채취해야 할 때는 소변이 좀처럼 나오지 않는다. 이때는 긴장이나 흥분 상태에 놓이고 교감신경이 우위에 작용해 축뇨 모드에 있기 때문이다.

방광은 최대 500~600ml(개인차가 있다) 정도의 소변을 받지만, 그보다 훨씬 적은 양이 찬 단계에서 요의를 느낀다(P.96 참조).

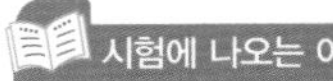

시험에 나오는 어

축뇨
방광에 소변이 차는 것 도 그 과정을 말한다. 검사를 해 결정된 시간 내에 배뇨 소변을 모아 두는 것도 축 라고 한다.

천수(sacral cord)
척추(경추, 흉추, 요추, 천 미추)의 척수강 속을 지나 추의 맨 아랫부분에 위치 는 천골(엉치뼈) 속을 지나 신경 부분을 가리킨다. 이 위에서 대장, 방광, 생식기 이어지는 부교감신경이 발한다.

오누프핵(Onuf핵)
천수에 있는 신경세포가 인 신경핵을 말한다. 요도 약근과 항문 괄약근을 조 하는 역할을 한다.

소변이 방광에 고인다

임없이 만들어지는 소변은 요관에서 방광으로 서서히 고인다. 방광의 천장이 부풀면서 벽이 늘어나고 막의 주름도 펴진다.

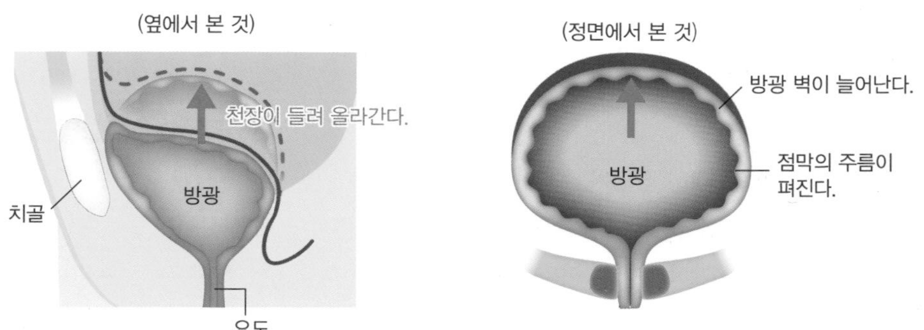

축뇨 시의 신경 작용

변을 모으는 동안에는 교감신경이 우위에 있고 방광 벽은 이완 상태이며 내요도괄약근은 수축돼 있다. 수의 오누프핵이 외요도괄약근을 수축시킨다.

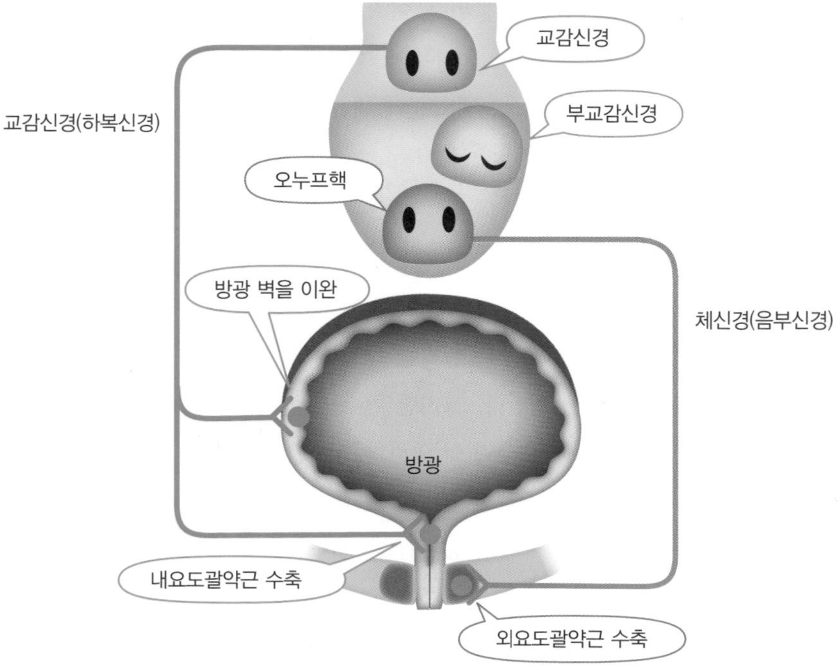

교감신경
부교감신경
교감신경(하복신경)
오누프핵
방광 벽을 이완
체신경(음부신경)
방광
내요도괄약근 수축
외요도괄약근 수축

배뇨의 구조

POINT

- 방광에 150~200ml 정도의 소변이 차면 소변이 마렵다.
- 참을 때는 대뇌의 작용으로 배뇨를 억제한다.
- 소변을 보겠다고 결정하면 배뇨 반사가 일어난다.

소변을 보고 싶지만 참아야 할 때는

방광에 150~200ml 정도의 소변이 차면 방광 벽에 있는 센서(신전수용기)가 벽이 늘어난 것을 감지한다. 이 정보는 골반신경의 구심성 신경에 의해 대뇌에 전해지고, 이와 동시에 축뇨 중에 외요도괄약근을 수축시켜 두는 작용을 하는 천수의 신경핵(오누프핵)과 방광 벽을 이완시켜 내요도괄약근을 수축시켜 두는 작용을 하는 교감신경 중추에도 전달된다. 그리고 대뇌의 지령을 중계하는 중뇌에도 전달되어 소변을 봐야 할지 참아야 할지, 대뇌의 지시를 기다린다.

소변이 찼다는 정보가 대뇌에 도달하면 요의를 느낀다. 이때 바로 소변을 볼 수 있는 상황이 아니면 참게 된다. 아직 소변을 보지 않는다고 결정하면, 대뇌의 지령으로 중뇌를 경유해 다리뇌(교뇌)에 있는 배뇨 중추가 억제되고 방광이나 내요도괄약근에 대한 교감신경의 작용이 해제되지 않아 소변이 나오지 않는다.

화장실에 가서 소변을 볼 때는

소변을 보려고 화장실에 가면, 대뇌로부터 중뇌를 경유해 다리뇌(교뇌)의 배뇨 중추에 '소변을 보라'고 하는 지령이 도착하고, 이 부분의 억제가 풀려 배뇨반사가 일어난다. 그러면 천수에 있는 부교감신경 중추에 배뇨의 지령이 도착해 본인의 의사와 관계없이 방광 벽이 수축하고 내요도괄약근이 느슨해진다. 또한 외요도괄약근을 수축시키고 있던 천수의 오누프핵도 억제되고 외요도괄약근이 느슨해져 소변이 나온다.

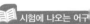

시험에 나오는 어구

요의
소변을 보고 싶다는 의식을 말한다. 방광에 일정량의 소변이 차면 그 정보가 대뇌에 도달해 소변을 보고 싶어진다.

배뇨반사
요의를 느껴 소변을 보기로 결정하면 다리뇌(교뇌)에 있는 배뇨 중추의 억제가 해제되는 현상을 말한다.

키워드

중뇌, 다리뇌(교뇌)
대뇌로 이어지는 중추신경인 뇌간의 일부를 말한다. 대뇌 바로 아래가 중뇌, 그 아래가 다리뇌(교뇌), 그 아래가 연수이다. 연수 아래에 척수가 이어진다.

소변을 참을 때

1. 대뇌가 소변을 참기로 결정한다.
2. 중뇌를 억제한다.
3. 중뇌 억제로 다리뇌(교뇌)의 배뇨 중추가 억제된다.
4. 교감신경이 우위에 작용하여 방광 벽을 이완시키고 내요도괄약근을 수축시킨다.
5. 부교감신경은 억제되어 있다.
6. 오누프핵이 외요도괄약근을 수축시킨다.

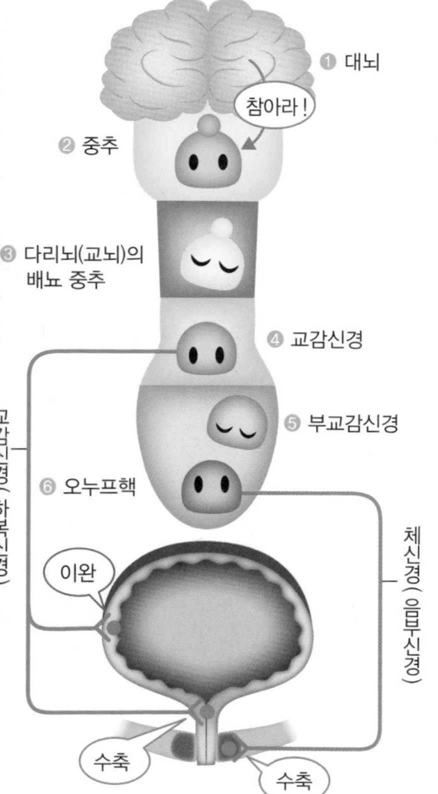

소변을 볼때

1. 대뇌가 소변을 보기로 결정한다.
2. 중뇌의 억제가 해제된다.
3. 다리뇌(교뇌)의 배뇨 중추에서 배뇨반사가 일어난다.
4. 교감신경은 억제된다.
5. 부교감신경이 우위가 되어 방광 벽이 수축하고 내요도괄약근이 이완된다.
6. 오누프핵이 억제되고 외요도괄약근이 이완되어 배뇨가 시작된다.

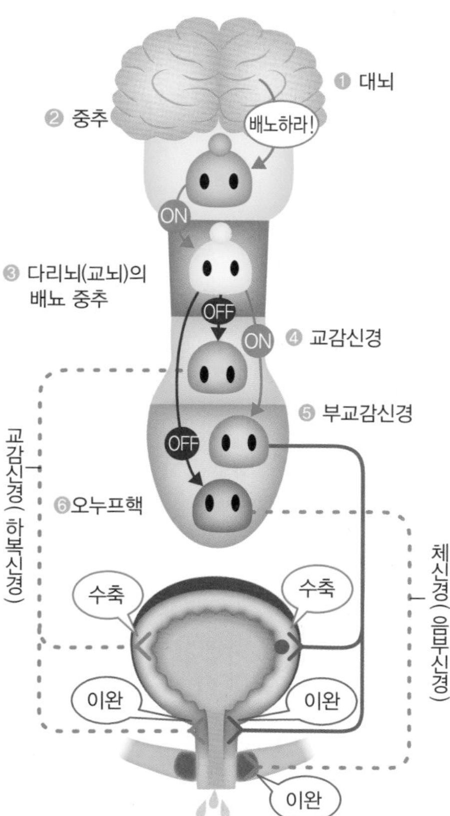

Column

콩팥병 환자에게 배운다 – 염분을 줄이는 기술

신장이 나빠지면 의사는 '소금 섭취량을 줄이라'고 지도한다. 소금에는 물을 끌어당기는 성질이 있기 때문에 여분의 소금과 물을 소변으로 내보내지 못하면 세포외액이 늘어나 부종(P.144 참조)이나 고혈압(P.142 참조)을 일으키기 때문이다. 심해지면 심장에 부담을 주어 심부전을 일으키거나 폐에 물이 차는 폐부종을 일으켜 심한 호흡 곤란에 빠질 수도 있다.

콩팥병이 있는 사람은 소금 섭취량을 하루 3g 이상 6g 미만으로 조절해야 한다. 현대의 일본인이 하루에 섭취하는 소금의 양은 평균 10g 전후(남성이 약 11g, 여성이 약 9g)이다. 6g 미만으로 하려면 적어도 30~40% 정도를 줄여야 한다. 이 목표를 달성하기 위해서는 상당한 노력이 필요하며 환자나 그 가족은 실로 엄청난 노력을 해야 한다. 일본인은 소금을 너무 많이 섭취하는 경향이 있다. 간장과 된장을 많이 먹는 데다 절임이나 건어물 등을 자주 먹어 염분 과다가 되기 쉽다. 건강한 사람이라도 좀 더 소금 섭취를 줄일 필요가 있다는 이유에서 후생노동성은 1일 섭취량을 남성 7.5g 미만, 여성 6.5g 미만으로 정했다(15세 이상. 일본인의 식사 섭취기준 2020년판부터).

음식점 등에 따라 차이는 있지만, 라면이나 우동, 돈가스 덮밥이나 튀김 덮밥 한 그릇을 먹으면 5~6g이나 되는 소금을 섭취하게 된다. 거의 하루에 섭취해야 할 양을 먹는 셈이다.

콩팥병이 있는 사람이 소금 섭취를 억제하기 위해 실천하고 있는 기술은 건강한 사람에게도 도움이 된다. 요리할 때 소금이나 간장은 저염 타입으로 바꾸고, 다양한 향신료 향, 식초나 레몬의 신맛, 육수 맛을 제대로 살리면 싱겁더라도 맛있게 먹을 수 있다. 가다랑어는 육수뿐만 아니라 가루로 넣어도 맛있다. 팽이버섯과 표고버섯 등 버섯을 듬뿍 사용해도 맛있게 먹을 수 있다.

4장

소변 검사로 알 수 있는 것

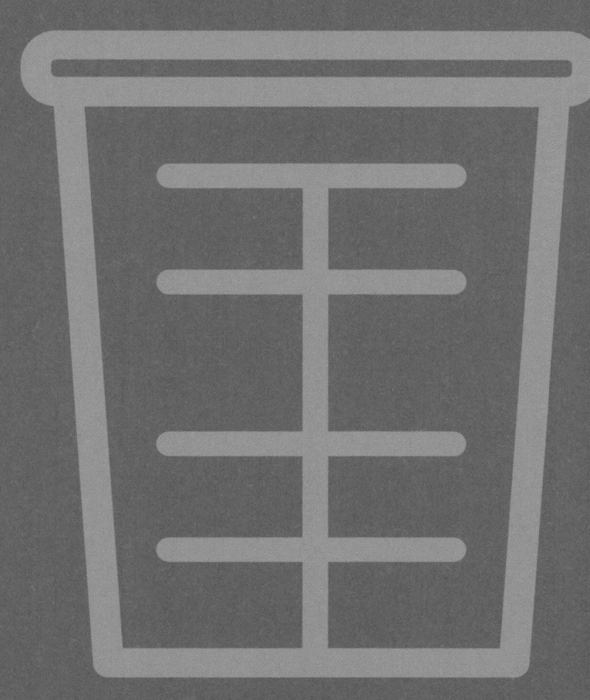

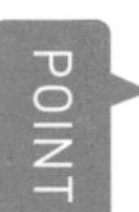

정상적인 소변이란?

POINT

- 하루 소변량은 성인의 경우 800~1,500ml 정도 된다.
- 정상적인 소변은 연한 노란색이고 수분이 적으면 색이 짙어진다.
- 정상적인 소변은 투명하고 냄새가 별로 나지 않는다.

하루 소변량은 800~1,500ml

성인의 경우, 하루 소변량은 800~1,500ml 정도 된다. 이 양은 그날 섭취한 수분의 양과 흘린 땀 등에 따라 달라지긴 하지만, 최소 하루에 400~500ml 정도의 소변을 보지 않으면 항상성(homeostasis)을 유지하지 못한다. 체내 노폐물을 배출하지 못하기 때문이다.

정상적인 소변 색은 연한 노란색으로 옅은 맥주 빛깔을 띠지만, 소변 색의 농도는 때에 따라 다르다. 소변에 수분이 많으면 색이 연하고 수분이 적으면 진하다. 이 노란색은 소변에 들어있는 유로빌린(urobilin)이라는 물질의 색소로, 적혈구의 붉은 색소인 헤모글로빈이 분해되어 생긴 최종 산물이다. 오래된 적혈구가 파괴되어 나온 헤모글로빈은 분해되어 빌리루빈이 되고, 지질 소화를 돕는 담즙 성분이 된다. 빌리루빈은 장내 세균의 작용으로 유로빌리노젠이 되고 일부가 혈중으로 회수되고 신장에서 여과되어 소변으로 나온다. 이 유로빌리노젠이 산화한 것이 유로빌린이다.

정상적인 소변은 맑고 거의 냄새가 나지 않는다

기본적으로 소변은 맑다. 하지만 극단적으로 수분을 적게 섭취했을 때나 먹은 음식 또는 운동 등의 영향으로 질병이 없어도 일시적으로 탁한 소변이 나올 수는 있다.

소변에는 냄새도 거의 없다. 하지만 소변이 진한 경우에는 냄새가 조금 날 수 있다. 소변이라고 하면 암모니아를 연상할지도 모르지만, 정상적인 소변에는 암모니아가 거의 포함되어 있지 않기 때문에 암모니아 냄새가 나지 않는다.

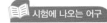

시험에 나오는 어구

유로빌린
소변에 노란색을 띠게 하는 물질을 말한다. 적혈구의 헤모글로빈이 빌리루빈→유로빌리노젠→유로빌린으로 변한 것이다.

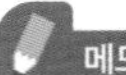

메모

암모니아 냄새
화장실 등에서 고약한 암모니아 냄새가 나는 경우가 있다. 이는 주위로 튄 소변의 요소가 세균에 의해 분해되어 암모니아가 생기기 때문이다. 변기 물을 내리기 전에 강한 암모니아 냄새가 난다면 요로감염 등을 의심해 볼 수 있다.

정상적인 소변의 색과 냄새

소변은 옅은 노란색으로 맑고 냄새가 거의 없다. 하지만 수분이 적은 농축된 소변의 경우에는 색이 짙고 냄새가 조금 날 수 있다.

하루 800~1,500ml
맑고 연한 노란색
냄새는 거의 없다.

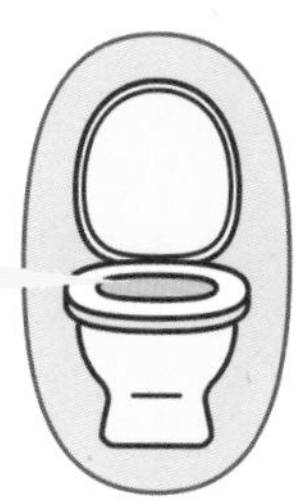

소변색은 유로빌린 색

소변의 노란색은 유로빌린 색이다. 유로빌린은 적혈구의 헤모글로빈이 분해되어 빌리루빈, 유로빌리노젠, 유로빌린으로 변한 것이다.

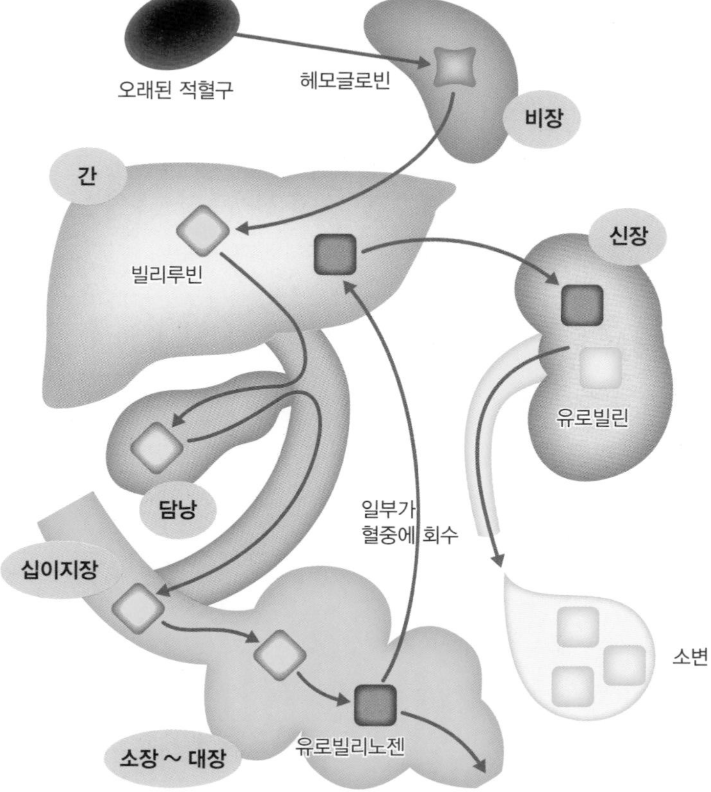

오래된 적혈구
헤모글로빈
비장
간
빌리루빈
신장
유로빌린
담낭
일부가
혈중에 회수
십이지장
소변
소장 ~ 대장
유로빌리노젠

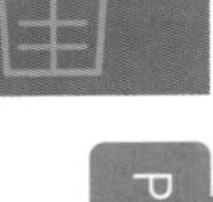
소변 검사로 알 수 있는 것

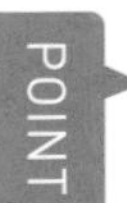

소변 검사의 기본

POINT

- 소변 검사는 검체를 채취하기 위한 간단하고 유용한 검사이다.
- 이른 아침 소변은 농축돼 있어 얻을 수 있는 정보가 많다.
- 중간소변을 받는 것이 기본이지만, 지시가 있으면 그에 따르는 것이 좋다.

힘들지 않게 검체를 채취할 수 있는 것은 큰 장점

소변 검사는 일본에서 생활하고 있는 사람이라면 누구나 한 번쯤은 받은 적이 있을 것이다. 의학이 발달한 현대에도 오래전부터 해왔던 소변 검사를 그대로 하는 데는 그만한 이유가 있다. 소변 검사는 검체를 채취하기가 매우 간단할 뿐만 아니라 몸 상태를 알아보는 데 매우 유용하기 때문이다.

소변 검사는 본인이 화장실에서 전용 컵에 소변을 담아 주기만 하면 된다. 혈액검사처럼 혈관에 주삿바늘을 찌르거나 위 내시경처럼 고통스럽지도 않다. 검체를 채취한다고 해서 몸에 무리가 가거나 힘든 일은 전혀 없다. 다만, 특별한 소변 검사를 할 때는 방광 안에 있는 소변을 채취하기 위해 요도에서 방광까지 관을 넣거나 하복부에서 방광까지 바늘을 찌르는 조치를 할 수도 있다.

언제, 어떻게 채뇨할까?

아침에 일어나자마자 소변을 받는 것을 아침뇨라고 한다. 밤에는 신장이 농축된 소변을 만들기 때문에 아침에 가장 먼저 받으면 진한 소변을 얻을 수 있다. 몸 상태가 좋지 않아서 갑자기 병원에 갔을 때 등 사전 준비 없이 소변을 받는 것을 단회뇨라고 한다. 식사와 운동 등의 영향을 받기는 하지만, 기본적인 정보는 충분히 얻을 수 있다. 채뇨할 때는 맨 처음과 맨 마지막 소변은 배출하고, 중간 소변을 컵에 받는다(중간소변). 섭취 방법에 특별한 지시가 있는 경우는 거기에 따르면 된다. 채뇨 시 변기의 물이 컵에 들어가지 않도록 주의해야 한다.

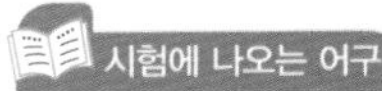
시험에 나오는 어구

아침뇨
아침에 일어나서 제일 먼저 나오는 소변을 받는 것을 말한다. 밤에는 소변이 농축되어 있지만, 아침뇨는 물 이외의 성분이 많아 소변으로부터 많은 정보를 얻을 수 있다.

단회뇨(spot urine)
채뇨 시간 등에 제한을 두지 않고 수시로 소변을 받은 것을 말한다. 식사나 운동 등의 영향을 받을 가능성이 있다.

중간뇨
처음과 나중 소변을 버리고 중간 소변을 받는 것을 말한다. 특히, 여성의 경우 외음부에 붙어 있는 분비물이나 세균 등이 검체에 혼입되는 것을 막을 수 있다.

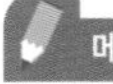
메모

그 밖의 채뇨 방법
남성의 경우, 혈뇨 등의 원인을 찾기 위해 맨 처음 소변과 맨 나중 소변의 둘로 나누어 채뇨하는 2잔 분뇨라는 방법을 취하기도 한다. 또한 24시간 배뇨를 한 것을 모아 두는 소변수집을 시행하기도 한다.

소변을 받는 시간

이른 아침 소변은 식사나 운동의 영향을 받지 않는데다 농축된 소변을 얻을 수 있다. 단회뇨는 필요할 때마다 받기 때문에 식사 등의 영향을 받지만, 정보는 충분히 얻을 수 있다.

아침뇨

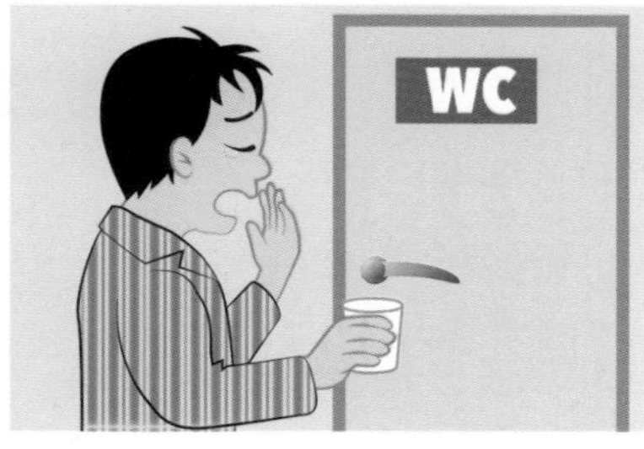
WC

아침에 일어나자마자 받는 소변으로, 농축된 소변을 얻을 수 있다. 식사나 운동 등의 영향이 거의 없다.

단회뇨

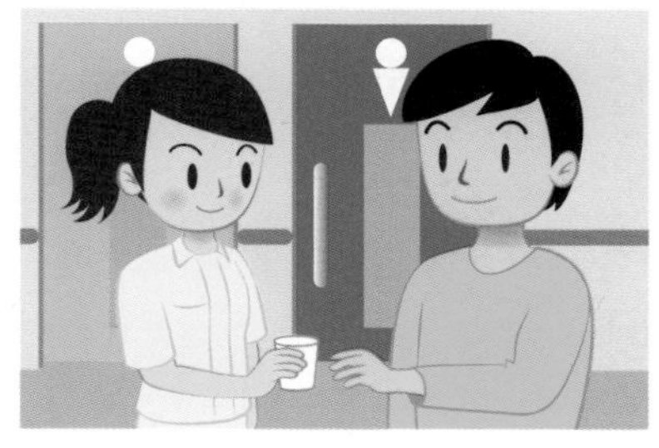

사전 준비나 제한 없이 채뇨하기 때문에 식사나 운동 등의 영향을 받는다.

기본적인 소변 채취법

맨 처음과 맨 마지막에 나오는 소변은 버리고, 중간 소변을 받는다(중간뇨). 다만, 처음부터 끝까지 전부 채뇨하라는 지시가 있는 경우에는 그에 따른다. 컵에 변기의 물 등이 들어가지 않도록 주의해야 한다.

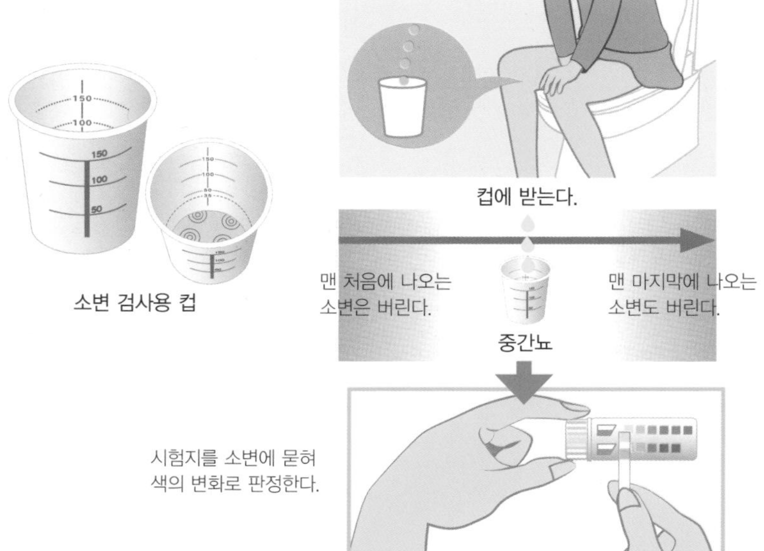
150
100
50
소변 검사용 컵
컵에 받는다.
맨 처음에 나오는 소변은 버린다.
맨 마지막에 나오는 소변도 버린다.
중간뇨
시험지를 소변에 묻혀 색의 변화로 판정한다.

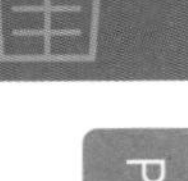

요침사, 염색, 배양 등의 검사

POINT

- 요침사나 배양은 소변을 좀 더 자세히 검사하기 위한 방법이다.
- 요침사는 소변을 원심분리기에 넣고 침전물을 알아보는 검사다.
- 세균 감염이 의심되는 경우에는 소변을 배양하기도 한다.

소변을 원심분리기에 넣고 침전물을 조사한다

건강검진할 때마다 하는 소변 검사에서는 시험지에 채취한 소변을 묻혀 조사하는 경우가 많다. 그런데 요로감염이나 콩팥손상 등이 의심되는 경우에는 소변에 특별한 처리를 하여 자세히 조사하기도 한다.

요침사라는 검사에서는 채취한 소변을 원심분리기에 넣고 침전한 고형물을 현미경으로 관찰한다. 침사(沈渣)는 바닥에 가라앉은 찌꺼기를 말한다. 신장이나 요로에 염증이나 출혈, 소변 정체와 같은 문제가 있으면 소변에 혈구나 결정, 세균, 요원주 같은 고형물이 나오기도 하는데, 소변에 어떤 것이 섞여 있는지 살펴보면 질병 여부나 질병의 진행 정도를 추정할 수 있다.

요원주는 원위세관이나 집합관에서 고형물이 막혀 좁고 긴 원기둥 모양이 된 것을 말한다. 요원주에는 원위세관에서 분비되는 특유의 당단백질을 중심으로 신세관 벽의 상피세포, 적혈구나 백혈구, 지질 등이 섞여 있는 경우가 많다.

소변을 배양하여 세균을 특정한다

발열이 심하고 소변이 탁한 경우 또는 일반적인 소변 검사나 요침사에서 소변에 고름이 섞여 있다는 것을 알게 된 경우에는 요로감염을 의심해 볼 수 있다. 이러한 경우는 감염의 원인균을 특정하기 위해 소변에 포함된 세포를 염색하는 검사나 배양(P.118 참조)하는 검사를 시행한다. 이런 경우에는 채뇨 시 주변에서 세균이 유입되는 것을 방지하기 위해 방광에 가는 도관(카테터)을 넣어 채뇨하기도 한다.

시험에 나오는 어구

요침사
소변 10ml를 원심분리기에 넣고 침전한 고형물을 현미경으로 관찰하는 검사를 말한다. 혈구와 결정, 요원주 등을 관찰할 수 있다.

요원주
원위세관이나 집합관에서 고형물이 막혀 원기둥 모양이 된 것을 말한다. 주로 단백질과 혈구, 상피세포 등이 응고되어 생긴 것으로, 신세관 등이 일정 시간 막혔다가 다시 흘렀다는 것을 알 수 있다.

배양
소변에 고름이 섞이는 등 감염이 의심되는 경우에 소변을 배양해 원인균을 특정한다. 배양에 사용하는 소변은 중간 소변 또는 도관으로 채취한다.

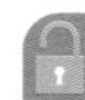

키워드

도관(카테터)
관 모양의 기구를 말한다. 소변을 배양할 경우, 채뇨 시 세균이 혼입되는 것을 막기 위해 방광에 도관을 넣어 소변을 채취하기도 한다.

요침사 방법

소변 10ml를 원심분리기에 넣고 침전한 고형물을 현미경으로 관찰한다. 혈구, 결정, 세균, 요원주와 같은 고형물을 볼 수 있는데, 어떤 것이 있느냐로 병을 추정한다.

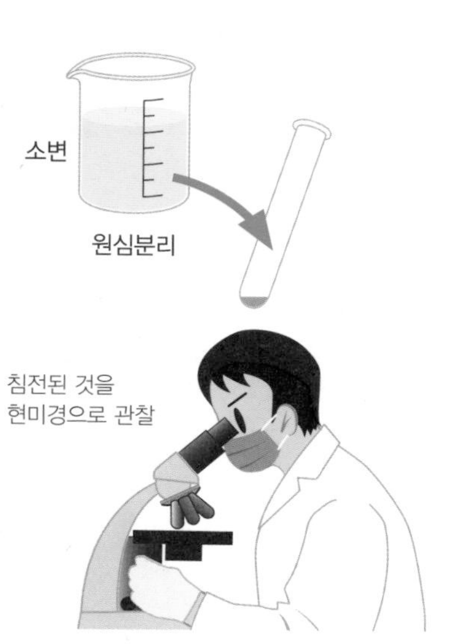

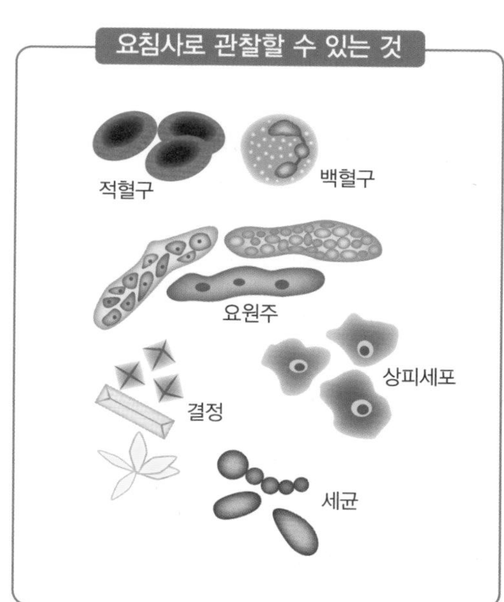

배양 검사

세균 감염이 의심될 때는 소변을 배양해 원인균을 특정한다. 채뇨 시 주변에서 세균이 혼입하는 것을 막기 위해 도관(카테터)으로 채뇨하기도 한다.

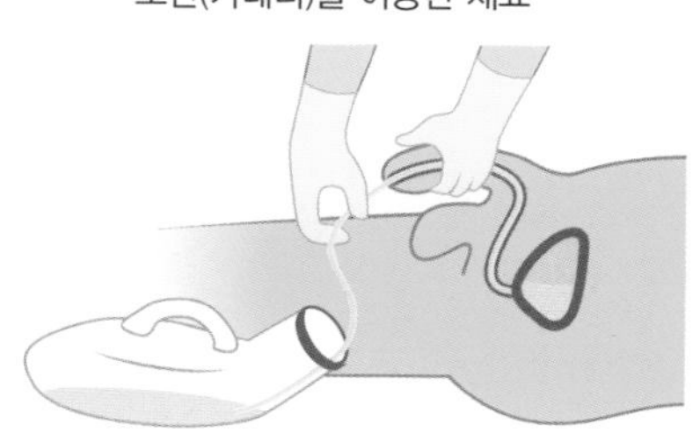

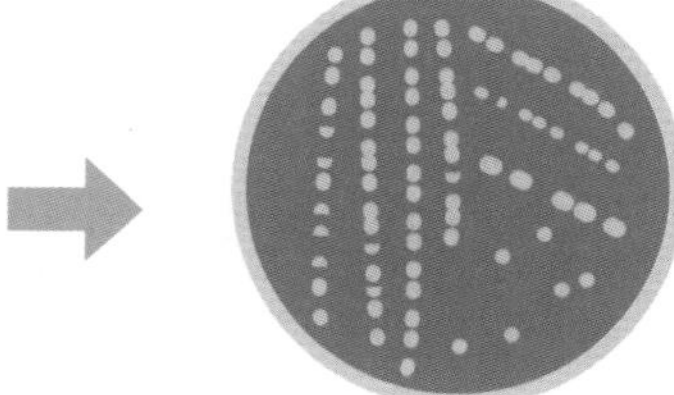

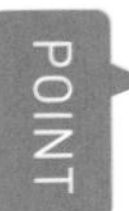

소변의 색, pH, 비중

POINT

- 색이 너무 진한 소변은 빌리루빈뇨일 가능성이 있다.
- 혈뇨는 신장이나 비뇨기의 감염, 염증, 결석, 암 등으로 인해 발생한다.
- pH나 비중은 항상 변하지만, 극단적인 경우에는 질병을 의심해 볼 수 있다.

소변 색이 이상한 경우는 신장·비뇨기 질환일 수도

소변 색이 진한 경우, 수분 섭취가 부족해 농축된 소변이 나올 수도 있지만, 빌리루빈(P.114 참조)이 포함된 빌리루빈뇨일 수도 있다. 보통 빌리루빈은 담즙 성분으로 담낭에서 장으로 나가는데, 간 장애나 담도 폐색 등이 있으면 혈중에 많이 나오게 되고 이것이 소변에도 배설된다. 소변 색이 붉거나 적갈색일 경우에는 적혈구가 섞이는 혈뇨(P.116 참조)일 가능성이 있다. 혈뇨는 신장이나 요로의 감염, 염증, 결석, 암 등으로 인해 발생한다. 혈액 질환이나 혈관의 병변이 있는 경우에도 혈뇨가 나오기도 한다. 또한 붉은색 소변은 적혈구 안의 색소인 헤모글로빈과 근육 속에서 산소를 운반하는 마이오글로빈(근색소) 혼입도 생각할 수 있다. 소변에 세균이 많이 섞여 있는 경우나 모종의 비타민제를 복용했을 때는 녹색이 될 수도 있다.

pH와 비중은 다양한 요인으로 인해 변한다

소변의 pH는 6 전후로 약산성이나 음식 등의 영향으로 5~8 정도의 범위에서 바뀐다. 정상 범위보다 산성인 경우에는 신장질환이나 당뇨병, 발열 등 알칼리성인 경우는 요로감염이나 심한 구토 등을 의심해 볼 수 있다.

소변의 비중은 1.002~1.030이 정상 범위이다. 비정상적으로 높은 경우에는 소변에 단백질이 넘치는 신증후군(P.160 참조) 등 포도당이 나와 있는 경우에는 당뇨병 등을 의심해 볼 수 있다. 극단적으로 낮은 경우는 신장에서 물을 재흡수하여 소변을 농축하는 기능이 떨어져 있을 가능성도 있다.

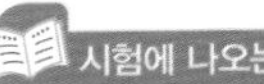

빌리루빈뇨

소변에 빌리루빈이 포함되어 있는 소변을 말한다. 빌리루빈이 노란색이기 때문에 이것이 늘어나면 소변 색이 짙어져 거품까지 노랗게 보인다. 간 장애나 담도 폐색을 생각할 수 있다.

혈뇨

피가 섞여 나오는 소변을 말한다. 신장이나 요로의 염증이나 결석, 암 등이 혈뇨의 원인이다. 눈으로 봐도 소변에 혈액이 섞여 있다는 것을 알 수 있는 경우를 육안혈뇨, 현미경으로 관찰해야 알 수 있는 경우를 현미경적 혈뇨라고 한다.

키워드

마이오글로빈(근색소)

근육 세포 안에 있으며 산소를 운반하는 작용을 하는 물질을 말한다. 적혈구의 헤모글로빈과 비슷하다. 근육이 손상되는 일이 있으면 혈중으로 넘쳐 나오고 그것이 소변에도 나오게 된다.

소변 색의 이상

변 색이 이상할 경우, 신장이나 비뇨기의 이상을 의심해 볼 수 있다. 질병이 없어도 일시적으로 이상 색의 소변이 나올 수 있지만, 그냥 넘기지 말고 자세한 검사를 받아 보는 것이 좋다.

황갈색	• 농축된 진한 소변 • 빌리루빈뇨 등
붉은색~ 적갈색	• 적혈구가 섞인 혈뇨 • 신장이나 비뇨기 감염, 염증, 결석, 암 등 • 근색소뇨(myoglobinuria)일 가능성도
녹색	• 세균이 많다. • 비타민 B_2 투여
혼탁	• 고름이나 백혈구, 지방 등의 혼입 • 옥살산칼슘 등 염류의 혼입 등

소변의 pH와 비중의 이상

변의 pH와 비중은 섭취한 음식이나 활동 등에 따라 항상 변한다. 하지만 비정상적인 수치를 보이는 우, 신장 또는 비뇨기 질환, 대사 이상, 탈수 등을 의심해 볼 수 있다.

pH	의심되는 질환이나 이상
산성	신장질환, 당뇨병, 통풍, 탈수, 발열 등
알칼리성	요로감염, 구토, 과호흡 등

비중	의심되는 질환이나 이상
너무 높다	신증후군, 당뇨병, 탈수, 모종의 조영제 사용 이후 등
너무 낮다	만성신부전, 급성신장손상의 이뇨기(diuretic phase), 신우신염, 요붕증 등

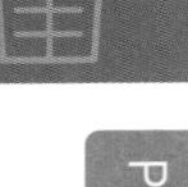

소변 검사로 알 수 있는 것

단백뇨

POINT

- 건강검진에서 시행하는 시험지법은 음성(–)이 정상이다.
- 정상 소변에도 약간의 단백질이 포함되어 있다.
- 단백뇨의 원인은 신장전, 신장성, 신장후으로 나뉜다.

정상 소변에도 약간의 단백질이 들어 있다

건강검진 등 일반적인 소변 검사에서는 채취한 소변을 시험지(P.103 참조)에 묻혀 나타나는 색 변화로 단백질이 어느 정도 포함되어 있는지를 확인한다. 이 검사에서 단백질은 음성(–)이 정상이고 양성의 경우 시험지의 변화된 색상에 따라 (+), (++) 등으로 평가한다.

시험지 검사에서는 음성이라도 사실 소변에는 단백질이 어느 정도 포함되어 있다. 체내 단백질은 대부분 분자량이 크기 때문에 사구체벽을 만드는 내피세포와 같은 그물망을 빠져나가지 못한다(P.66 참조). 분자량이 작아도 음전하를 띠는 것은 기저막의 전위에 의해 통과하는 데 방해를 받는다. 하지만 그래도 사구체를 빠져나가는 게 있어 정상이어도 하루에 50~100mg 정도의 단백질이 나온다. 정확하게는 하루에 소변으로 배설되는 총 단백질의 양이 150mg 이상인 경우를 단백뇨라고 한다.

단백뇨의 원인은 신장의 이상만이 아니다

단백뇨가 나오는 원인은 신장전, 신장성, 신장후으로 나뉜다(P.126 참조). 신장전은 신장이나 비뇨기 문제가 아니라 그 이전에 문제가 있는 것으로 용혈이나 다발골수종 등이 있다. 신장성은 신장 자체에 문제가 있는 것으로, 사구체질환과 신세관질환으로 나눌 수 있다. 당뇨병의 합병증인 당뇨병신증(P.164 참조)의 경우에는 사구체의 이상으로 단백뇨가 나올 수 있다. 신장후는 비뇨기의 염증이나 결석, 암 등으로 인해 신장에서 소변이 만들어진 후에 단백질이 섞여 나온다.

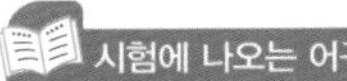

신장전 단백뇨
신장에서 소변을 만들기 단계의 문제로 나오는 단뇨를 말한다. 다발성 골종, 용혈성 질환 등이 원일 수 있다.

신장성 단백뇨
신장의 사구체나 신세관 이상으로 나오는 단백뇨 말한다. 사구체성에는 당병성 신증 등이 있고 신세성에는 신세관 사이질 신 등이 있다.

신장후 단백뇨
신장에서 소변을 만든 후 뇨기에 단백질이 섞여 배되는 경우를 말한다. 비뇨 염증과 결석, 암 등이 원인 수 있다.

키워드

시험지
가는 테이프 모양의 플리틱에 시약이 스며든 종이 붙인 것으로, 여기에 소변 묻혀 색 변화로 포함되어는 성분을 조사한다. 단백당, 유로빌리노젠, pH, 비 등을 한눈에 알 수 있다. 아볼 수 있는 항목 수가 다 다양한 제품이 있다.

단백뇨의 원인

변에 일정 농도 이상(150mg/일 이상)의 단백질이 포함되어 있는 경우를 단백뇨라고 한다. 단백뇨 발 원인은 신장에서 소변을 만들 때 생기는 신장성, 그 전단계의 문제가 원인이 되는 신장전, 신장에서 변을 만든 후에 단백질이 섞여 나오는 신장후로 나눌 수 있다.

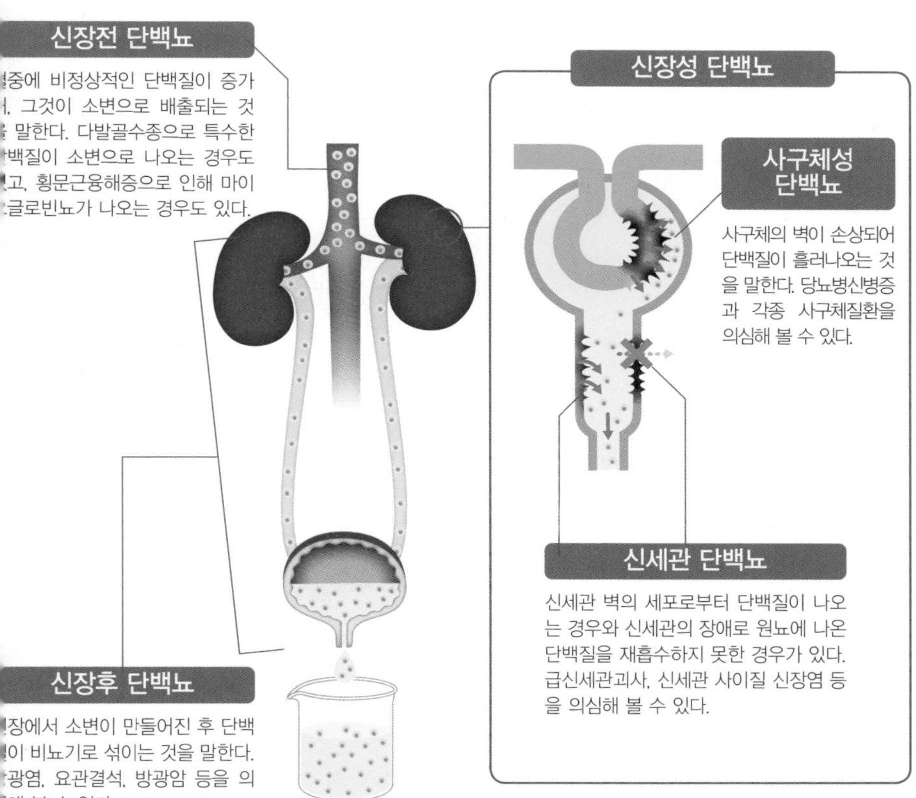
신장전 단백뇨
중에 비정상적인 단백질이 증가 , 그것이 소변으로 배출되는 것 말한다. 다발골수종으로 특수한 백질이 소변으로 나오는 경우도 고, 횡문근융해증으로 인해 마이 글로빈뇨가 나오는 경우도 있다.
신장성 단백뇨
사구체성 단백뇨
사구체의 벽이 손상되어 단백질이 흘러나오는 것을 말한다. 당뇨병신병증과 각종 사구체질환을 의심해 볼 수 있다.
신세관 단백뇨
신세관 벽의 세포로부터 단백질이 나오는 경우와 신세관의 장애로 원뇨에 나온 단백질을 재흡수하지 못한 경우가 있다. 급신세관괴사, 신세관 사이질 신장염 등을 의심해 볼 수 있다.
신장후 단백뇨
장에서 소변이 만들어진 후 단백 이 비뇨기로 섞이는 것을 말한다. 광염, 요관결석, 방광암 등을 의 해 볼 수 있다.

column

운동성 단백뇨, 기립 단백뇨

단백뇨는 신장의 이상을 알리는 신호다. 하지만 신장에 이상이 없는데도 단백뇨가 나올 수 있다. 대표적인 것으로는 일어섰을 때 나오는 기립 단백뇨와 격렬한 스포츠 후에 나오는 운동성 단백뇨이다. 이런 단백뇨를 생리적 단백뇨라고 하는데, 일과성단백뇨이므로 치료할 필요는 없지만, 경과를 지켜보는 것이 좋다.

요당

POINT

- 소변 속에 포도당이 나와 있는 것을 요당이라고 한다.
- 혈당이 너무 높거나 신세관에서 재흡수가 안 되면 요당이 나온다.
- 당뇨병이 있으면 요당은 양성이 되기 쉽지만, 음성인 경우도 있다.

재흡수되어야 할 포도당이 소변으로 나온다

소변에 포도당(글루코스)이 섞여 있는 것이 요당이다. 요당 검사는 일반적으로 시험지에 채취한 소변을 묻혀 당이 있는지 조사하며, 음성(–)을 보이면 정상이다.

포도당은 분자가 작아 사구체에서 원뇨로 나오지만, 인체에 중요한 에너지원이라서 대부분 신세관에서 재흡수되어 소변에는 거의 나오지 않는 것이 보통이다. 다만, 혈중 포도당 농도(혈당치)가 지나치게 높을 때나 신세관에서 재흡수가 불충분한 경우에는 요당이 양성(+)으로 나타난다.

당뇨병이 있으면 요당이 양성으로 나올 수 있다

요당이 양성으로 나오는 대표적인 질병은 당뇨병이다. 당뇨병은 혈당이 지나치게 높은 상태가 지속되는 병으로, 소변에 포도당이 넘쳐난다. 소변에 포도당이 많이 나오면 소변의 삼투압이 높아져 신세관에서 물을 소변 쪽으로 끌어당기기 때문에 연한 소변이 대량으로 배출된다(다뇨). 수분이 소변으로 대량 배설되어 버리면 체내 수분이 부족하기 때문에 몹시 목이 말라(구갈) 많은 물을 마시게 된다(다음). 다뇨, 구갈, 다음은 당뇨병의 특징적인 증상이다. 하지만 당뇨병이 있다고 해서 반드시 요당이 양성으로 나오는 것은 아니다. 공복 시 등 혈당이 낮을 때 검사하면 요당이 음성으로 나올 수 있다.

혈당이 높지 않은데도 요당이 양성으로 나오는 것을 신장성당뇨라고 한다. 신장성당뇨는 신세관에서 재흡수가 충분히 이루어지지 않았기 때문에 나타난 것이므로 특별히 치료할 필요는 없다.

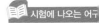

시험에 나오는 어구

요당
포도당(글루코스)이 섞여 있
소변을 말한다. 고혈당이
신세관의 재흡수 저하가
된 원인이다. 요당이 양성
응을 보여 당뇨병을 발견
는 경우도 많다.

신장성당뇨
혈당이 높지 않은데도 요
이 양성으로 나오는 것을
한다. 신세관에서 재흡수
충분히 이루어지지 않았
때문에 나타난다.

키워드

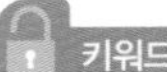

글루코스(glucose)
대표적인 단당류로, 인
의 가장 기본적인 에너지
이다.

다뇨, 구갈, 다음
당뇨병의 특징적인 증상이
요당이 양성으로 나타나
혈당 수치가 높을 것으로
정한다. 당뇨병이 있으면
마신 컵을 내려 놓는 순간
시 마시고 싶을 정도로 구
과 다음이 심하다.

고혈당일 경우 요당이 양성으로 나온다

도당은 원뇨로 나오지만, 대부분 재흡수된다. 하지만 혈당이 일정 수준(180mg/dl 정도)을 넘으면 재수가 되지 않아 소변으로 나온다. 당뇨병은 혈당이 지나치게 높은 상태가 지속되는 질병으로, 요당이 성으로 나와 발견되는 경우도 많다.

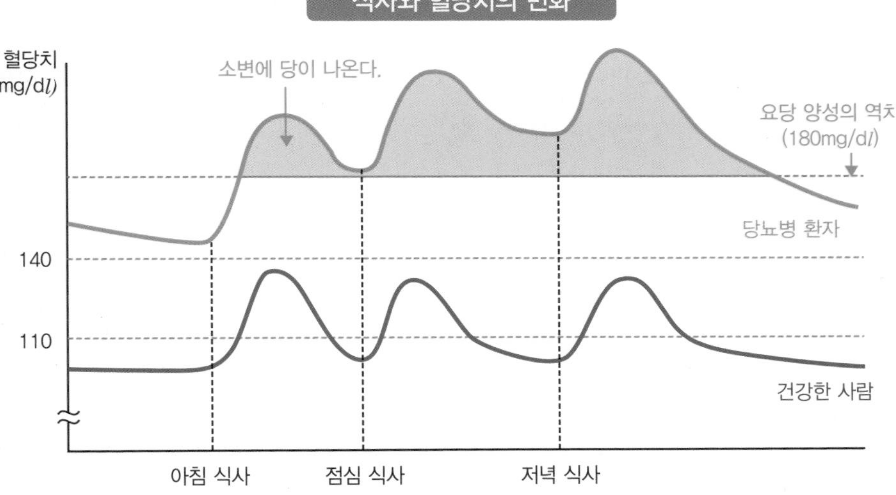

다뇨, 구갈, 다음은 당뇨병 신호

도당이 소변으로 나오면 소변의 삼투압이 높아져 물을 소변으로 끌어들이기 때문에 다뇨 증상이 나난다. 소변이 대량으로 나오기 때문에 체내의 수분이 부족해져 목이 마르고(구갈), 계속 많은 물을 마다(다음).

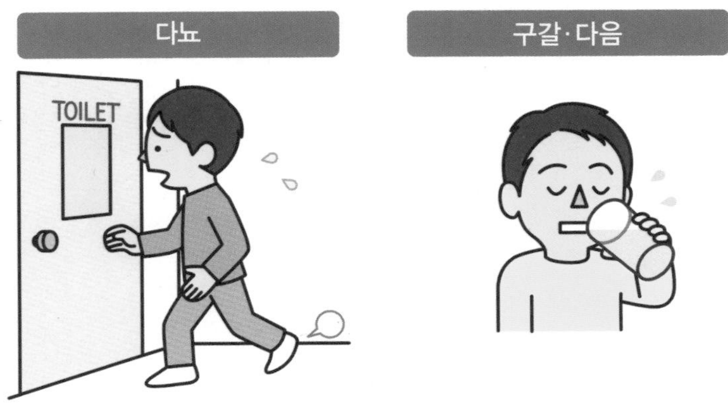

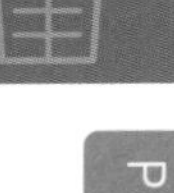

케톤체

POINT

- 케톤체는 지방을 대사할 때 생기는 대사산물이다.
- 포도당을 이용하지 못하면 증가하고 소변에도 나온다.
- 소변 속의 케톤체 양성은 중증 당뇨병과 기아 상태를 시사한다.

당이나 지방 대사에 문제가 생기면 증가하는 케톤체

케톤체는 지방을 대사하는 과정에서 생기는 물질이다. 보통 체내에서 생긴 케톤체는 다시 대사 과정을 거쳐 에너지원으로 소비되기 때문에 소변에 나오지는 않는다. 하지만 당이나 지방 대사에 문제가 생기면 혈중 케톤체가 늘어나 소변으로 배출된다. 케톤체는 채취한 소변을 시험지에 묻혀 조사하는 검사에서 음성(−)으로 나와야 정상이다. 양성의 경우에는 체내의 대사에 이상이 일어나고 있다고 볼 수 있다.

보통 인체는 포도당을 주요 에너지원으로 이용하긴 하지만, 지방도 중요한 에너지원이다. 포도당과 지방을 균형 있게 이용하는 동안은 문제가 없지만, 어떤 이유로 포도당을 이용할 수 없는 상황이 되면 지방을 중심으로 사용할 수밖에 없게 되고, 그 결과 지방의 대사산물인 케톤체가 늘어나게 된다.

중증 당뇨병이나 기아 상태를 의심해 볼 수 있다

포도당을 이용할 수 없는 경우는 음식을 섭취하지 못해 극단적인 기아 상태에 놓였을 때나 중증 당뇨병이 있을 때다. 당뇨병은 혈당을 낮추는 인슐린의 분비와 작용이 떨어지는 질병이다.

인슐린은 전신 세포에 혈중 포도당의 흡수와 이용을 촉진함으로써 혈당을 낮추는데, 이 기능이 떨어지면 세포가 포도당을 이용할 수 없게 되어 지방을 대신 사용하게 된다(오른쪽 그림 참조). 그 결과 산성 케톤체가 늘어나 혈액이 산증이 되고 심하면 혼수 상태에 빠지게 된다.

시험에 나오는 어구

케톤체
지방을 대사할 때 생기는 사산물을 말한다. 아세토세트산, 이를 대사해 생기 베타히드록시뷰티르산, 아톤을 통틀어 이르는 말로, 성 물질이다.

당뇨병
인슐린의 분비 저하 또는 용의 저하로 혈당이 높은 태가 계속되는 병을 말한다

인슐린
췌장의 랑게르한스섬에서 비되는 호르몬으로, 혈당 낮추는 작용을 한다.

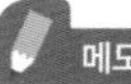

메모

산증, 케톤산증
혈액의 pH를 낮추는 작용 나 그 상태를 산증이라고 며, 강한 산성 물질인 케톤에 의해 생기는 산증을 케산증이라고 한다. 중증 당뇨병이나 기아 상태일 때 일날 수 있다.

케톤체는 무엇일까?

케톤체는 지방이 대사되는 과정에서 생기는 물질로, 아세토아세트산과 이를 대사해 생기는 베타히드록시뷰티르산, 아세톤을 말한다. 중성지방은 지방산과 글리세린으로 분해되고 지방산은 대사되어 아세틸 CoA가 된다. 아세틸 CoA는 구연산 회로에서 대사되는데, 당이 부족하면 구연산 회로가 제대로 회전되지 않아 남은 아세틸 CoA가 간에서 케톤체로 바뀐다. 케톤체는 다시 아세틸 CoA로 변환돼 구연산 회로에서 대사되는데, 너무 많으면 혈중이나 소변으로 나온다.

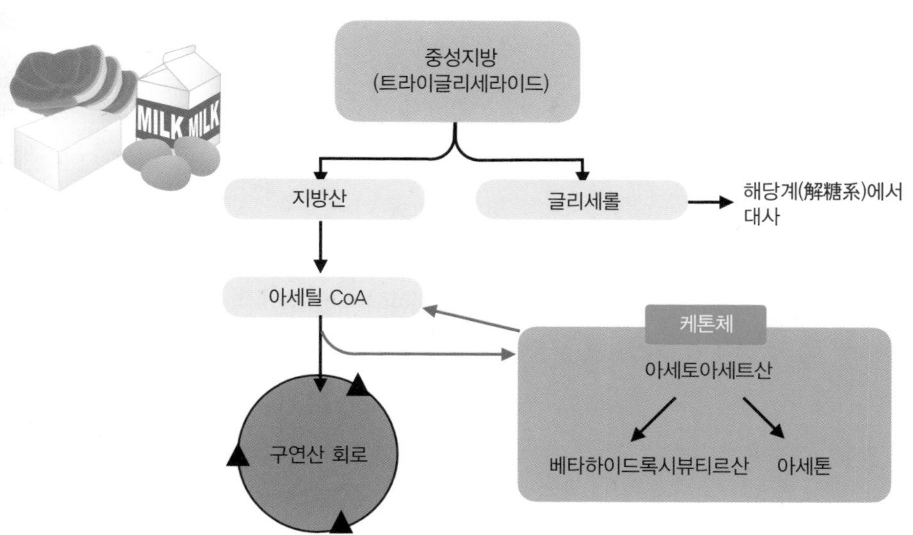

당뇨병케톤산증

당뇨 환자에서 상대적 혹은 절대적인 인슐린 부족으로 포도당을 이용할 수 없어 혈중 케톤체가 늘어난 상태를 말한다. 소변에 케톤체가 나오고 휘발성 아세톤이 내쉬는 숨에서 나와 새콤달콤한 냄새가 난다. 메스꺼움이나 복통이 일어나며 심하면 혼수에 빠진다.

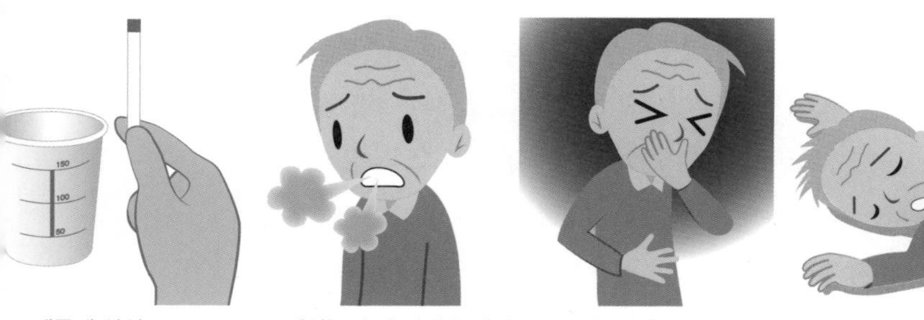

케톤체 양성   내쉬는 숨에 아세톤 냄새   메스꺼움과 복통   혼수

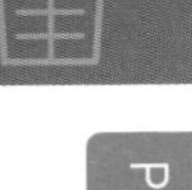

소변 검사로 알 수 있는 것

빌리루빈, 유로빌리노젠

POINT

- 빌리루빈은 헤모글로빈의 대사산물로, 보통 소변에는 나오지 않는다.
- 유로빌리노젠은 빌리루빈의 대사산물로 소변에 소량 나온다.
- 간 장애나 담도폐색이 있으면 소변 검사 결과에 이상이 나온다.

모두 헤모글로빈의 대사산물

빌리루빈과 유로빌리노젠은 적혈구 안에 있는 붉은 색소인 헤모글로빈의 대사산물로, 소변에 노란색을 입히는 유로빌린의 근원이 되는 물질이기도 하다.

헤모글로빈의 대사는 100쪽에서도 소개하지만 좀 더 자세히 설명하자면 적혈구의 수명은 대략 120일이며, 수명을 다한 적혈구는 비장에서 파괴된다. 적혈구 속에 있는 헤모글로빈은 대사되어 간접빌리루빈이 되는데, 혈액을 타고 간으로 운반된 후 다시 대사되어 직접빌리루빈(결합빌리루빈)이 된다. 직접빌리루빈은 담즙산과 함께 담즙이 되어 간에서 담낭으로 그리고 총담관을 통해 십이지장으로 흘러들어가 그곳으로 흘러오는 지방의 소화를 돕는다. 담즙 성분으로 십이지장에 나온 빌리루빈은 장 속을 흐르는 동안 장내 세균에 의해 대사되어 유로빌리노젠이 된다. 유로빌리노젠은 대부분 그대로 변에 섞여 배설되지만, 일부가 혈중으로 흡수되어 간으로 되돌아가는데, 다시 담즙이 되기도 하고 신장에서 소변으로 버려지기도 한다.

유로빌리노젠 소변 검사에서 약양성이 정상

유로빌리노젠은 정상이더라도 소변에 소량이 포함된다. 시험지에 채취한 소변을 묻혀 조사하는 검사에서 유로빌리노젠은 약양성(±)이 정상이다. 양성인 경우에는 간 장애나 용혈, 음성인 경우에는 담도폐색을 의심해 볼 수 있다. 빌리루빈은 보통 소변에 나오지 않기 때문에 시험지 검사에서는 음성(–)이 정상이다. 양성인 경우에는 간 장애나 담도 폐색을 의심해 볼 수 있다(메모 참조).

시험에 나오는 어구

빌리루빈

헤모글로빈이 대사되어 간
빌리루빈이 되고, 다시 대
되어 직접빌리루빈이 되
담즙 성분이 되어 십이지
에 흘러들어간다. 간접빌
루빈은 물에 녹지 않기 때
에 소변에는 나오지 않는

유로빌리노젠

헤모글로빈의 대사산물인
리루빈이 담즙이 되어 장
으로 들어가고 여기서 장
세균에 의해 분해되어 유
빌리노젠이 된다. 장에서
부가 흡수돼 다시 담즙이
거나 신장에서 소변으로
려진다.

메모

담도폐색과 빌리루빈, 유로빌리노젠

담도가 폐색하면 담즙으로
나올 수 없는 빌리루빈이
중에 역류하고 소변에도
와 검사에서 양성을 보인
유로빌리노젠은 빌리루빈
장에 흐르지 않기 때문에
들어지지 않는다. 소변 검
에서는 음성을 보인다.

담도가 막힌 경우

직접빌리루빈은 십이지장에 나오지 못하고 혈중으로 흘러 신장에서 배설된다. 장에서는 직접빌리루빈이 나오지 않기 때문에 유로빌리노젠은 만들어지지 않고 소변에도 배설되지 않는다.

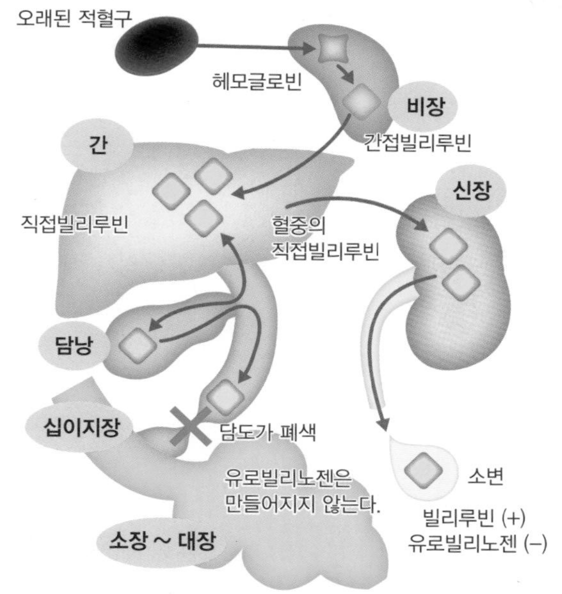

용혈이 일어난 경우

적혈구가 많이 파괴되어 헤모글로빈이 늘어나면 간접빌리루빈·직접빌리루빈도 증가하고, 장에서 유로빌리노젠 생성도 증가한다. 혈중 빌리루빈과 유로빌리노젠도 늘어나 소변의 빌리루빈과 유로빌리노젠이 양성을 보인다. 간접빌리루빈은 물에 녹지 않기 때문에 소변에는 나오지 않는다.

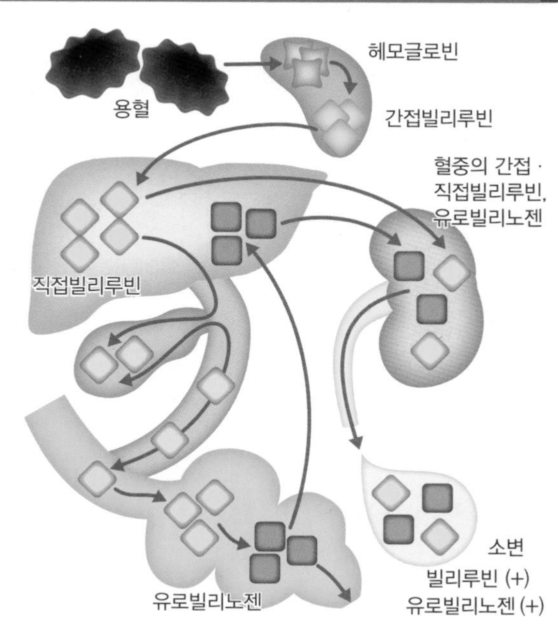

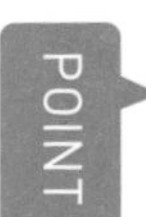

혈뇨

POINT

- 소변에 적혈구가 섞여 있는 것을 혈뇨라고 한다.
- 혈뇨에는 육안혈뇨와 현미경혈뇨가 있다.
- 사구체 병변, 신장 염증, 암, 결석이 혈뇨의 원인일 수 있다.

눈으로 확인할 수 있는 혈뇨와 확인할 수 없는 혈뇨

혈뇨는 소변에 비정상적인 양의 적혈구가 섞여 배설되는 것으로, 색깔 변화를 눈으로 확인할 수 있는 것을 육안혈뇨라고 한다. 소변 1l에 1ml 이상의 혈액이 섞여 있으면 육안으로도 알 수 있다. 보기에는 이상이 없는 것 같아도 소변을 원심분리기에 넣고 그 침전물을 현미경으로 관찰하면(요침사, P.104 참조) 적혈구를 확인할 수 있는 것을 현미경혈뇨라고 한다.

혈뇨는 사구체의 혈관이 손상되어 적혈구가 새어나오는 사구체 질환이나 신세관 또는 사이질의 염증, 신세포암이나 신장경색, 요관결석, 방광염, 방광암 등으로 인해 발생할 수 있다. 또한 혈소판 감소성 자반병과 같은 혈액 질환이 있을 때도 혈뇨가 나올 수 있다. 신장정맥이 복부 대동맥과 상장간막동맥에 끼어 압박을 받아도 혈뇨가 나올 수 있는데(P.19 참조), 이를 호두까기 현상이라고 한다.

요잠혈 검사에서 양성이면 자세한 검사 필요

검사용 시험지에 채취한 소변을 묻혀 관찰하는 요잠혈 검사가 있다. 이는 적혈구 속 헤모글로빈을 검출하는 것으로, 혈관 내에서 용혈이 일어나 나온 헤모글로빈이나 근육에서 나온 마이오글로빈 등에도 반응해 양성을 보인다. 소변에 고름이나 세균, 정액 등이 혼입한 경우에도 양성을 보이는 일이 있으므로(위양성) 요잠혈 검사에서 양성이 나온 경우에는 요침사 등의 검사로 혈뇨인지 자세히 알아볼 필요가 있다. 비타민 C나 모종의 약물을 섭취했을 때나 고비중 소변일 경우에는 적혈구가 섞여 있는데도 음성으로 나올 수 있다(위음성).

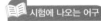

육안혈뇨
눈으로 확인할 수 있는 혈뇨를 말한다. 소변이 붉다. 소변 1l에 1l의 혈액이 섞이면 육안으로 알 수 있다.

현미경혈뇨
육안으로 봐서는 알 수 없지만, 원심분리기에 넣고 그 침전물을 현미경으로 관찰하면(요침사) 적혈구를 확인할 수 있는 혈뇨를 말한다.

요잠혈 검사
소변을 시험지에 묻혀 혈뇨의 가능성을 조사하는 검사를 말한다. 헤모글로빈과 반응하기 때문에 용혈이나 마이오글로빈 등에도 반응한다.

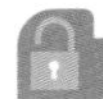

마이오글로빈
근육 세포 안에 있는 붉은 색소 단백질을 말한다. 구조가 헤모글로빈과 매우 비슷하다.

위양성, 위음성
실제로는 양성이 아닌데 측정이나 해석을 잘못해 양성으로 나온 것을 위양성이라 하고, 본래 양성이어야 할 검사 결과가 잘못되어 음성으로 나온 경우를 위음성이라 한다.

현미경으로 관찰해야 알 수 있는 혈뇨도 있다

혈뇨는 소변에 적혈구가 섞여 있는 것을 말한다. 육안으로 알 수 있는 혈뇨도 있지만, 요침사 검사를 해 봐야 알 수 있는 혈뇨도 있다. 요침사 검사에서는 변형된 적혈구나 요원주를 형성한 것도 잘 볼 수 있다. 고배율(400배)에서 한 시야에 5개 이상 적혈구가 있는 경우를 혈뇨라고 한다.

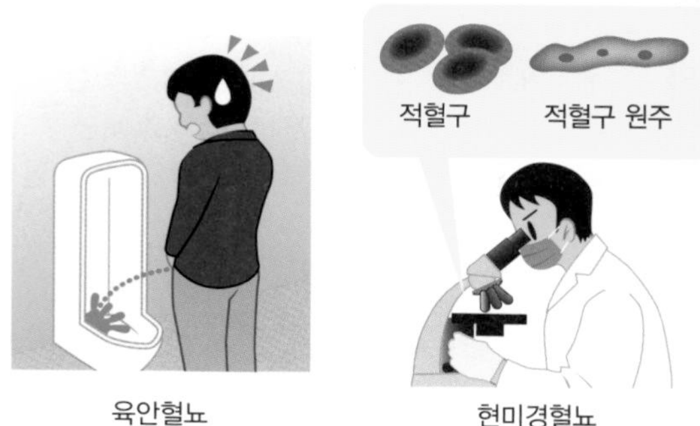

육안혈뇨

현미경혈뇨

혈뇨가 나오는 주요 질환

혈뇨가 나오는 질환에는 사구체의 혈관이 상하는 사구체질환, 신장이나 요로의 염증, 감염, 암 등이 있다. 혈액 응고에 이상이 생기는 질병이나 외상 등도 혈뇨의 원인이 될 수 있다. 어쨌든 혈뇨는 중요한 질환의 신호인 경우가 많다.

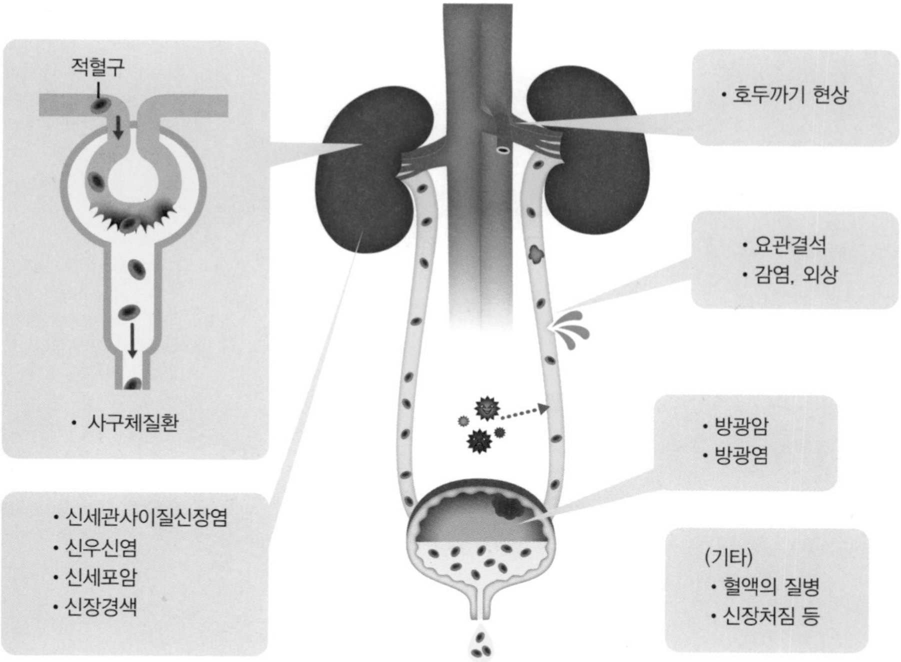

적혈구

- 사구체질환

- 호두까기 현상

- 요관결석
- 감염, 외상

- 방광암
- 방광염

- 신세관사이질신장염
- 신우신염
- 신세포암
- 신장경색

(기타)
- 혈액의 질병
- 신장처짐 등

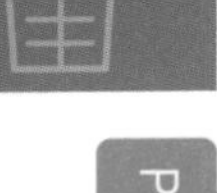

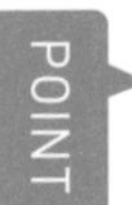

고름뇨, 세균뇨

POINT
- 소변에 백혈구가 많이 섞이면 희고 탁한 고름뇨가 된다.
- 고름뇨의 경우에는 요침사 검사로 세균 혼입을 확인하기도 한다.
- 세균뇨가 의심되는 경우는 소변을 배양, 염색하여 세균을 특정한다.

소변에 백혈구가 섞이면 하얗고 탁해 보인다

소변에 고름이 섞여 있는 것을 고름뇨, 세균이 섞여 있는 것을 세균뇨라고 한다. 고름의 정체는 백혈구이고, 그 대부분은 호중구이다. 백혈구가 많이 섞여 있으면 소변이 탁해 보인다. 백혈구의 혼입은 소변을 시험지에 묻혀 조사하는 검사에서도 확인할 수 있지만, 보다 자세한 것은 요침사 검사로 확인한다. 요침사 검사(요침전물 검사)에서 고배율(400배)에서 한 시야에 백혈구가 5개 이상 있는 경우에 고름뇨라고 판단한다. 고름뇨에는 세균도 함께 섞여 있는 경우가 대부분이다.

고름뇨는 요로감염증, 요관결석, 신세관사이질신장염 등이 원인으로 발생한다. 세균이 아니라 미생물의 감염으로 인해 고름뇨가 발생하기도 하는데, 이를 무균성 고름뇨라고 한다.

요로감염증의 원인균을 특정한다

정상보다 많은 세균이 소변에 섞여 있는 것을 세균뇨라고 한다. 고름뇨 체크를 통해 백혈구 증가와 세균 혼입을 확인하고, 발열 등 요로감염이 의심되는 증상이 있는 경우 세균뇨 검사를 한다. 검사에서는 채취한 소변을 배양하거나 소변에 들어 있는 세포를 염색하여 어떤 세균이 얼마나 섞여 있는지를 특정한다.

직접 채취한 중간 소변을 사용하여 검사할 경우, 채뇨 시 주변에서 세균이 섞일 수 있으므로 이를 고려하여 판단한다. 요도에 도관을 넣어 채취한 도관뇨를 사용하여 검사해야 보다 정확하게 판단할 수 있다.

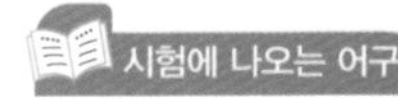

고름뇨
백혈구가 많이 섞여 있는 소변을 말한다. 소변에 백혈구가 많으면 육안으로도 탁하다는 것을 알 수 있다. 시험지로 스크리닝한 후 요침사 검사로 자세히 조사한다.

세균뇨
정상보다 많은 세균이 섞여 나오는 소변을 말한다. 소변을 배양, 염색하여 세균을 특정한다.

배양
세균을 배양기에서 늘려 기르는 것을 말한다. 세균 배양에는 한천에 혈액을 섞은 배양기에 검체를 발라 배양하는 방법 등이 있다.

염색
미생물이나 세포, 조직 등에 특수 처리로 색을 입혀 관찰하기 쉽게 하거나 염색법으로 무엇인지를 특정하는 방법을 말한다.

도관뇨
도관을 요도에 넣어 방광 안의 소변을 채취한다. 채뇨 시 주위로부터 세균이 혼입되지 않도록 주의해야 한다.

고름뇨 검사

소변에 백혈구가 섞여 있는 것을 고름뇨라고 한다. 백혈구가 많으면 소변이 하얗고 탁해질 수 있다. 시험지로 확인하여 이상이 있는 경우에는 요침사 검사를 해야 한다. 요로감염의 경우 백혈구는 호중구가 많아 세균을 관찰할 수 있는 경우도 많다.

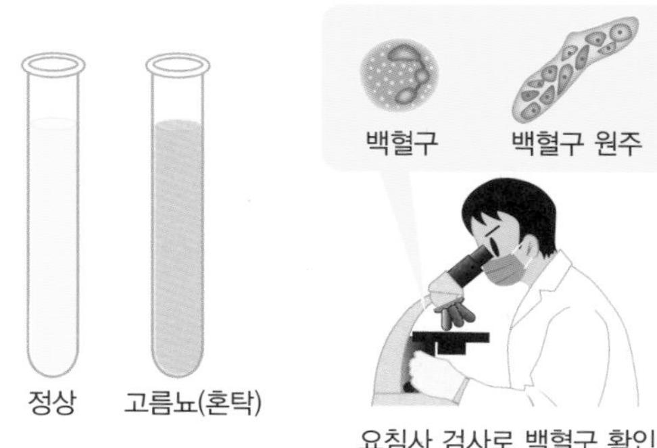

요침사 검사로 백혈구 확인

소변 배양 검사

요침사로 세균이 확인된 경우나 요로감염증 증상이 있는 경우에는 소변을 배양해 세균을 특정한다. 채뇨 시 가능한 한 세균이 혼입되지 않도록 주의해야 한다.

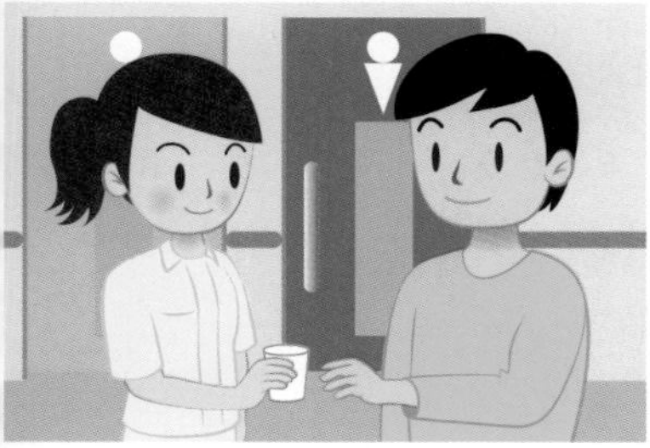

직접 중간뇨를 받는다.

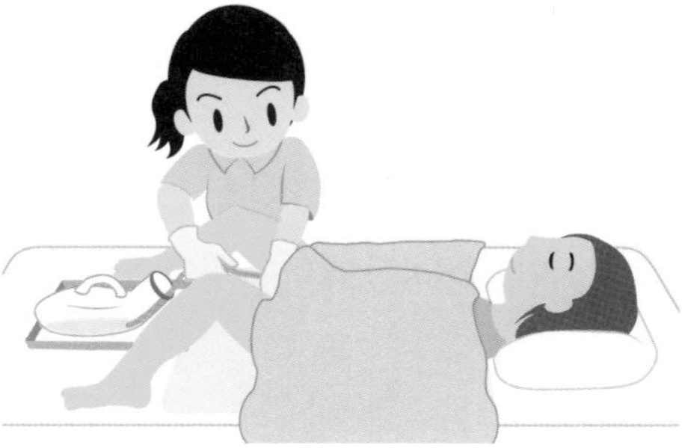

도관(카테터)로 채뇨

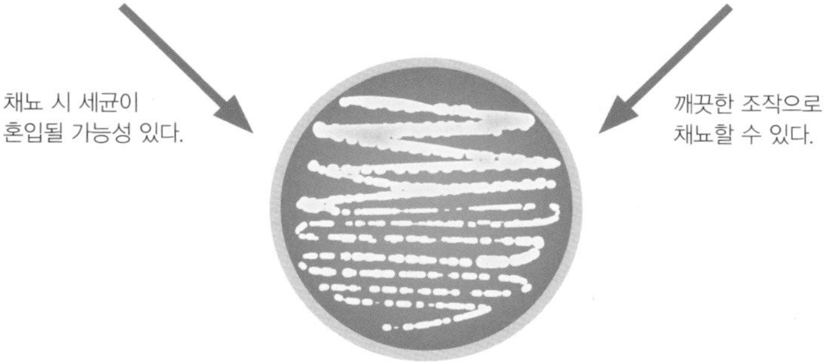

채뇨 시 세균이 혼입될 가능성 있다.

깨끗한 조작으로 채뇨할 수 있다.

배양 검사

소변 검사로 알 수 있는 것

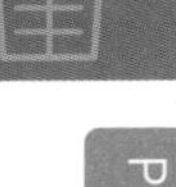

임신 검사

POINT

- 임신테스트기에 소변을 묻히기만 해도 임신 여부를 알 수 있다.
- 임신하면 태반에서 나와 소변으로 배설되는 hCG를 검출한다.
- 월경 예정일로부터 1주일 이후가 검사하기에 가장 적합하다.

면역반응을 이용해 태반에서 나오는 hCG를 검출한다

소변은 임신 여부를 확인할 때도 이용한다. 스틱 형태의 임신테스트기 흡수체에 소변을 묻히고 1분 정도 기다리기만 하면 결과가 나온다. 임신이 되면 임신 호르몬, 곧 사람융모생식샘자극호르몬(human chorionic gonadotropin, hCG)이 소변으로 배출되는데, 이에 대한 반응을 확인하는 것이 임신테스트기다. hCG는 자궁 속 태반에서 분비되는 호르몬으로, 혈중에 나올 뿐만 아니라 소변에도 배설되기 때문에 소변으로 임신 여부를 확인할 수 있다.

임신테스트기는 면역반응을 이용한 것이다. 임신테스트기 흡수체의 특정 장소에 hCG에 대한 항체가 들어 있는데, hCG가 있으면 항원항체 반응이 일어나 hCG와 항체가 결합된다. 그 결과, 양성 반응이 나타나면 임신이다. 임신하지 않아 소변에 hCG가 없으면 항원·항체 반응이 일어나지 않기 때문에 양성 반응을 보이는 선이 나타나지 않는다.

임신테스트기에서 양성 반응을 보이면 반드시 의사의 진단을

임신하면 hCG가 조금씩 분비되기 시작한다. 하지만 처음에는 분비되는 양이 적기 때문에 임신테스트기만으로는 임신 여부를 판정하기 어려울 수도 있다. 그러므로 월경 예정일로부터 1주일 정도 지나 검사하는 것이 적절하다. 또한 임신테스트기에서 양성으로 판정되어도 자궁 외 임신처럼 이상이 있는 경우도 있으므로 태아의 심장 소리를 확실하게 확인할 수 있는 임신 5~6주(월경 예정일로부터 1~2주 후)에 산부인과에 가서 의사의 진단을 받는 것이 좋다.

시험에 나오는 어구

임신테스트기

임신하면 태반에서 분비되 소변으로도 배설되는 hC (사람융모생식샘자극호 몬)가 검출된다. 임신테스 기는 면역반응을 이용한 이다.

hCG

사람 융모 생식샘 자극 호 몬(human chorionic gonad otrophin)을 말한다. 임신하 자궁 안에 태반이 형성된 hCG는 태반의 융모라는 직에서 나오는 당단백질 르몬으로, 임신을 유지하 작용을 한다.

키워드

항원·항체 반응

항원과 항체의 특이적 합에 의해 일어나는 현상 다. 면역반응이라고도 한 (P.156 참조).

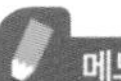

메모

임신 주수를 세는 방법

임신 주수는 만으로 센다. 경주기는 편의상 28일로 며, 이전 월경이 시작된 날 0주 0일로 한다. 다음 월 예정일은 4주 0일이다. 배 과 수정은 2주경. '0주째'라 하지는 않는다.

임신테스트기

흡수체에 소변을 묻혀 1분 정도 놓아 두기만 하면 임신 여부를 알 수 있다. 임신하면 태반에서 분비되는 hCG가 소변에도 배설되므로 양성 반응을 보이는 선이 나타난다.

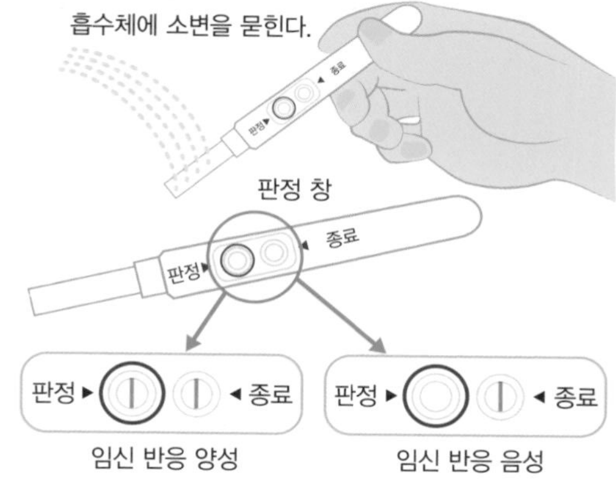

임신테스트기 사용과 진료 시기

임신테스트기는 월경 예정일로부터 1주일 후나 그 이후에 실시하도록 권장되고 있다. 그 이전에는 분비되는 hCG의 양이 적어 임신테스트기만으로는 임신 여부를 판정하기 어려울 수 있다. 임신테스트기에서 양성 반응이 나왔다면 반드시 의사의 진단을 받아야 한다.

월경 예정일

SUN	MON	TUE	WED	THU	FRI	SAT
26	27	28	1	2	3	4
5	6	7	8	9	10	11
12	13	14	15	16	17	18
19	20	21	22	23	24	25
26	27	28	29	30	31	1

판정하기 어려울 수도 있다.

판정 가능 = 진찰도 OK

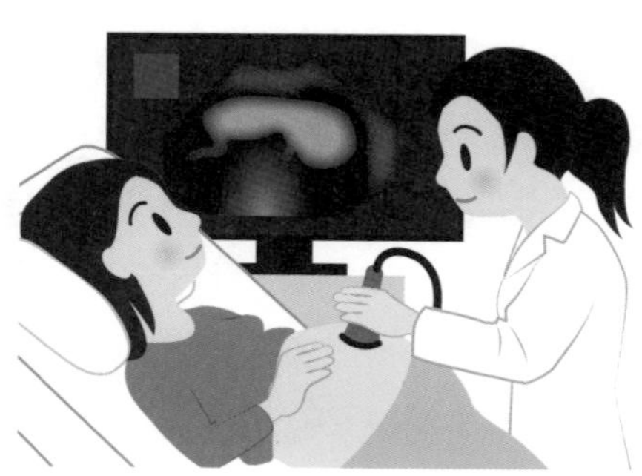

산부인과 진찰은 태아의 심박을 확인할 수 있는 임신 5~6주경이 좋다.

Column

3대 급통증에 속하는 신장·비뇨기 계통의 질병

세상에는 다양한 '3대 ○○'가 있다. 세계 3대 진미(트러플, 푸아그라, 캐비어), 세계 3대 폭포(나이아가라, 이과수, 빅토리아), 세계 3대 야경(홍콩, 나폴리, 하코다테) 등이 유명하다.

질병에도 '3대 ○○○'이 있다. 예를 들어 '3대 급통증(colin)'을 들 수 있다. 여러 설이 있고 조합이 다른 '3대'도 있지만, 흔히 말하는 것은 '요관결석, 심근경색, 군발두통'의 조합이다. 이 밖에 '요관결석, 군발두통, 통풍 발작', '요관결석, 담석, 췌장염' 등의 조합도 있다. 신장·비뇨기에 관련된 병으로는 요관결석(P.176 참조)과 통풍 신병증(P.166 참조)을 일으키는 통풍 발작이 상위에 랭크되어 있다.

요관결석이 아프다는 사실에 이의를 제기하는 사람은 없을 것이다. 요관결석은 소변의 성분이 굳어 어느 정도 크기의 돌이 된 것이 요관에 걸려 통증을 유발하는 것인데, 이는 강가의 돌처럼 모서리가 닳아 둥글게 된 돌이 아니다. 성분에 따라 다소 차이는 있지만, 표면이 거칠고 삐쭉삐쭉하게 생겨 보기에도 아플 것 같은 모양을 하고 있다. 인터넷에서 이미지 검색을 하면 다양한 돌 모양을 볼 수 있다. 요관결석을 경험한 사람은 "두 번 다시 그런 경험은 하고 싶지 않다."라고 말하지만, 재발하기 쉬운 것도 이 병의 특징이다. 의사의 지시에 따라 생활 습관을 바꾸지 않으면 같은 일이 일어날 가능성이 있다.

한편, 통풍은 음식에 포함된 푸린의 대사로 생기는 요산이 배설되지 않고 몸 곳곳에 쌓여 염증을 일으키는 질병이다. 엄지발가락 관절에 생기는 경우가 많은데, 심하면 빨갛게 부어오르는 데다 극심한 통증으로 걸을 수 없게 된다. 바람만 불어도 아프다는 게 병명의 유래라고 할 정도니 3대 급통증에 들어가는 것이 당연하게 여겨진다. 푸린은 고가의 식재료에 많기 때문에 통풍을 한때 '사치병'이라고 불렀지만 최근 유전자에 의한 체질의 영향이 큰 것으로 밝혀졌다.

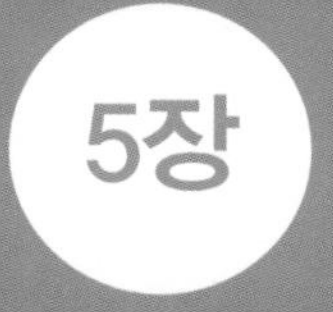

신장과 비뇨기에 일어나는 이상 증세

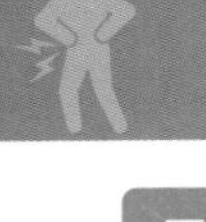

다뇨

POINT

- 성인의 하루 소변량이 2,500ml 이상인 경우를 다뇨라고 한다.
- 소변의 삼투압이 낮은 것을 수분이뇨, 높은 것을 용질이뇨라고 한다.
- 용질이뇨는 소듐배설증가와 삼투이뇨로 나뉜다.

다뇨는 수분이뇨와 용질이뇨로 나뉜다

다뇨(多尿)는 소변의 배출량이 비정상적으로 많거나 과도한 것을 말한다. 성인 기준으로 하루 소변량이 2,500m*l* 이상(어린이는 대략 2,000m*l* 이상)인 경우가 이에 해당한다. 소변량이 특히 밤에 많아지는 것을 야간 다뇨라고 한다.

다뇨는 소변을 만드는 과정에서 물의 재흡수가 억제되어 생기는 것으로, 소변의 삼투압이 낮은 것을 수분이뇨, 높은 것을 용질이뇨라고 한다. 수분이뇨는 물의 배출량만 평소보다 늘어나는데, 용질이뇨는 소듐 이온 등 물에 녹아 있는 물질의 배출량도 늘어난다.

바소프레신 이상이나 신장 이상, 당뇨병 등

수분이뇨에는 스트레스로 입이 말라 많은 양의 물을 마시는 심인성 다음증이 있고 알코올을 섭취한 경우처럼 신장 기능에 별다른 이상이 없는데도 생길 수 있다. 요붕증처럼 바소프레신(P.90 참조)의 기능이 떨어져 생기기도 한다. 요붕증에는 바소프레신 분비가 줄어드는 중추요붕증과 분비는 정상이어도 반응성이 떨어지는 신장기원요붕증이 있다.

용질이뇨는 소변에 용질(액체에 녹아 있는 물질)이 많아 물이 소변 쪽으로 재흡수되기 어려워지면서 생기는 다뇨이다. 용질이뇨는 소듐 이온의 재흡수가 저해되어 소변 속에 증가하는 소듐배설증가와 소변에 포도당 등 삼투압을 올리는 물질이 늘어나는 삼투이뇨로 나뉜다. 소듐배설증가는 신부전, 삼투이뇨는 혈당 관리가 되지 않은 당뇨병 등으로 인해 발생한다.

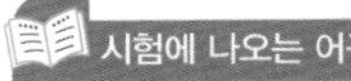

다뇨
소변의 배출량이 비정상적으로 많거나 과도한 것을 말한다. 하루 소변량이 성인의 경우 2,00ml 이상, 어린이의 경우 2,000ml 이상이 이에 해당한다.

수분이뇨
소변에 물 성분이 늘어나는 이뇨를 말한다. 물을 지나치게 많이 마시면 생기기도 하고, 바소프레신의 분비나 작용의 저하로 생기기도 한다.

용질이뇨
소변에 소듐이나 포도당 등의 용질이 증가해 일어나는 이뇨를 말한다. 소변 쪽으로 물을 끌어당기기 때문에 소변량이 늘어난다. 소듐배설증가와 삼투이뇨로 나뉜다.

키워드

하루 소변량
성인의 경우는 하루 800~1,500m*l* 정도가 정상이다.

다뇨와 그 원인

루의 소변량이 2,500ml 이상인 경우를 다뇨(대량의 소변)라고 한다. 다뇨에는 물이 많이 나오는 수이뇨(water diuresis)와 소듐(sodium) 등의 용질이 많아지는 용질이뇨(solute diuresis)가 있다. 삼투압 측정해 이 2가지를 분류한다.

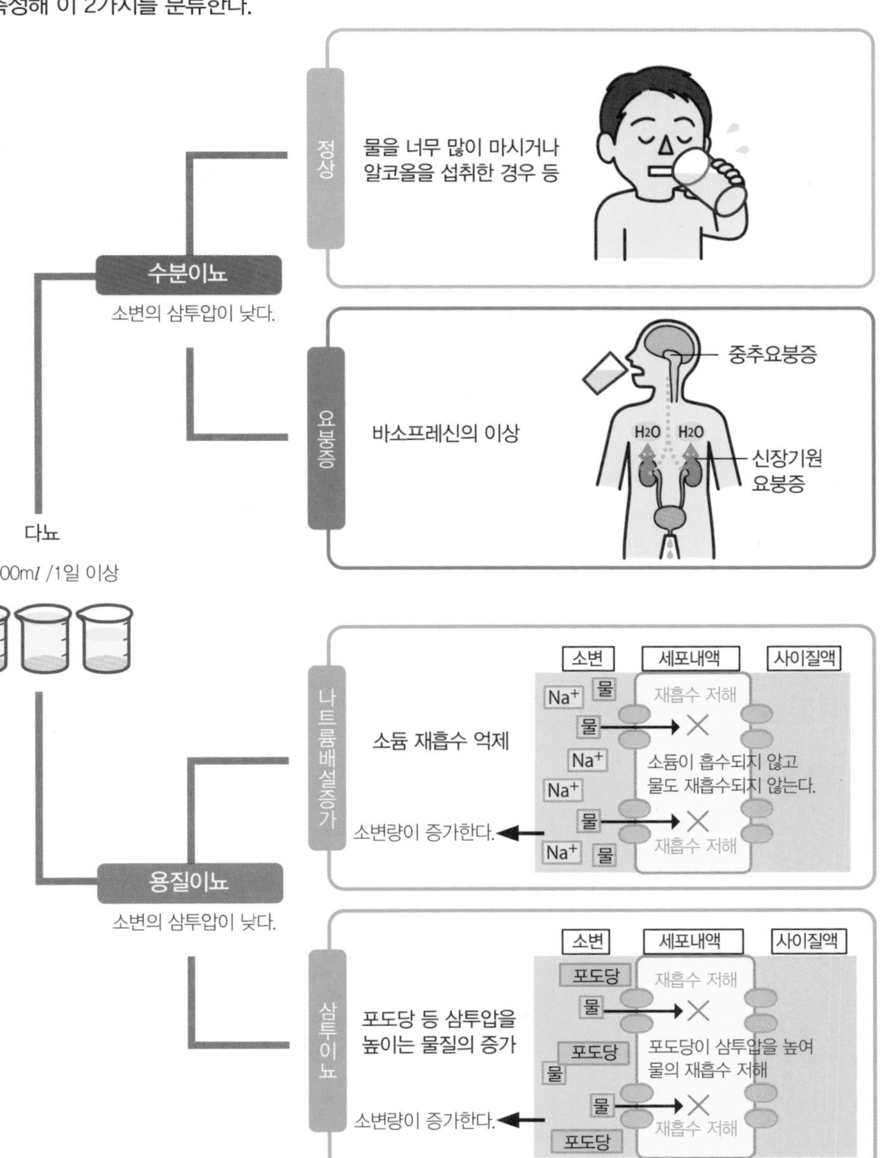

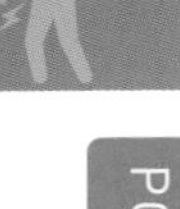

소변감소(요감소)와 무뇨

POINT

- 하루 소변량이 400ml 이하를 소변감소, 100ml 이하를 무뇨라고 한다.
- 소변감소(요감소)와 무뇨는 신장전, 신장성, 신장후로 나뉜다.
- 소변감소(요감소)와 무뇨는 급성콩팥손상, 탈수 등으로 생긴다.

극단적으로 소변이 적은 소변감소, 거의 소변이 나오지 않는 무뇨

하루 소변 배출량이 400ml 이하인 경우를 소변감소라 하고, 100ml 이하인 경우를 무뇨라고 한다. 하루 소변량이 400ml 이하가 되면 노폐물이나 불필요한 전해질 등을 버리지 못해 생리적 항상성을 유지할 수 없게 된다. 소변이 방광에 차 있는데 배설하지 못하는 상태인 요저류(P.130 참조)는 소변감소·무뇨와 다르다.

소변감소와 무뇨는 신장으로 혈액을 보내는 혈관의 혈류 저하로 인한 신장전, 신장 자체의 장애로 인한 신장성, 요관이나 방광 등 요로 폐색으로 인한 신장후로 나눌 수 있다. 신장후는 요저류와 비슷하지만, 신장후 소변감소·무뇨는 신우나 요관의 폐색으로 방광에 소변이 차지 않는 것으로, 요저류와는 구별된다.

급성콩팥손상이라라면 생명의 위험이 따를 수도

갑자기 소변감소나 무뇨 상태가 되었다면 급성콩팥손상일 가능성이 높은데, 급격히 전신 상태가 나빠져 사망할 수도 있기 때문에 신속하게 대응할 필요가 있다. 급성콩팥손상에 대해서는 150쪽에서 자세히 설명한다.

신장전 소변감소·무뇨는 심부전이나 외상 등으로 인한 대출혈, 중증 열상, 탈수, 감염병에 따른 패혈증, 급성중증과민증 쇼크(알레르기 쇼크)가 원인일 수 있다. 신장성은 신증후군, 루푸스신장염, 약물 등으로 인해 생길 수 있다. 신장후는 요로결석, 골반 내 장기의 암 침윤이나 림프절 전이 등을 의심해 볼 수 있다.

시험에 나오는 어구

소변감소
하루 소변량이 400ml 이하인 경우를 말한다.

무뇨
하루 소변량이 100ml 이하인 경우를 말한다.

신장전, 신장성, 신장후
신장의 기능에 문제가 있는 것을 신장성, 그 이전의 혈류 문제로 인한 것을 신장전이라 한다. 요로에 문제가 있는 것을 신장후라고 한다.

키워드

요저류
방광에 소변이 고여 있지만 나오지 않는 경우를 말한다. 무뇨와는 구별된다.

급성중증과민증 쇼크 (anaphyla shock)
식품 알레르기나 감염 등으로 과도한 알레르기 반응이 일어난 상태를 이른다. 혈압 저하, 기도 폐색, 의식장애 같은 쇼크 증상이 일어난다.

소변감소와 무뇨

루 소변량이 400ml 이하인 경우를 변감소, 100ml 이하인 경우를 무뇨 고 한다. 400ml 이하가 되면 체내에 생긴 노폐물 등을 배설하지 못해 항 성을 유지할 수 없다.

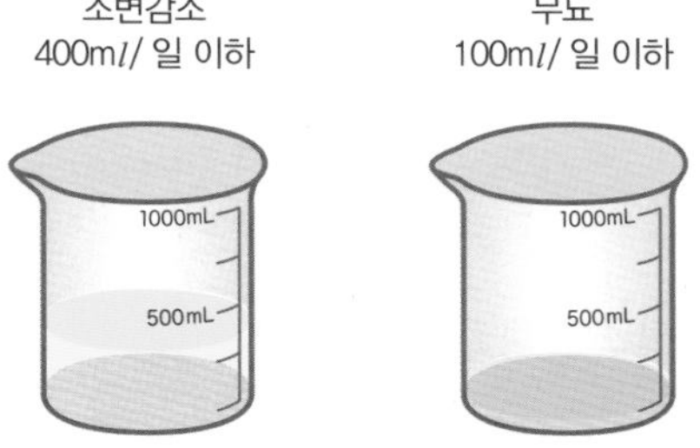

소변감소와 무뇨의 원인에 따른 분류

변감소나 무뇨는 신장으로 혈액을 보내는 혈관의 혈류 저하로 인한 신장전, 신장 자체의 장애로 인한 장성, 신우나 요관의 문제로 인한 신장후로 나눌 수 있다.

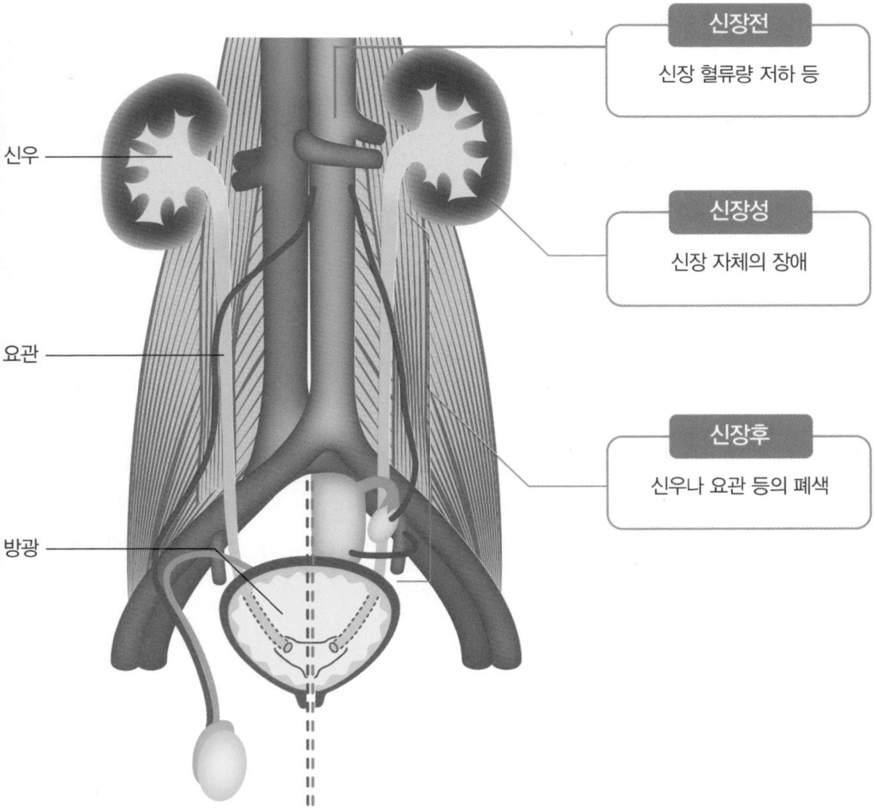

신우

요관

방광

신장전

신장 혈류량 저하 등

신장성

신장 자체의 장애

신장후

신우나 요관 등의 폐색

빈뇨, 야간빈뇨

POINT

- 1일 배뇨 횟수가 8회 이상인 경우를 빈뇨라고 한다.
- 과민성 방광, 방광염, 다뇨, 결석 등이 원인이며, 심인성도 있다.
- 취침 중 1회 이상 배뇨가 일어나는 것은 야간빈뇨라고 한다.

배뇨 횟수가 8회 이상이면 빈뇨

하루 배뇨 횟수가 많아 화장실에 자주 가는 것을 빈뇨라고 한다. 평균 배뇨 횟수는 하루 6회 정도인데, 8회 이상인 경우를 빈뇨로 간주한다. 다만, 배뇨 횟수에는 개인차가 있고, 그날의 사정에 따라서도 달라지므로 배뇨 횟수가 많아도 신장이나 비뇨기에 이상이 없다면 특별히 문제 삼을 필요는 없다. 하지만 당장 화장실에 가고 싶어져서 외출도 할 수 없고, 배뇨 시 통증이나 잔뇨감 등의 증상을 동반하는 등의 문제를 안고 있는 경우에는 의사의 진찰을 받는 것이 좋다.

빈뇨는 과민성 방광, 방광염이나 요도염 등의 요로감염, 결석, 다뇨(P.124 참조), 약물의 영향, 수분의 과음 등으로 인해 생긴다. 신장에도, 비뇨기에도 이상이 없고 소변량도 보통인데 화장실에 자주 가는 심인성 빈뇨도 드물지 않다.

밤중에 한 번이라도 화장실에 간다면 야간빈뇨

한밤중에 배뇨를 위해 한 번이라도 일어나는 경우가 있는 경우를 야간빈뇨라고 한다. 야간빈뇨는 수면이 방해되어 삶의 질을 떨어뜨리는 증상이다. 나이를 먹으면서 야간빈뇨가 생기는 사람이 늘지만, 대부분은 야간의 소변량이 많아지거나(야간다뇨), 방광이 충분한 양의 소변을 모을 수 없게 되는 노화 현상이다. 자기 전 수분을 너무 많이 섭취하는 것이 야간빈뇨의 원인이라면 양을 자제하면 되지만, 당뇨병, 울혈심부전, 고혈압, 콩팥손상, 수면무호흡증, 전립샘비대, 방광염 등이 원인일 수 있으므로 대수롭지 않게 보아서는 안 된다.

시험에 나오는 어구

빈뇨
소변을 보기 위해 화장실 자주 가는 상태를 말한다. 루 배뇨 횟수가 8회 이상 빈뇨로 보지만, 배뇨 횟수는 개인차가 있어 종합적로 판단해야 한다.

야간빈뇨
한밤중에 1회 이상 화장실 가기 위해 일어나는 것을 한다. 화장실을 들락거리 보면 수면 부족에 시달리 등 삶의 질이 떨어진다. 노 뿐만 아니라 당뇨병, 울혈 부전 등 중증 질환의 증상 경우가 있다.

키워드

울혈심부전
심장의 펌프 기능이 떨어져 몸에 충분한 혈액을 순환시 수 없게 되는 질병을 말한다 폐나 온몸에 혈액이 정체 다. 이 상태를 울혈이라고 다. 밤에 누우면 하체에서 장으로 가는 혈류가 늘어나 때문에 소변 생성이 증가하 야간다뇨가 될 수 있다.

빈뇨

ㅏ루에 화장실에 가는 배뇨 횟수가 8회 이상을 빈뇨라고 한다. 다만, 8회 이상이라도 신장이나 비뇨기, ㅏ른 장기에 이상이 없어 본인이 어려움을 겪지 않는다면 문제가 되지 않는 경우도 있다. 과민성 방광, ㅑ광염, 다뇨, 결석 등이 원인인 경우도 있다.

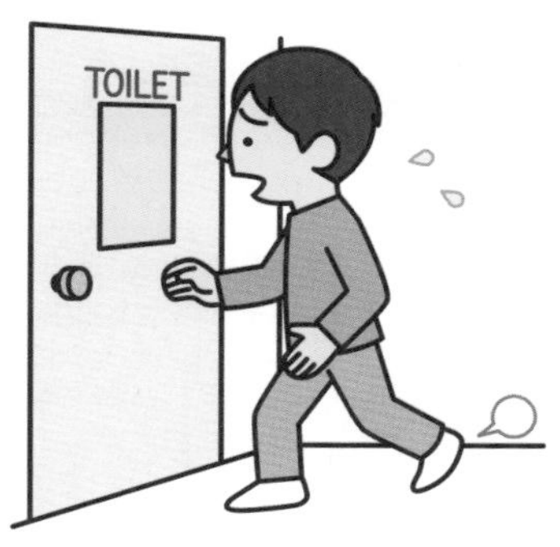

화장실에 자주 간다
(하루 배뇨 횟수가 8회 이상).

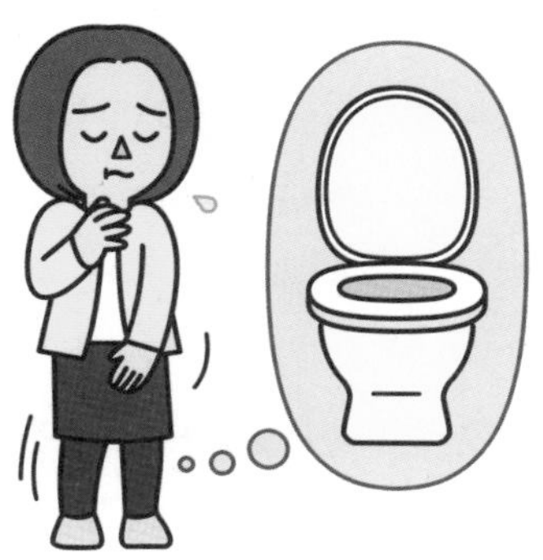

당장 화장실에 가고 싶어진다.

야간빈뇨

ㅏ밤중에 1회 이상 화장실에 가기 위해 깨는 것을 말한다. 노화뿐만 아니라 울혈심부전과 콩팥손상, 당 ㄴ병, 수면무호흡증 등 중대 질병이 원인일 수 있다.

(중대한 병이 원인일지도….)

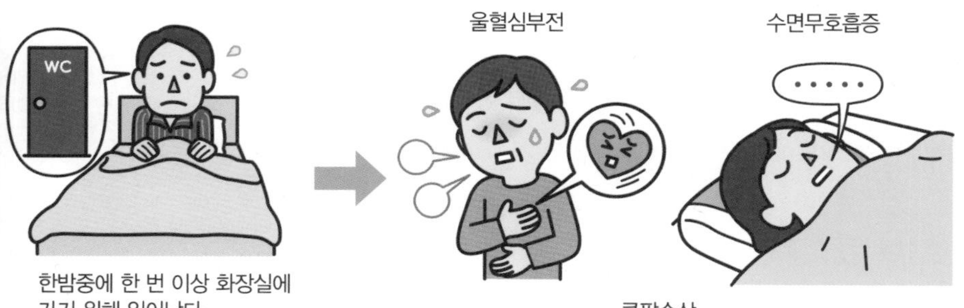

한밤중에 한 번 이상 화장실에
가기 위해 일어난다.

콩팥손상

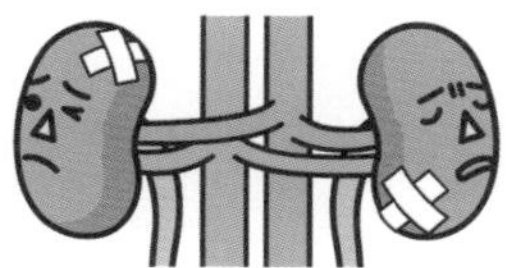

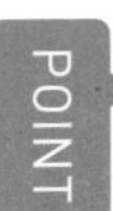

희뇨, 요저류

POINT
- 하루 배뇨 횟수가 1~2회밖에 되지 않는 것을 희뇨라고 한다.
- 방광에 찬 소변이 나오지 않는 것을 요저류라고 한다.
- 요저류는 급성과 만성이 있는데, 만성은 복통 등과 같은 증상이 없다.

하루에 한두 번밖에 화장실에 가지 않는 것은 희뇨

배뇨 횟수의 증가를 빈뇨, 극단적으로 감소하여 하루에 한두 번 밖에 화장실에 가지 않는 것을 희뇨(希尿, oligakisurie)라고 한다. 배뇨 횟수에는 개인차가 있고 그날그날 다르다. 그러므로 배뇨 횟수가 적더라도 하루에 배출해야 할 소변량이 나올 수 있고 신장이나 비뇨기에 이상이 없으며, 혈압이나 자각 증상에도 이상이 없는 경우가 있다.

그렇기는 하지만, 극단적으로 수분 섭취가 적은 것도 아니고, 식사도 제대로 하고 있는데도 하루에 1~2회밖에 화장실에 가지 않는 것은 역시 지나치게 적다고 할 수 있다. 희뇨 상태에서 손발이나 얼굴 부종, 전신 권태감, 메스꺼움, 호흡 곤란 등의 증상이 있는 경우에는 체내에 물이나 버려야 할 노폐물이 쌓여 있을 수 있으므로 가능한 한 빨리 의사의 진찰을 받는 것이 좋다.

방광에 찬 소변이 나오지 않는다

방광 안에 소변이 차 있는데도 나오지 않는 상태를 요저류라고 한다. 아예 나오지 않는 것을 완전 요저류, 느리게 나오거나 소변 줄기가 약한 것을 불완전 요저류라고 한다. 또한 갑자기 나오지 않게 되는 급성 요저류와 서서히 진행되는 만성 요저류로 나눌 수 있다. 급성 요저류는 방광 안에 있던 결석이 막히거나 약물의 영향으로 방광의 배뇨력이 떨어지는 것으로, 강한 요의와 하복부 통증을 동반한다. 만성 요저류는 전립샘비대나 요로의 암, 신경성방광 등으로 인해 발생하지만, 강한 요의나 복통은 별로 없다. 만성 요저류를 방치하면 소변이 막히고 신우가 확장되어 수신증이 생길 수 있다.

시험에 나오는 어구

희뇨
하루의 배뇨 횟수가 1~2회밖에 되지 않는 상태를 말한다. 부종, 전신 권태감, 고혈압 등이 동반되는 경우는 의사의 진찰을 받아볼 필요가 있다.

요저류
요도가 막혀 방광에 있는 소변이 나오지 않는 상태를 말한다. 전혀 나오지 않는 것을 완전 요저류, 약간 나오는 것을 불완전 요저류라고 한다. 급성 요저류는 결석, 만성 요저류는 전립샘비대나 암 등이 원인이다.

키워드

수신증
요저류나 요관결석 등으로 요로가 막혀 흘러가지 않고 쌓인 소변으로 인해 신우나 신배가 확장된 상태를 말한다. 그대로 두면 신장 기능이 떨어진다.

희뇨와 그에 따른 증상

희뇨는 하루 배뇨 횟수가 1~2회밖에 되지 않는 상태를 말한다. 평소 수분을 충분히 섭취하고 있는데 소변량이 적을 때나 부종이나 전신 권태감 등의 증상이 있을 때는 물이나 노폐물 등 신장에서 버려야 할 것을 배출하지 못할 가능성이 있다.

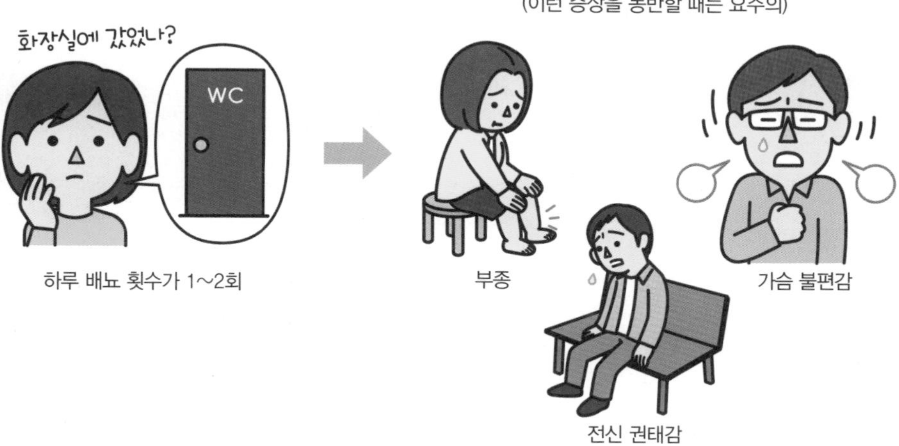

(이런 증상을 동반할 때는 요주의)
화장실에 갔었나?
WC
하루 배뇨 횟수가 1~2회
부종
가슴 불편감
전신 권태감

요저류

요저류는 방광 안에 소변이 차 있는 데도 나오지 않는 상태를 말한다. 급성 요저류는 강한 요의와 복통을 동반한다. 서서히 진행되는 만성 요저류에는 임상적인 증상이 심하지 않을 수 있다.

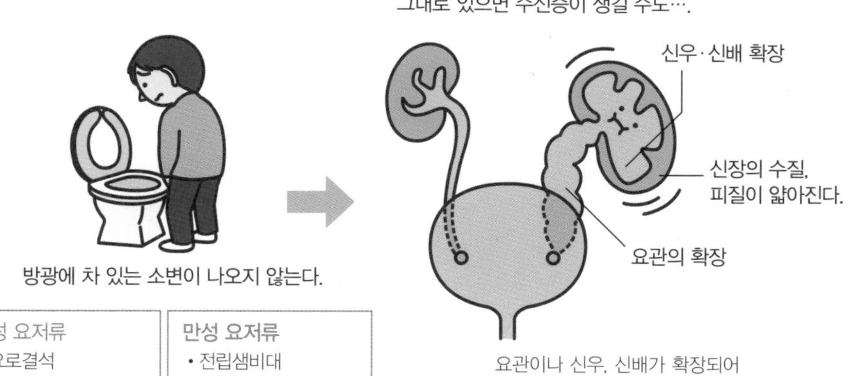

그대로 있으면 수신증이 생길 수도….
신우·신배 확장
신장의 수질,
피질이 얇아진다.
요관의 확장
방광에 차 있는 소변이 나오지 않는다.
요관이나 신우, 신배가 확장되어
수신증이 생길 수 있고, 신장의
기능까지 떨어질 수 있다.

급성 요저류	만성 요저류
• 요로결석 • 약물의 영향 등	• 전립샘비대 • 요로계 암 등

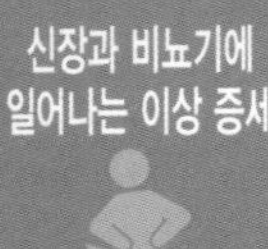
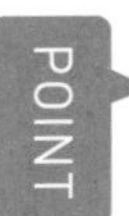

다양한 배뇨 장애

POINT
- 배뇨가 잘 안 되거나 배뇨 시에 통증을 느끼는 상태를 배뇨 장애라고 한다.
- 몇 가지 문제가 동반되는 경우가 많다.
- 배뇨 장애의 원인은 노화뿐만 아니라 염증이나 암, 신경 장애 등 다양하다.

소변이 찔끔찔끔 나오다가 끊긴다면…

소변을 보기 시작할 때부터 마칠 때까지 또는 그 직후에 문제가 있는 것을 배뇨 장애라고 한다. 예컨대 화장실에서 소변을 보려고 하는데 좀처럼 나오지 않는 지연성 배뇨가 있고, 소변이 나오기 시작했지만, 다 보는 데 시간이 걸리는 지속성 배뇨와 같은 증상이 있다.

소변 줄기가 약해 찔끔찔끔 나오기도 하고, 소변이 중간에 끊어지기도 한다. 이러한 증상이 있는 사람은 갑자기 배뇨하는(복압배뇨) 경우가 있다. 마지막 순간에 힘없이 뚝뚝 떨어져(종말적하) 깔끔하게 마무리하지 못하기도 한다.

또한 화장실을 나온 직후에 졸졸 새는 증상도 있다. 소변을 본 후에도 시원하지 않고 소변이 남아 있는 듯한 느낌이 드는 잔뇨감도 흔한 증상이다.

배뇨 장애의 원인

배뇨 시의 증상은 배출 증상, 배뇨 후의 증상은 배뇨 후 증상이라고 한다. 대부분의 배뇨 장애의 경우 여러 증상이 함께 나타난다. 원인은 다양해 노화, 방광과 요도의 염증과 암, 결석 등을 의심해 볼 수 있다. 또한 남성은 전립샘 비대 등의 전립샘 문제, 여성은 자궁근종이나 골반장기탈출증(자궁이 아래쪽으로 쏠려 질 밖으로 나오는 증상) 등의 문제를 생각할 수 있다. 또한 배뇨와 관련된 중추·말초 신경의 문제로 생기는 신경성방광도 다양한 배뇨 장애를 일으킨다. 당뇨병성 말초 신경병증으로 일어나는 이완방광이 잘 알려져 있다.

시험에 나오는 어구

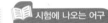

배뇨 장애
소변을 보기 시작할 때부터 마칠 때까지 또는 그 직후에 문제가 있는 것을 말한다.

배출 증상
소변이 나오기 시작한 후 끝날 때까지 동반되는 증상을 말한다.

배뇨 후 증상
소변을 다 본 것 같은데 주르륵 새거나 잔뇨감이 있는 등 배뇨 직후에 생기는 문제를 말한다.

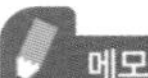
메모

지속성 배뇨
소변이 나오기 시작하여 끝날 때까지 시간이 걸리는 상태를 말한다.

배뇨 장애

소변을 볼 때 또는 그 직후에 생기는 문제를 배뇨 장애라고 한다. 노화나 신장 · 비뇨기 질환 외에 신경 장애, 당뇨병 심장질환 등이 원인일 수 있다. 삶의 질이 현저히 떨어질 수 있으므로 방치하지 말고 적절한 치료를 받을 필요가 있다.

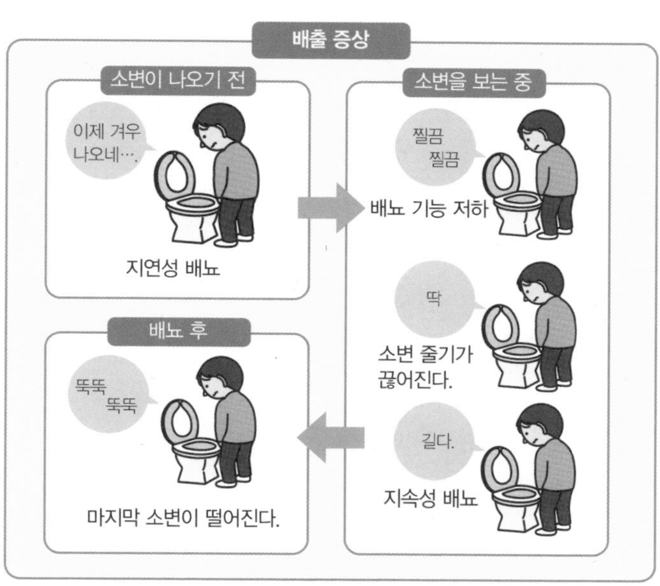

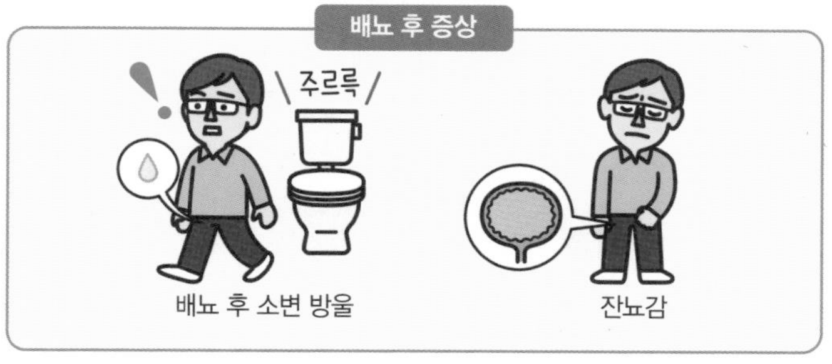

Athletics Column

도핑 테스트를 받아야 하는데 소변이 나오지 않는다!

도핑 테스트를 할 때는 본인의 소변인지 확인하기 위해 동성의 검사원이 지켜보는 가운데 채뇨한다. 그런데 사람이 보고 있으면 소변을 보고 싶어도 볼 수 없는 경우가 종종 있다. 긴장으로 자율신경이 흐트러져 소변이 잘 안 나오는 것이다. 검사에 익숙해지면 매우 간단하게 채뇨할 수 있는데, 이것도 일류 선수의 증거일지 모른다.

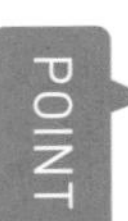

요실금

POINT

- 참을 수 없을 만큼 강한 요의를 절박뇨라고 한다.
- 절박뇨감과 빈뇨, 절박요실금이 있으면 과민성 방광일 가능성이 있다.
- 요실금에는 복압성, 한류성, 반사성 등의 유형이 있다.

강한 요의를 참을 수 없는 절박뇨

전철 안에서 소변이 마려워도 다음 역에 도착할 때까지는 참을 수 있는 것이 보통이다. 그런데 갑자기 강한 요의를 참을 수가 없어서 황급히 화장실을 찾거나 말을 하다가 도중에 화장실로 뛰어갈 정도로 강한 요의를 절박뇨(급박뇨, 요절박)이라고 한다.

대부분 소변이 자주 마려운 빈뇨나 소변을 참지 못하고 배출해 버리는 절박요실금을 동반하는데, 이런 증상을 보이는 것을 과민성 방광이라고 한다. 절박뇨는 중·장년층, 비만, 여성에게 많은 경향이 있지만, 남성의 경우에도 발생한다.

뇌혈관질환이나 척수손상 등으로 배뇨를 조절하는 신경에 문제가 생겨 절박뇨이 일어나는 경우도 있고, 나이가 들거나 골반 장기 탈출증, 전립샘비대 등 신경 이외의 문제로 일어나는 경우도 있다.

본인의 의사와 상관없이 소변이 새는 요실금

소변이 자기도 모르는 사이에 나오는 증상을 요실금이라고 한다. 절박뇨에 동반하는 절박요실금도 그중 하나다. 배에 힘이 들어가거나 복압이 올라갈 때 소변이 흘러나오는 복압요실금은 임신 중이거나 비만한 사람, 고령자에게서 흔히 볼 수 있다. 이 밖에도 요실금에는 잔뇨가 남아 있다가 무의식적으로 소변이 흘러나오는 범람요실금이 있고, 배뇨를 조절하는 신경 중추와 말초 간의 연락에 문제가 생겨 반사적으로 새어 나오는 반사요실금이 있다.

절박뇨나 요실금은 삶의 질을 현저하게 떨어뜨리므로 부끄러워하지 말고 빨리 전문의의 진찰을 받는 것이 좋다.

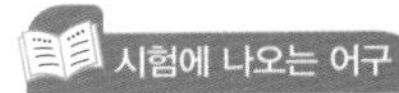

절박뇨
갑작스럽게 요의를 느끼고 이를 참지 못하는 증상을 말한다. 빈뇨나 절박요실금을 동반하는 경우가 많다.

과민성 방광
절박뇨에 빈뇨나 절박요실금을 동반하는 증상을 말한다. 배뇨를 조절하는 신경 문제로 일어나는 것과 그렇지 않은 것으로 나뉜다.

요실금
소변이 뜻하지 않게 저절로 나오는 증상을 말한다. 요실금의 종류에는 복압요실금, 절박요실금이 등이 있다. 노인, 여성, 임산부, 비만자 등에게 많다.

과민성 방광이란?

절박뇨에 빈뇨나 절박요실금을 동반하는 경우, 과민성 방광일 가능성이 있다. 과민성 방광은 배뇨를 조절하는 신경에 문제가 있는 신경성과 그렇지 않은 비신경성으로 나뉜다.

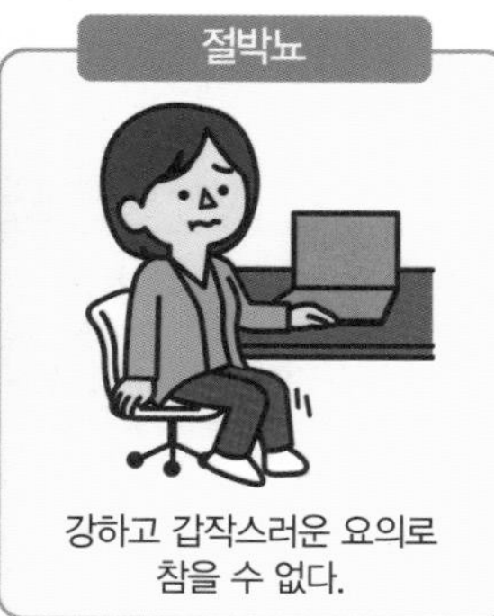
절박뇨
강하고 갑작스러운 요의로 참을 수 없다.

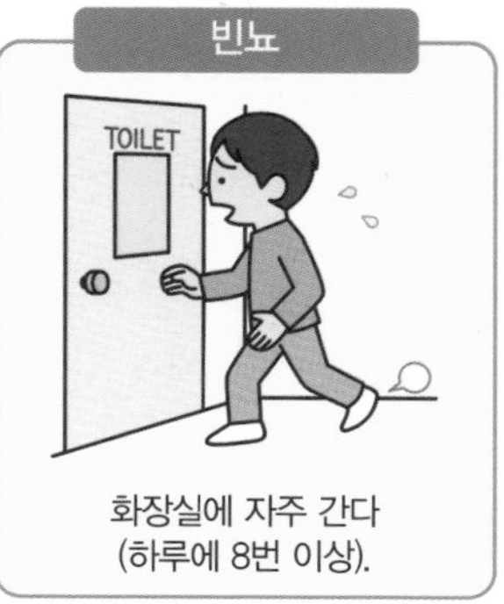

화장실에 자주 간다 (하루에 8번 이상).

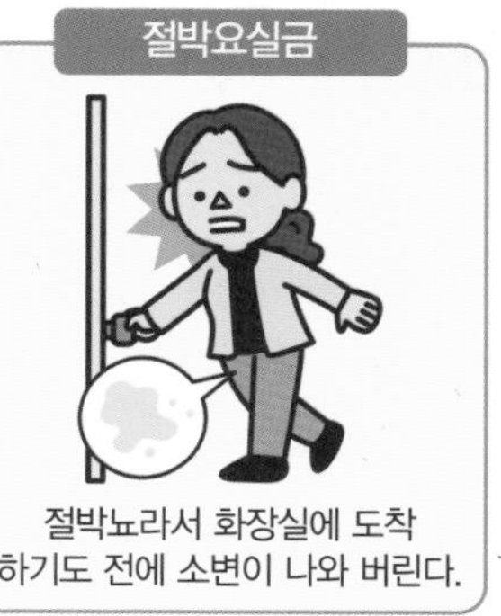
절박요실금
절박뇨라서 화장실에 도착하기도 전에 소변이 나와 버린다.

요실금의 유형

요실금의 종류에는 절박요실금 외에 복압이 올라가면 소변이 새어 나오는 복압요실금, 요도 폐색으로 잔뇨가 늘어나 조금씩 새는 범람요실금, 신경의 문제로 본인의 의사와 상관없이 방광이 수축해 새는 반사요실금 등이 있다.

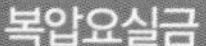
복압요실금
복압이 올라갔을 때 소변이 새어 나온다.

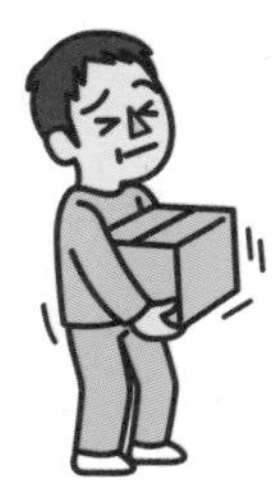
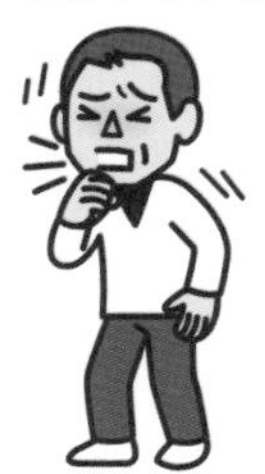

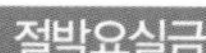
절박요실금
갑작스럽고 강한 요의를 참지 못하고 소변을 흘린다.

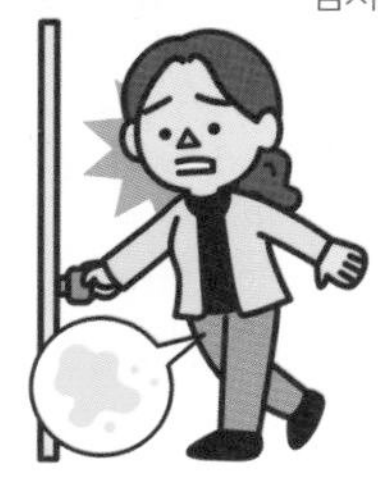

범람요실금

요도의 폐색으로 잔뇨가 증가하여 조금씩 새어 나온다.

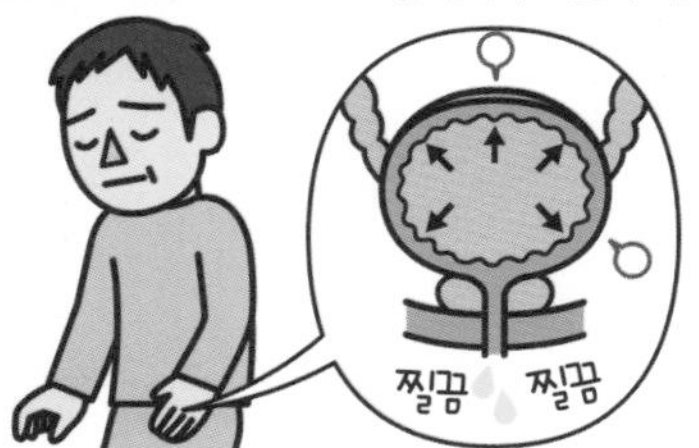
찔끔 찔끔

반사요실금

배뇨를 조절하는 신경 중추와 말초에 문제가 생겨 소변이 새어 나온다.

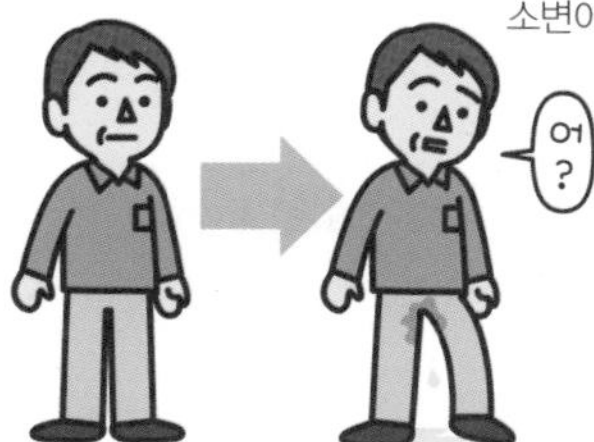

요통, 등통증, 하복부 통증

POINT

- 요통이나 등통증은 단순한 피로가 아니라 콩팥병일 수 있다.
- 옆구리가 심하게 아픈 콩팥병이 있다.
- 하복부에 지속되는 통증이나 위화감이 있을 때는 방광염일 수도 있다.

등에 심한 통증이 있는 것을 신장급통증이라고 한다

요통이나 등통증(등쪽 부위 통증)은 많은 사람이 겪는 통증으로, 나쁜 자세나 피로뿐만 아니라 신장이나 요관에 문제가 있을 때도 발생한다. 심각한 질병일 수도 있으므로 주의가 필요하다.

신장은 등쪽 허리보다 약간 위쪽에 있기 때문에(P.26 참조), 신장이나 요관에 문제가 생겼을 때 등이나 허리, 옆구리가 아플 수 있다. 옆구리의 심한 통증이나 하복부로 퍼져나가는 듯한 통증 방산통(放散痛)이 발작적으로 반복되고 메스꺼움·구토, 식은땀, 잦은 맥박(빈맥) 등을 동반하는 증상을 신장급통증(신산통)이라고 한다. 신장급통증은 결석이 요관에 걸리는 요관결석이나 갑자기 악화되는 수신증(P.130 참조) 등으로 인해 발생한다. 등이나 허리의 둔통도 신장염이나 수신증 등의 질병일 가능성이 있으므로 대수롭지 않게 보아서는 안 된다. 신우신염이나 수신증의 경우에는 제12늑골 높이의 척추 좌우를 두드리면 아픈 압통이 나타날 수 있다.

방광염이나 결석으로 생기는 하복부 지속통

하복부 통증은 방광이나 요도의 질병을 의심해 볼 수 있다. 치골 위쪽이 계속 아프거나 위화감이 있다면 방광염, 방광결석, 요저류일 가능성이 있다. 배뇨에 따른 통증은 다음 항목에서 설명한다.

남성의 경우, 비뇨기와 그 주변의 통증은 전립샘이나 고환 관련 질환으로 인한 것일 수 있다. 회음부에 불쾌감이나 둔통을 느낄 경우는 전립샘염, 음낭과 그 주변의 급통증은 고환염이나 고환꼬임, 음낭부의 둔통은 서혜탈장, 고환암일 가능성이 있다.

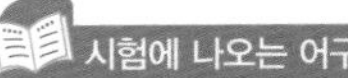

신장급통증(신산통)
옆구리의 심한 통증이나 하복부로 퍼져나가는 듯한 통증(방산통)이 발작적으로 반복되고 메스꺼움·구토, 식은땀, 잦은 맥박(빈맥) 등을 동반하는 증상을 말한다. 요관결석일 가능성이 있다.

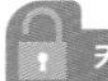

키워드

방산통
특정한 부위에서 발생하여 일정한 방향으로 퍼져나가는 통증을 말한다. 예컨대 신장 문제인데 하복부나 외음부에 통증이 생기는 것을 말한다.

압통
손가락 등으로 톡톡 두드리면 통증이 생기는 것을 말한다.

고환꼬임
고환은 정관과 혈관이 뭉쳐 지나는 정삭(精索)으로 매달려 있는데, 여기가 꼬여 혈류가 멈추면서 갑자기 심한 통증이 생기는 병이다.

신장급통증(신산통)

급통증(산통)은 파고드는 듯한 통증이 발작적으로 반복해서 일어나는 것을 말한다. 신장 근처에서 옆구리에 걸쳐 생기는 것을 신장급통증(신산통)이라고 한다. 요관결석이나 수신증 등을 의심해 볼 수 있다.

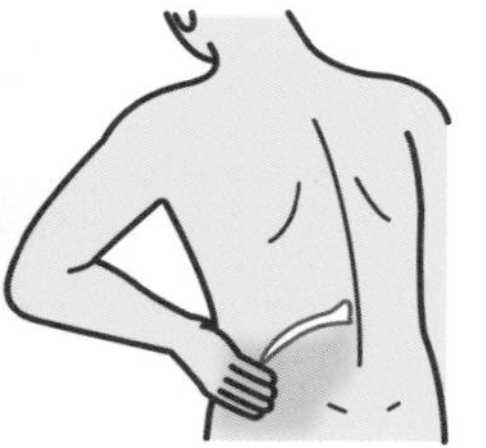
옆구리에서 등줄기에 걸쳐 나타나는 심한 통증

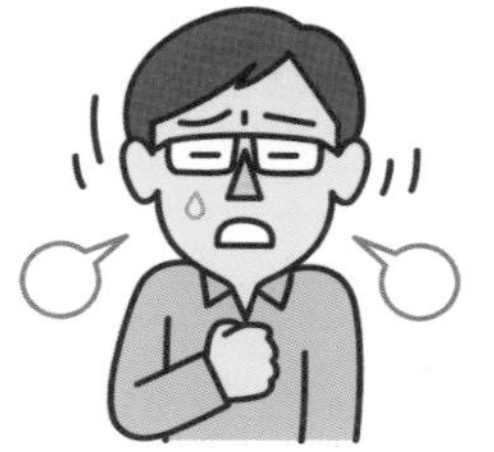
식은땀과 메스꺼움, 잦은 맥박

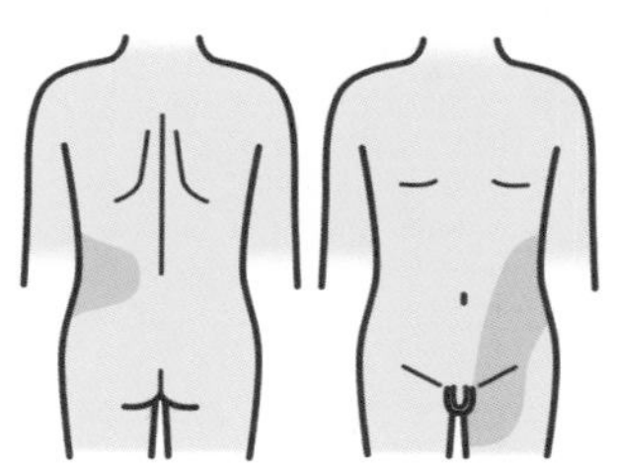
방산통
(그림은 요관결석의 통증 범위)

신장이나 비뇨기 질환으로 생기는 통증(예)

등의 신장 위치 근처를 두드리면 아플 경우 신결석 등을 의심해 볼 수 있다. 하복부 통증은 방광염이나 방광결석 등을 의심해 볼 수 있는데, 남성의 경우에는 음낭 통증이 생기기도 한다.

압통

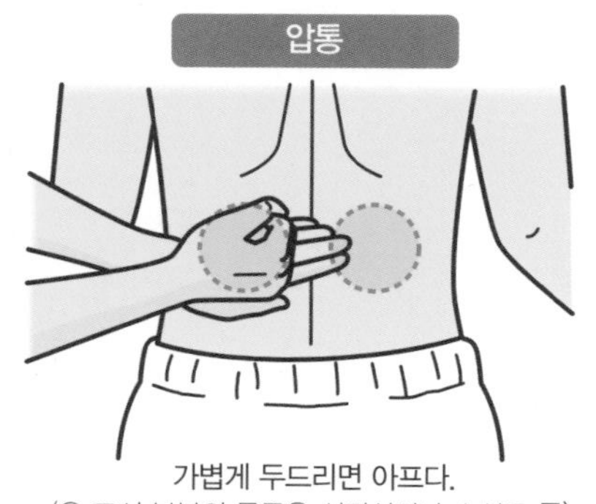
가볍게 두드리면 아프다.
(○ 표시 부분의 통증은 신결석이나 수신증 등).

하복부통

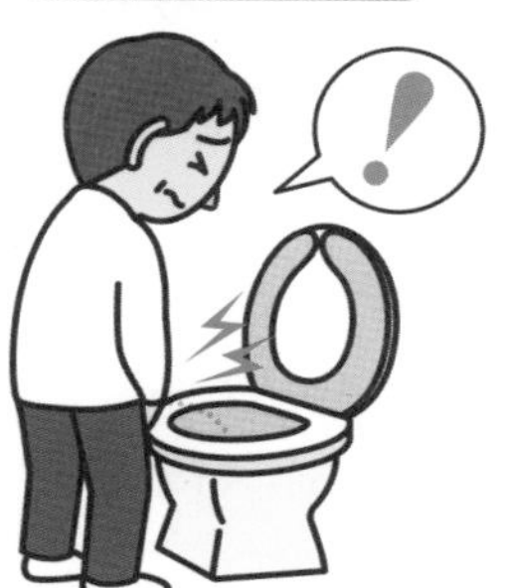

방광염이나 요저류, 방광결석 등

갑작스러운 음낭의 통증

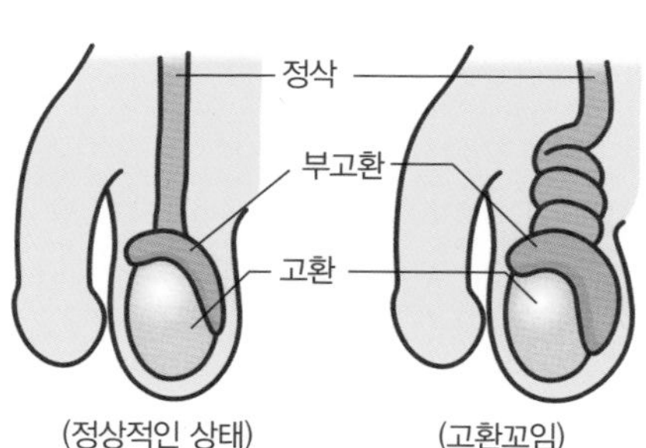

고환꼬임의 경우에는 음낭 부근에 갑자기 심한 통증이 생긴다.

배뇨통

POINT

- 배뇨 시 요도나 방광에 통증을 느끼는 것을 배뇨통이라고 한다.
- 소변이 나오기 시작할 때만 아프다면 요도염일 가능성이 있다.
- 소변을 보기 시작할 때부터 끝까지 아픈 경우는 심한 방광염일 수 있다.

소변이 나오기 시작할 때만 아픈 것은 요도염일 가능성이 있다

소변을 볼 때 방광이나 요도에 통증을 느끼는 것을 배뇨통(배뇨 시 통증)이라고 한다. 따끔따끔하고 화끈거리는 작열감을 느끼기도 한다. 이러한 증상이 있다면 방광이나 요도에 염증이 있을 가능성이 있다.

소변이 나오기 시작할 때 아픈 것(초기 배뇨통)은 요도염의 특징적인 증상이다. 요도결석이나 전립샘염(남성의 경우)일 가능성도 있다. 소변의 성분이 염증 부위에 닿으면 자극하여 아픈 것이다.

이와 반대로 배뇨 후에 아플 수도 있다(종말 배뇨통). 방광이 비어 납작해지고 방광 점막이 서로 달라붙어 생기는 통증이다. 방광염이나 남성의 전립샘염에서 쉽게 볼 수 있는 증상이다.

사이질방광염이나 방광통 증후군일 가능성도

소변을 보는 동안 줄곧 아픈 증상을 전(全) 배뇨통(total pain)이라고 한다. 전 배뇨통은 상당히 심한 급성 방광염일 가능성을 나타내는 증상이다. 사이질방광염 또는 방광통증증후군일 가능성도 있다. 사이질방광염이나 방광통증 증후군은 전 배뇨통 외에도 빈뇨나 강한 요의, 방광 압박감이나 불쾌감이 나타나는 질병으로, 증상은 방광염이나 과민성 방광과 비슷하지만, 감염이나 암이 아니라서 과민성 방광 치료로는 쉽게 개선되지 않는다.

방광 점막에 특유의 병변이 보이며 중증인 경우는 난치병으로도 지정되어 있다. 이런 증상이 있으면 일상생활을 하기 힘들 수 있는데, 어떤 치료를 해도 효과가 없는 경우에는 방광을 절제하기도 한다.

시험에 나오는 어구

배뇨통
배뇨를 시작할 때부터 배뇨 직후까지 요도나 방광에 생기는 통증을 말한다. 소변을 보는 동안 계속 아픈 증상을 전(全) 배뇨통(total pain)이라 한다.

초기 배뇨통
(initial dysuria)
소변이 나오기 시작할 때 아픈 증상을 말한다. 요도염이 있는 경우, 그곳을 소변이 지나면 아플 수 있다.

종말 배뇨통
(terminal dysuria)
소변을 배뇨 직후에 아픈 것을 말한다. 방광염이나 전립샘염이 있는 경우, 종말 배뇨통이 있을 수 있다. 방광이 비어 납작해지면 방광 점막끼리 서로 닿아 생기는 통증이다.

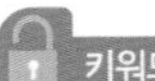

키워드

사이질방광염 · 방광통증 증후군
'IC/BPS(Interstitial cystitis bladder pain syndrome)'라고 줄여 부른다. 전배뇨통, 빈뇨, 절박뇨 등 과민성 방광이나 방광염 비슷한 증상이 나타난다. 감염 등이 원인이 아니라서 치료하기 어렵다. 방광에 특유의 점막병변이 있고 중증인 경우는 난치병으로도 지정돼 있다.

배뇨통의 유형과 관련 질병

뇨통에는 배뇨 내내 아픈 전 배뇨통, 나오기 시작하면서 아픈 초기 배뇨통, 배뇨 끝 무렵과 직후에 아 종말 배뇨통이 있다. 빈뇨나 요의 절박감, 혈뇨, 고름뇨 등을 동반할 수 있다. 여성의 경우, 분비물이 외음부 가려움증, 성교통 등이 동반될 때는 성기 감염증일 수도 있다.

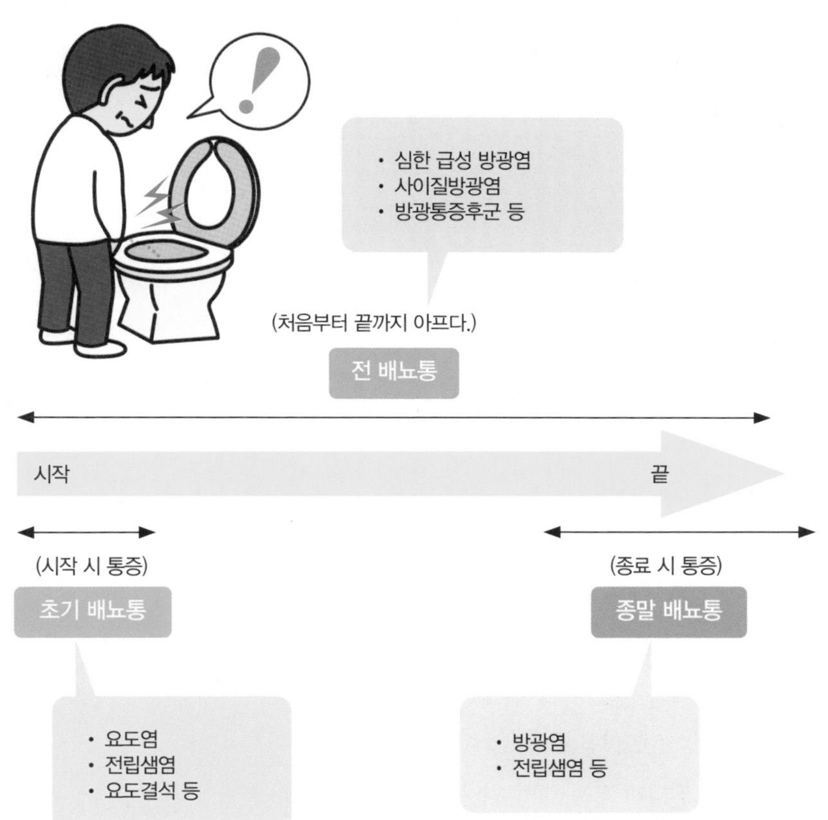

column

아프거나 화장실에 가기 싫어 물을 마시지 않았을 때 생기는 악순환

배뇨통이 있으면 화장실에 자주 가지 않으려고 수분 섭취를 제한하는 사람이 있다. 그러면 세균이 요도에서 방광으로 침투하여 상행성 감염을 일으킬 수 있다. 이 증상은 악순환이 될 수도 있으므로 가능한 한 빨리 진찰을 받아 보는 것이 좋지만, 충분한 수분 섭취는 물론, 소변을 참지 않고 배뇨하여 세균을 내 보내는 일도 중요하다.

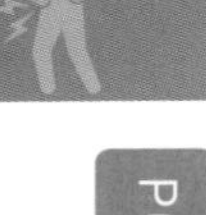

발열

POINT

- 배뇨통에 발열이 동반될 때는 요로감염일 가능성이 높다.
- 고열이 나는 신우신염은 대장균의 상행성 감염으로, 여성에게 많다.
- 남성의 경우 요로감염으로 고열이 있다면 전립샘염이나 부고환염 중 하나다.

신우신염은 특히 여성에게 많이 발생하는 질환

배뇨통, 빈뇨, 절박뇨감, 잔뇨감 등 배뇨 관련 증상 중 발열을 동반하는 경우는 신장이나 요로에 세균이 감염되어 일어난다. 특히 신우신염은 고열이 난다(P.178 참조).

신우신염은 신우에 세균이 침입하여 신우와 신장에 염증을 일으키는 질병이다. 대부분은 요도에서 들어간 세균(주로 대장균)이 방광, 요관, 신우로 들어가는 상행성 감염이다(자세한 것은 P.178 참조). 신우신염은 남성보다 여성에게 많이 발생하는 특징이 있다. 여성은 요도가 짧고, 요도구가 대장균의 공급원인 항문에 가깝기 때문이다. 경증이라면 항생제 등 약물 치료를 받으면 낫지만, 증상이 심한 경우에는 입원 치료를 해야 한다.

남성에게는 전립샘염이나 부고환염이 많다

남성이 배뇨통이나 빈뇨 등의 배뇨 증상과 발열을 호소하는 경우에는 우선 전립샘염을 의심해 봐야 한다. 전립샘염도 대부분 대장균이 요도를 통해 침입해 오는 것이 원인이다. 먼저 방광염이 생긴 후 여기에서 내려오듯이 감염이 확산될 수도 있다. 열은 고열로 전신 권태감을 동반한다. 고름뇨나 세균뇨를 보이며, 부은 전립샘이 요도를 압박하여 요저류가 될 수 있다.

요로의 감염이 정관을 통해 확산되는 부고환염도 고열이 나는 질병이다. 대부분은 대장균에 의한 감염이 원인이지만 성행위로 전염되는 클라미디아에 의한 감염이 원인일 수도 있는데, 이 경우는 성매개감염이라고 한다.

시험에 나오는 어구

상행성 감염
감염의 원인이 되는 미생... 이 아래에서 위로 거슬러... 라가 감염되는 것을 가리... 다. 요로의 경우, 대장균 등... 요도→방광→요관→신우... 들어가는 것을 말한다.

키워드

클라미디아
성감염증을 일으키는 ... 클라미디아트라코마티스... 는 세균이다. 클라미디... 라코마티스는 세균으로 ... 되지만, 숙주의 세포 안에... 만 증식할 수 있다. 감염되... 라도 무증상 또는 위화감... 도의 증상을 보일 수도 있... 요도염, 질염 등을 일으킨...

성매개감염
성행위에 의해 전염되는 ... 염증을 말한다. 클라미디... 감염증은 대표적인 질병... 하나이다.

배뇨 시 증상에 발열이 동반될 때는

뇨통, 빈뇨 등의 증상과 함께 열이 있을 때는 요로감염을 의심해 볼 수 있다. 요로감염은 요도구에서 장균이 들어와 방광, 요관으로 거슬러 올라가는 상행성 감염인 경우가 많다. 고열이 나는 질병으로, 성에게 많이 발생한다.

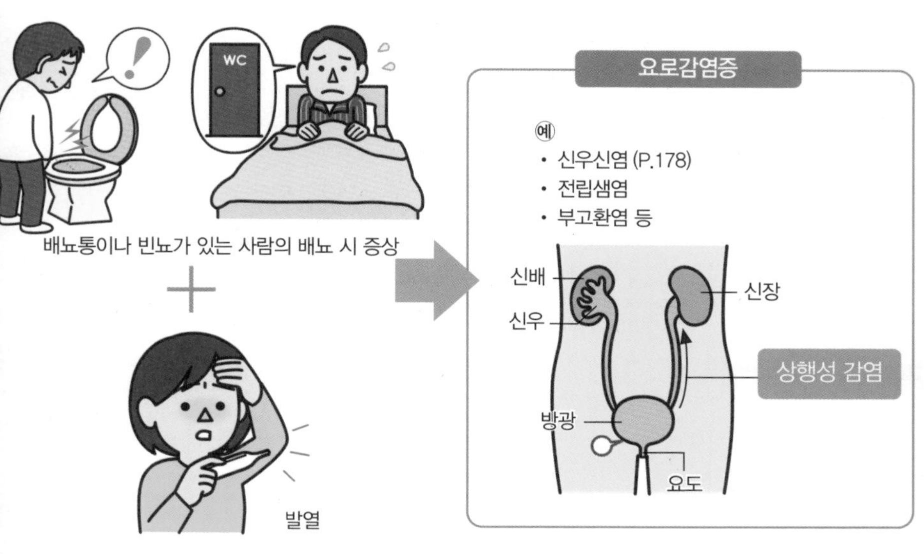

남성의 고열을 동반한 요로감염

성의 경우, 배뇨통 등 요로 증상이 있고 고열이 동반될 때는 전립샘염이나 부고환염을 의심해 볼 수 다.

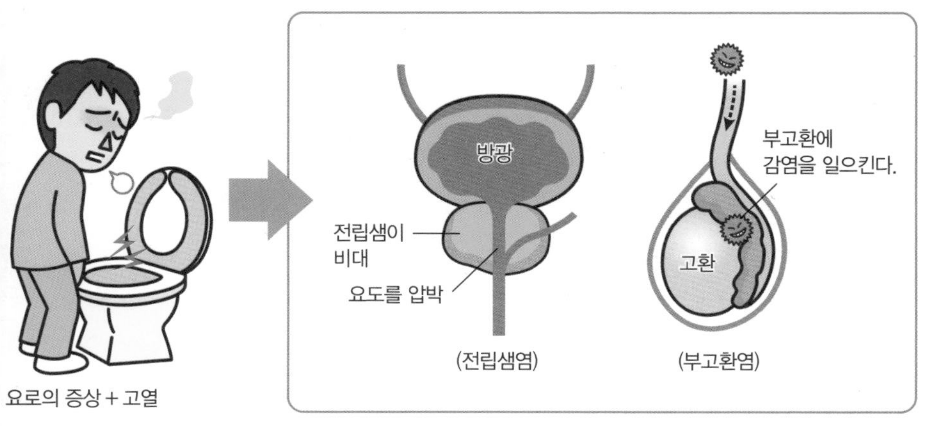

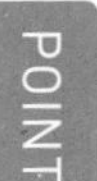

고혈압

POINT

- 이차고혈압의 75%가 신장질환으로 인해 생긴다.
- 콩팥병이 혈압을 올리고 고혈압이 신장을 나쁘게 한다.
- 신장동맥의 협착은 심한 고혈압을 초래한다.

고혈압은 콩팥병의 증상이자 악화 요인

고혈압은 수축기 혈압이 140mmHg 이상이거나 이완기 혈압이 90mmHg 이상일 때를 말한다. 대부분은 명확한 원인을 알 수 없는 본태고혈압이고, 일부가 다른 질병으로 인해 고혈압이 되는 이차고혈압이다. 이차고혈압의 75%는 신장질환으로 인해 생긴다. 신장질환이 고혈압의 원인이 되는 데는 이유가 있다. 체내 여분의 물이나 소듐을 소변으로 배출하지 못하면 몸속을 순환하는 혈액량이 증가하면서 혈압이 높아진다.

고혈압은 신장에 부담을 주어 신장의 기능을 악화시킨다. 다시 말하면 콩팥병은 고혈압의 원인이고, 고혈압은 신장 기능을 악화시키는 원인이다. 그러므로 본태고혈압을 방치하면 신장 기능이 나빠지고, 콩팥병에 의한 이차고혈압이 되어 더욱 신장 기능을 악화시키는 악순환에 빠질 가능성이 있다.

신장동맥의 협착이 고혈압을 초래한다

동맥경화 등으로 인해 신장동맥이 협착하는 허혈신병증(P.170 참조)의 경우, 심한 고혈압이 발생할 수 있다. 신장동맥이 좁으면 사구체에 충분한 혈액이 전송되지 않게 된다. 그러면 혈류량 저하를 감지한 신장이 혈액을 더 달라며 혈압을 올리는 레닌을 분비하고 RA·RAA계(P.86, P.88 참조)가 작동하기 때문에 혈압이 올라간다. 하지만 원래 신장동맥이 좁아 사구체로 가는 혈류는 전혀 늘지 않는다. 그러면 신장이 다시 레닌을 분비하여 혈압을 올리는 악순환에 빠진다. 이 경우 수술 등으로 좁아진 신장동맥을 확장해 주면 문제는 해결된다.

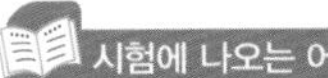

시험에 나오는 어구

본태고혈압
원인을 알 수 없는 고혈압으로 일차고혈압이라고도 한다. 고혈압의 대부분(90~95%)은 본태성이다.

이차고혈압
어떤 병이 원인이 되어 고혈압을 초래한 것을 말한다. 이차고혈압의 원인 질환으로 신장질환이 많고 그 밖에 내분비질환, 혈관이나 신경질환 등이 있다.

키워드

협착
혈관이나 소화관 등의 일부가 좁아져 있을 것을 말한다. 동맥의 경우, 동맥경화로 인한 경우가 가장 많다.

고혈압이 신장 기능을 악화시킨다

장 기능이 나쁘면 여분의 물이나 소듐을 버리지 못하기 때문에 몸속을 순환하는 혈액의 양이 늘어나 서 혈압이 올라간다. 이렇게 올라간 혈압은 신장에 부담을 준다.

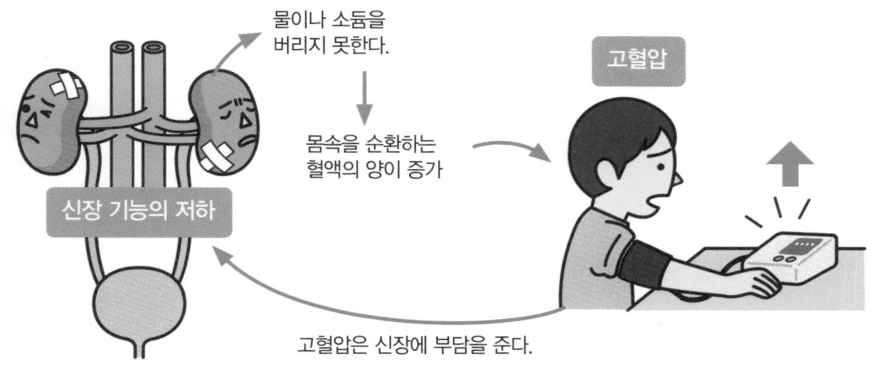

물이나 소듐을
버리지 못한다.
몸속을 순환하는
혈액의 양이 증가
고혈압
신장 기능의 저하
고혈압은 신장에 부담을 준다.

신장동맥의 협착이 심한 고혈압을 초래한다

장동맥의 협착으로 신장으로 가는 혈류와 사구체로 가는 혈류가 줄어들면 방사구체 장치에서 레닌이 비된다. 레닌은 RA · RAA계를 작동시켜 혈압을 올리지만, 그래도 사구체로 가는 혈류가 늘지 않는다. 러면 다시 레닌이 분비되기 때문에 심한 고혈압을 초래한다.

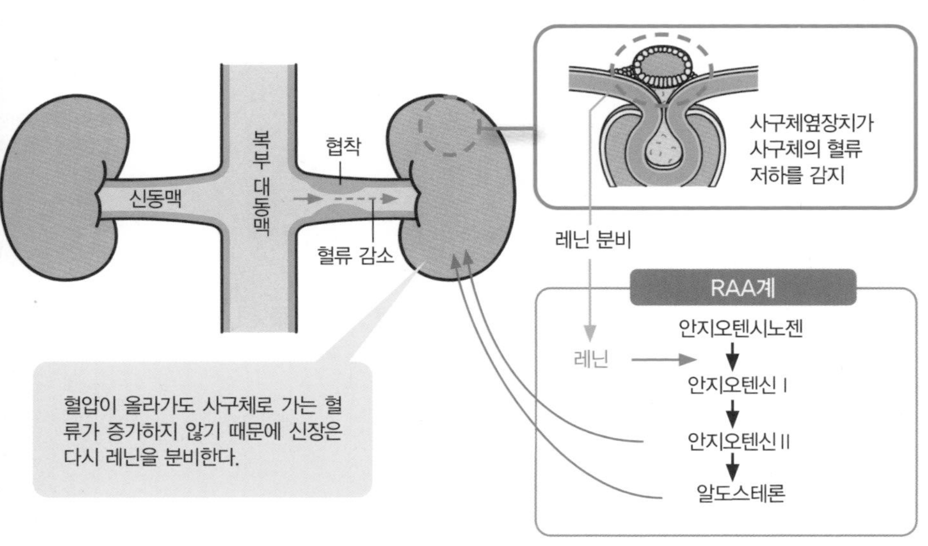

복부 대동맥
협착
신동맥
혈류 감소
사구체옆장치가
사구체의 혈류
저하를 감지
레닌 분비
RAA계
안지오텐시노젠
레닌
안지오텐신 I
안지오텐신 II
알도스테론
혈압이 올라가도 사구체로 가는 혈류가 증가하지 않기 때문에 신장은 다시 레닌을 분비한다.

부종

POINT

- 부종은 사이질액이 과도한 상태를 말한다.
- 신장 질환이 있으면 물이 차거나 단백질이 유출돼 부종이 생길 수 있다.
- 심한 전신 부종이 있으면 신장 질환이 있을 가능성이 크다.

사이질액이 과잉이 된 상태가 부종

부종은 사이질액(P.14 참조)이 과도한 상태를 가리킨다. 사이질액은 혈관에서 스며 나와 조직의 세포와 세포 사이를 채우고 혈관이나 림프관으로 회수된다. 일반적으로 스며 나오는 양과 회수되는 양이 균형을 이루지만, 그 균형이 깨져 사이질액이 늘어나면 부종이 생긴다.

특정 부위에 일어나는 부종을 국소 부종, 온몸에 일어나는 것을 전신 부종이라고 하는데, 신장질환의 경우는 전신 부종을 보인다. 신장 기능이 나빠 여분의 물이나 소듐을 배출하지 못하면 체내를 순환하는 혈액의 양이 늘어나 혈압이 올라간다. 그러면 혈관 벽에 가해지는 압력으로 사이질에 물이 스며 나와 부종이 생긴다. 신증후군(P.160 참조)이 있으면 대량의 단백질이 소변으로 나와 단백질에 의해 유지되는 혈장의 삼투압(교질삼투압)이 내려간다. 그러면 혈관에서 사이질로 물이 스며 나와 심한 부종이 생기게 된다.

신장질환이 있으면 전신 부종이 생긴다

전신 부종의 경우, 특히 눈꺼풀(안검 부종)과 얼굴(안면 부종), 발(하퇴 부종) 등에 나타난다. 정강이 부분을 눌렀다가 손가락을 떼어도 피부가 오목한 상태라면 부종이 있다는 증거이다. 손가락이 굵어져 손을 잡기 어렵거나 정맥이 두드러져 보이기도(경정맥 충혈)한다.

부종이 심해지면 흉강이나 복강에 물이 차고(흉수, 복수), 폐에도 물이 차 폐부종이 된다. 음낭에 물이 차는 음낭 수종이 생길 수도 있다.

시험에 나오는 어구

부종
사이질액이 과도한 상태를 반적으로 부종이라고도 한 부종은 국소 부종과 전신 종으로 나뉜다. 신장질환 있는 경우는 전신부종이 어난다.

교질삼투압
단백질(알부민)이 있어야 지되는 삼투압을 말한다.

키워드

경정맥 충혈
충혈은 혈관이 불룩 튀어 와 보이는 상태를 말한다. 력이 높아져 있기 때문이다

폐부종
폐에 물이 차 있어 가스 교 기능을 방해한다. 물에 빠진 처럼 호흡하기 힘들 수도 있다

신장질환이 있으면 전신 부종이 생긴다

ㅏ이질액이 과도한 상태를 부종이라고 한다. 신장질환이 있으면 전신 부종이 생기고 안검과 안면 부종, ㄴ발 부종 등이 나타난다. 심하면 흉수나 복수가 나타나고, 폐부종이 생기기도 한다.

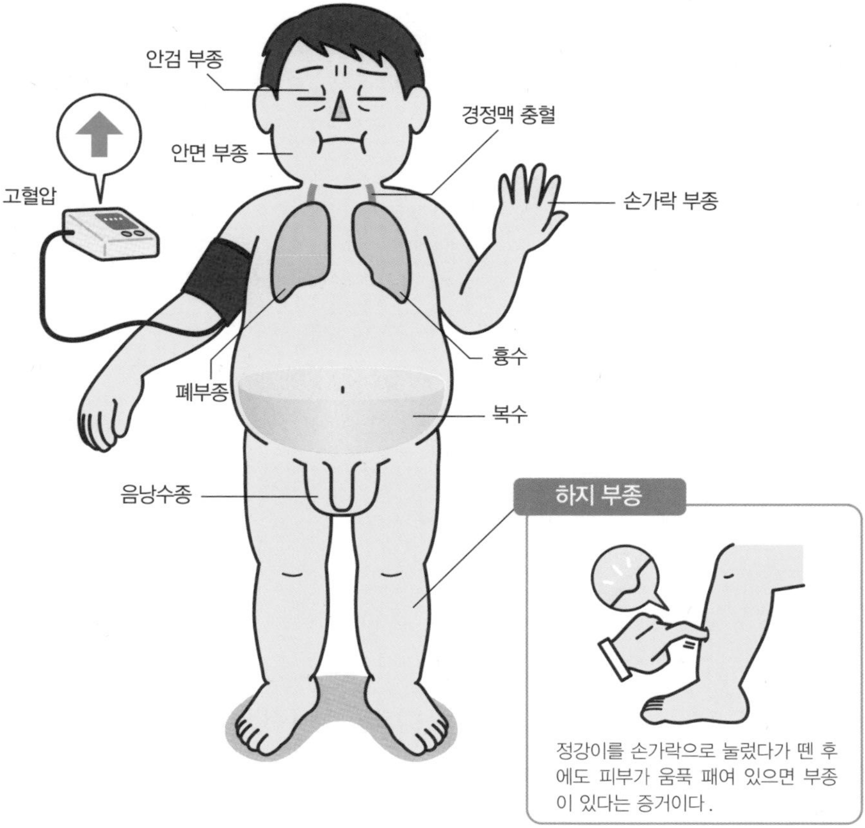

안검 부종
안면 부종
고혈압
경정맥 충혈
손가락 부종
흉수
폐부종
복수
음낭수종

하지 부종

정강이를 손가락으로 눌렀다가 뗀 후에도 피부가 움푹 패여 있으면 부종이 있다는 증거이다.

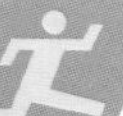

Athletics Column

부종 개선에는 적당한 운동도 효과적이지만···.

장시간 책상에 앉아 일하는 경우, 저녁이 되면 다리가 팽팽하게 부어오르는 사람이 있다. 이러한 증상은 가벼운 운동을 하거나 부드럽게 마사지를 해 주면 완화되기도 한다. 하지만 부종은 콩팥병의 신호이기도 하므로 증상이 심하고 가벼운 운동을 해도 좀처럼 개선되지 않는 경우에는 전문의와 상담해 보는 것이 좋다.

탈수

POINT

- 세포외액을 대량으로 상실한 상태를 탈수라고 한다.
- 땀을 많이 흘리거나 수분 섭취가 부족하면 수분 결핍성 탈수증이 생길 수 있다.
- 심한 설사나 구토로 인해 탈수 상태가 되면 전해질 등도 상실된다.

일상적인 탈수는 주로 물을 상실하는 수분 결핍성 탈수

체액의 세포외액을 상실한 상태를 탈수라고 하는데, 탈수에는 몇 가지 유형이 있다. 땀을 많이 흘렸는데도 수분 섭취가 부족했을 경우, 주로 물 성분이 많이 손실되기 때문에 세포외액이 진해진다. 그러면 세포외액의 삼투압이 높아지기 때문에 세포 내에서 물이 빠져나와 세포 내도 탈수가 된다. 이러한 탈수를 수분 결핍성 탈수(고장성 탈수)라고 한다. 땀이나 소변 등은 체액보다 농도가 낮기 때문에 일상적으로는 수분 결핍성 탈수가 일어나기 쉽다고 할 수 있다. 수분 결핍성 탈수는 하수체에서 분비되는 바소프레신의 분비나 작용의 저하로 생기는 요붕증(P.124 참조)이 있을 때도 생길 수 있다.

심한 설사와 구토 시 소듐 결핍성 탈수 주의

출혈이나 심한 화상 등으로 세포외액을 잃게 되면 물이나 소듐 같은 전해질도 함께 상실한다. 그러면 세포 안팎의 삼투압 차이가 생기지 않기 때문에 물이 이동하지 않는데, 이로 인해 생기는 탈수를 혼합성 탈수(등장성 탈수)라고 한다.

심한 설사나 구토를 하면 물뿐만 아니라 전해질도 어느 정도 손실된다. 이 상태에서 수분이 과잉 또는 결핍되면 세포외액의 농도가 낮아지기 때문에 세포 밖에서 세포 내로 물이 흘러들어 세포가 부종 상태가 된다. 이것이 소듐 결핍성 탈수(저장성 탈수)이다. 세포외액의 농도가 낮아지면 뇌하수체에서 바소프레신이 분비돼 신장에서 물의 재흡수만 촉진하고 소듐 등의 전해질은 나가기 때문에 세포외액은 더 연해진다.

시험에 나오는 어구

탈수
세포외액의 대량 상실로 인해 체액량이 부족해진 상태를 말한다.

수분 결핍성 탈수 (고장성 탈수)
주로 물을 많이 상실하고 세포외액의 삼투압이 높아지면서 계속 세포 내에서 물이 빠져나간다. 이른바 열사병은 이런 유형의 탈수인 경우가 많다.

혼합성 탈수 (등장성 탈수)
물과 전해질이 체액과 똑같은 비율로 상실되는 탈수를 말한다. 세포 안팎의 삼투압은 변하지 않고 물도 이동하지 않는다.

소듐 결핍성 탈수 (저장성 탈수)
설사 등으로 물과 전해질을 잃은 상태에서 저장액이나 물을 섭취하면 일어난다. 세포외액의 농도가 연해지면서 세포 안으로 물이 흘러들어 세포 부종이 된다.

메모

열사병도 탈수
무더위가 계속돼 땀을 많이 흘렸는데도 물이나 전해질을 섭취하지 않았을 때 생기는 열사병의 경우에는 수분 결핍성 탈수가 일어난다.

탈수 증상

탈수 상태가 되면 탈진감이나 전신 권태감 외에 입과 입술, 혀 건조, 갈증, 혈압 저하 등의 증상이 나타난다. 손톱을 꾹 눌렀다가 뗐을 때 원래 색으로 돌아오는 데 2초 이상 걸리는 경우는 탈수일 가능성이 있다.

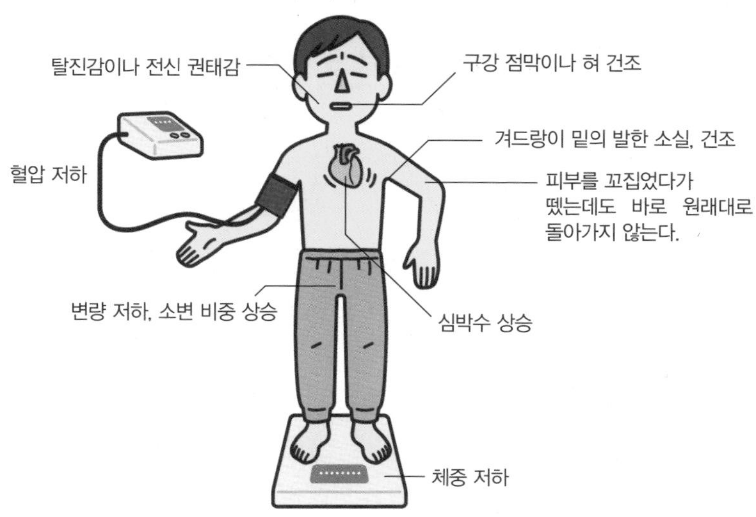

탈수 유형

탈수의 유형에는 체액에서 수분이 상실되어 전해질에 비해 수분의 양이 적어진 수분 결핍성 탈수(고장성 탈수)와 물과 전해질이 체액과 똑같은 비율로 상실되는 혼합성 탈수(등장성 탈수), 전해질이 상실되는 곳에 물이 보충되면서 일어나는 소듐 결핍성 탈수(저장성 탈수)가 있다.

고장성 탈수

주로 물이 상실되어 세포외액의 농도가 높아진다. 이어서 물이 세포 안에서 빠져나오고 세포도 탈수가 된다.

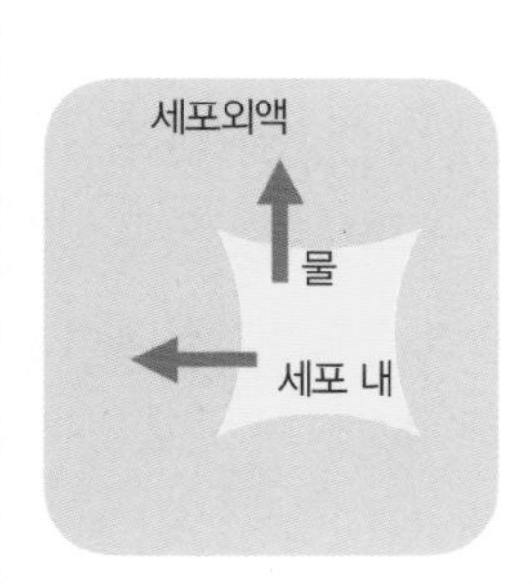

등장성 탈수

물과 전해질이 모두 상실되어 세포 안팎의 삼투압은 변하지 않고 물도 이동하지 않는다.

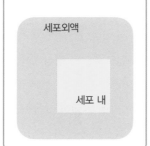

저장성 탈수

물과 전해질이 상실된 곳에 물이 보충되면 세포외액의 농도가 낮아지고 세포 내로 물이 흘러들어 세포 부종이 된다.

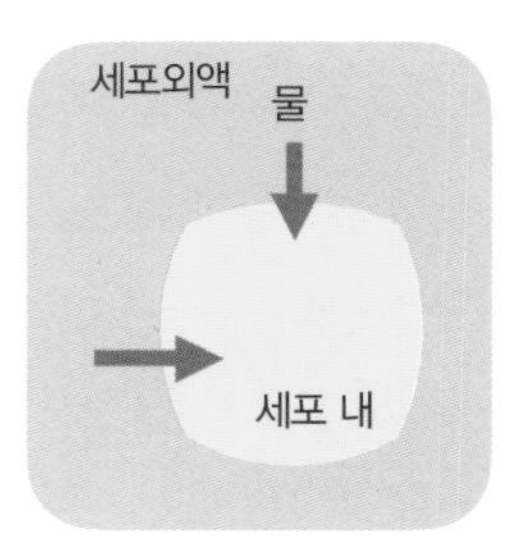

Column

비뇨기계 질환으로 진료받는 것을 부끄러워하지 말라

빈뇨나 요실금, 배뇨통 등의 증상이 있는 때는 어떤 진료과에서 진찰을 받는 것이 좋을까? 기본적으로는 비뇨의학과에 가야 하지만, '여성은 산부인과가 아닐까?'라고 생각하는 사람도 있을 것이다. 예전에는 남성의 비뇨기 질환은 비뇨의학과, 여성은 부인과에서 진찰을 받아야 했다. 물론 그렇게 해도 상관없다. 원래 비뇨의학과는 여성의 비뇨기 질환도 진찰하지만, 최근에는 '여성 비뇨의학과'를 내건 의원도 있으므로 여성의 경우에는 이런 곳을 선택해도 좋을 것이다.

일반 내과에서도 기본적인 검사나 진단은 가능하므로 지병이 있어 정기적으로 통원하는 경우라면 그 전문의와 상담해 보는 것이 좋다. 감기 같은 가벼운 증상으로 병·의원을 간 적이 있는 사람이라면 그곳에서 진찰을 받는 것도 좋다. 자신의 주치의를 정해 놓고 어떤 증상이든 항상 그 의사와 상담하고 필요에 따라 전문의를 소개받는 것이 이상적이라 할 수 있다.

비뇨의학과 질환은 부끄럽다고 생각하는 사람도 있고, 비뇨의학과에서 진찰을 받으면 남들이 성매개감염이라고 생각하지 않을까 염려하는 사람도 있다. 팬티를 꼭 벗어야 하는 거냐며 꺼리는 여성도 있고, 성기를 자극받아 예상치 못한 사태가 일어나면 부끄럽다며 불안함을 느끼는 남성도 있다. 하지만 걱정은 하지 않아도 된다. 비뇨의학과는 성매개감염만을 진찰하는 곳이 아니다. 요로의 염증이나 배뇨장애, 남성 불임 등도 진찰한다. 필요 없이 속옷을 벗는 일은 없으며, 성기를 진찰하는 경우에도 의사와 간호사는 어디까지나 신체의 일부로 여긴다. 만약 생리 현상이 일어난다 해도 그것은 사람으로서의 정상적인 반응이므로 마음속으로 웃는 일은 없을 것이다. 환자가 부끄러워하는 것도 충분히 이해하고 있으므로 그런 배려도 해 줄 것이다. 수치심에 대한 배려가 없어 싫다면 그 병원에 다시는 가지 않으면 된다. 부끄럽다는 이유로 진찰 시기를 늦추지는 말아야 할 것이다.

6장

신장과 비뇨기의 주요 질환

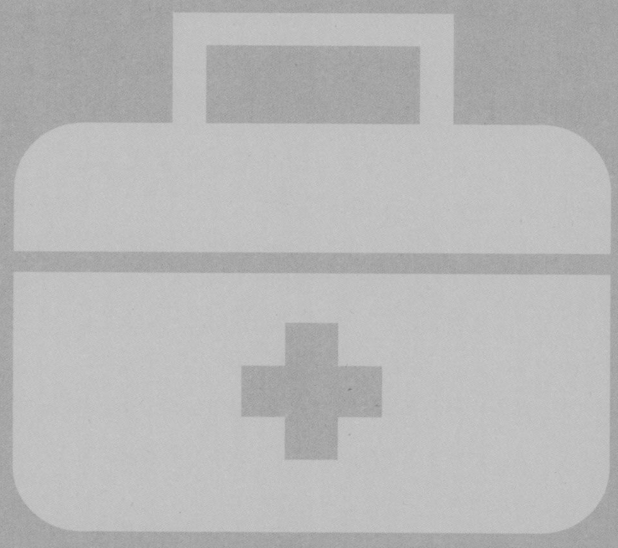

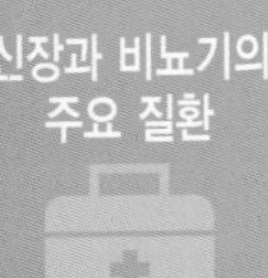

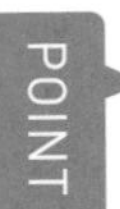

급성콩팥손상(급성신부전)

POINT
- 급성콩팥손상은 몇 시간에서 며칠 사이에 발병하여 진행되는 콩팥손상을 말한다.
- 원인에 따라 신장전, 신장성, 신장후로 나뉜다.
- 생존율은 50%지만 빠른 시일 내에 적절하게 치료하면 회복될 가능성도 있다.

예전에는 급성신부전이라고 불렀다

짧은 시간 동안 급속히 신장의 기능이 나빠지는 질병을 급성콩팥손상(급성신부전)이라고 한다. 예전에는 급성신부전이라고 불렀지만, 보다 가벼운 단계에서 발견하여 대처하는 것이 좋다는 이유에서 진단 기준을 경증까지 포함시키고 명칭도 변경했다. 급성콩팥손상은 신장전, 신장성, 신장후로 나눌 수 있다. 신장전은 신장으로 보내지는 혈류에 문제가 생긴 것이다. 그 원인은 대출혈이나 화상, 심한 설사 등으로 몸속을 순환하는 혈액의 양이 줄거나 심장에 이상이 생겨 온몸으로 혈액을 내보내지 못하는 데 있다. 신장성은 신장 자체의 장애로 인한 것으로, 신장으로 가는 혈류가 부족하거나 신장을 손상시키는 약물로 인해 신세관이 망가져 버리는 급성 신세관 괴사가 가장 큰 원인이다. 신장후는 요관이나 요도가 막혀 소변이 흐르지 않게 되고 수신증(P.130 참조)이 되어 신장이 손상되는 것이다.

급속히 악화돼 요독증에 걸리기도 한다

급성콩팥손상이 있으면 갑자기 소변량이 적어지고(소변감소, P.126 참조), 권태감이나 메스꺼움·구토, 식욕 부진 등이 나타난다. 급속히 악화돼 요독증(P.153 참조) 상태가 되기도 하고, 두통, 경련, 의식 장애 등이 생겨 뇌출혈이나 심부전이 발생하기도 한다.

기본적인 치료는 먼저 원인을 제거하는 것이다. 가능한 한 빨리 적절한 치료를 하지 않으면 사망하는 경우가 있는데, 생존율은 50% 정도다. 적절한 치료가 이루어지면 이전의 상태로 회복되고, 콩팥(신장) 기능도 대부분 원래대로 돌아온다.

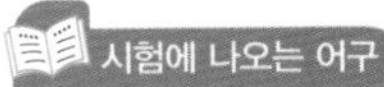

급성콩팥손상
몇 시간에서 며칠 사이에 신장 기능 장애가 급속히 진행되는 질환으로, 예전에는 급성신부전이라고 불렀다. 급성콩팥손상은 급성신부전보다 경증인 것도 포함하는 개념이다.

신장전, 신장성, 신장후
급성콩팥손상의 원인이 신장에 들어가기 전의 혈관이나 혈류에 있는 것을 신장전, 신장 자체에 있는 것을 신장성, 요관이나 요도 등에 있는 것을 신장후라고 한다.

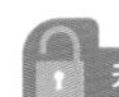
키워드

수신증
요관 등의 요로가 막혀 소변이 고이는 신우와 신배가 늘어난 상태를 말한다. 신장이 압박을 받으면 머지않아 신장 기능도 저하된다.

요독증
급성콩팥손상으로 배설하지 못한 물과 노폐물 등이 쌓이면서 온몸에 다양한 증상이 나타난다. 아무런 대처를 하지 않으면 사망한다.

급성콩팥손상의 증상

몇 시간에서 며칠 사이에 소변감소, 전신 권태감 등의 증상이 나타나고 급속히 악화해 요독증에 이른다.

소변감소

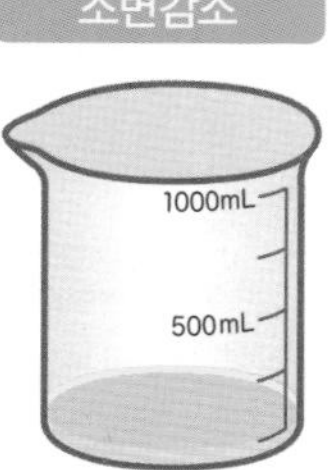

전신 권태감

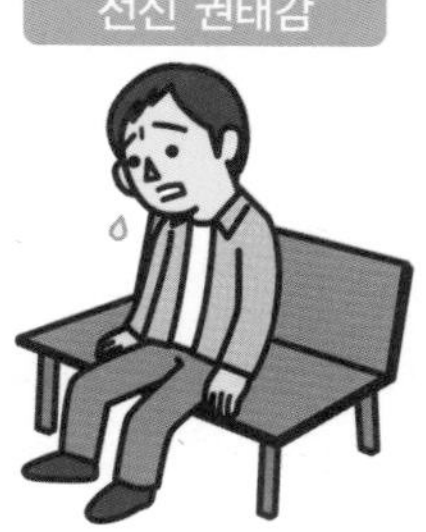

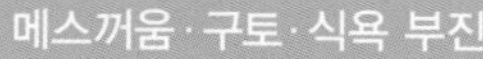

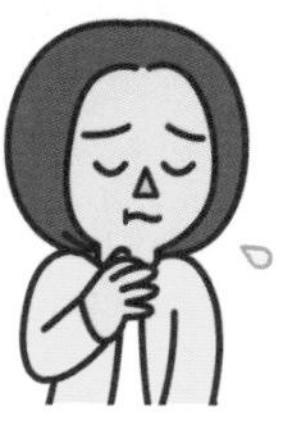

이밖에 혈압 이상과 부종이 나타나고, 혈액 검사를 해 보면
혈중 크레아티닌, 요소질소, 포타슘 등이 상승해 있다.

요독증(P.153 참조)

급성콩팥손상의 분류

급성콩팥손상은 원인에 따라 신장으로 이송되는 혈류에 문제가 있는 신장전, 신장 자체에 문제가 생긴 신장성, 요로 폐색으로 인한 신장후로 나뉜다.

신장전

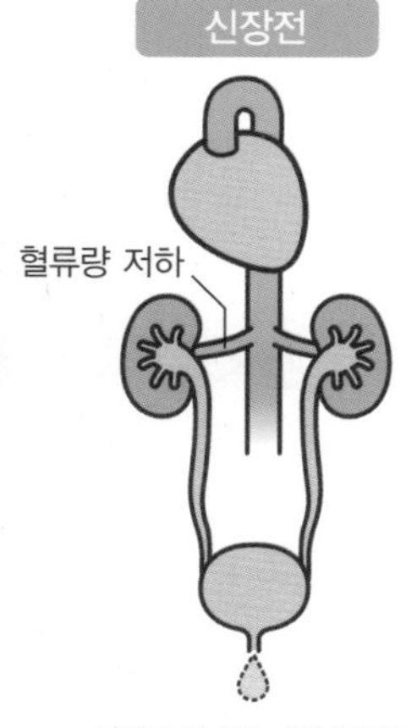

신장으로 가는 혈류량이 떨어지는 것

신장성

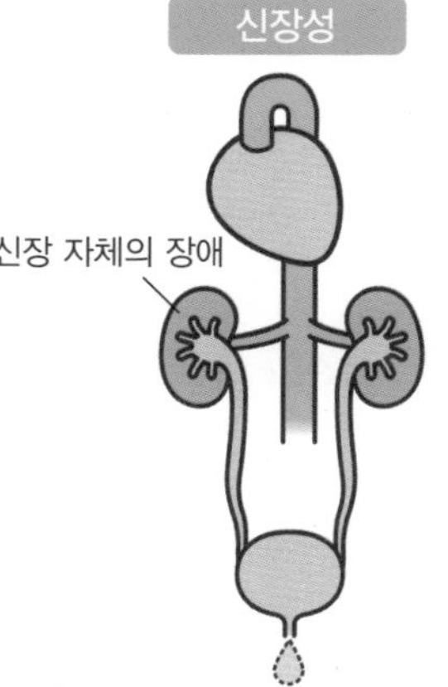

신장 자체의 장애. 신세관의 괴사가 많다.

신장후

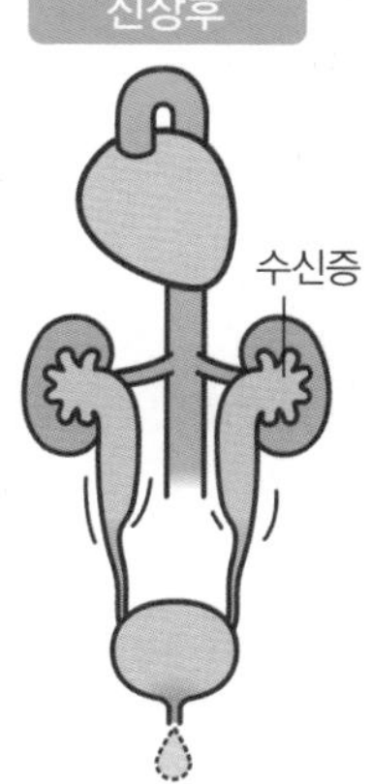

요로에 문제가 있는 것. 요관 폐색으로 인해 수신증이 진행되어 신장 기능이 저하되는 것 등

만성콩팥병·말기신장병

POINT

- 만성콩팥병은 콩팥손상이 만성적으로 이어지는 병을 말한다.
- 소변 검사 이상이나 사구체 여과율 저하가 3개월 이상 지속되는 상태를 의미한다.
- 진행되면 말기신장병에 이르러 대체요법이 필요하다.

콩팥손상과 사구체 여과율의 저하가 계속된다

만성콩팥병(만성신장병)은 사실 상당히 넓은 개념을 내포한 병명이다. 신부전이 만성적으로 이어지는 질병에는 여러 가지가 있지만, 진행하면 신장이 제기능을 하지 못하는 신장병에 이르기 때문에 조기 발견과 조기 치료가 무엇보다 중요하다는 점은 공통적이다. 원인은 달라도 신장 기능에 초점을 맞추면 공통의 잣대로 병을 판단하고 치료 계획을 세울 수 있다는 점에서 초기부터 말기까지를 아우르는 만성콩팥병이라는 개념이 도입되었다. 고혈압이나 부종, 폐부종 등 심부전의 징후, 빈혈과 같은 증상이 보이면 만성콩팥병을 의심하고 소변이나 혈액 검사, 영상 진단 등으로 신장 기능 장애를 확인한다. 그런 다음 사구체 여과율(P.68 참조)을 살펴보고 이들 중 하나 또는 양쪽이 3개월 이상 계속되는 경우, 만성콩팥병으로 진단한다.

만성콩팥병은 단계에 따라 생활 습관의 개선, 식이요법, 약물요법 등을 하는 동시에 원인에 대한 치료도 병행해야 한다.

신장병에 이르면 생리적 항상성을 유지할 수 없다

만성콩팥병이 진행되다 보면 신장의 기능이 현저히 떨어져 회복되기 어려운 상태가 되는데, 이를 말기신장병이라고 한다. 더 이상 생리적 항상성을 유지할 수 없기 때문에 요독증 상태에 빠진다. 따라서 말기신장병인 경우에는 신장의 기능을 대신해 주는 무언가가 필요하다. 이를 신대체요법(renal replacement therapy)이라고 한다. 신대체요법에는 크게 혈액투석이나 복막투석 같은 투석요법(P.154 참조)과 신장 이식이 있다.

시험에 나오는 어구

만성콩팥병
(chronic kidney disease CKD)
신장 기능 장애가 만성적으로 진행되면 신장병에 이르는 질병을 통틀어 말한다. 신장 기능에 따라 단계와 치료 계획을 세워야 한다.

말기신장병
말기신장병 등의 진행으로 신장이 거의 작동하지 않는 상태를 말한다. 생리적 항상성을 유지하지 못해 요독증에 빠진다. 신대체요법이 필요하다.

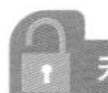
키워드

신장 이식
다른 사람의 신장을 이식하여 신장이 담당하는 기능을 회복시키는 치료를 말한다. 뇌사자(사체) 신장이식과 생체 신장이식으로 분류한다.

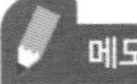
메모

급성신장병과 만성신장병
예전에는 급성신장병과 만성신장병으로 나누었지만, 최근에는 경증도 포함하여 급성콩팥손상과 만성콩팥병으로 나누게 되었다.

만성콩팥병

콩팥손상은 만성적으로 계속되는 질병을 통틀어 말한다. 소변 검사나 혈액 검사 등으로 확인하는 콩팥손상과 사구체 여과율의 저하 중 어느 하나 또는 둘 다 3개월 이상 계속되는 것을 말한다. 만성콩팥병일 경우에는 단백뇨의 정도와 사구체 여과율로 진행 정도를 정하고 치료 계획을 세워야 한다.

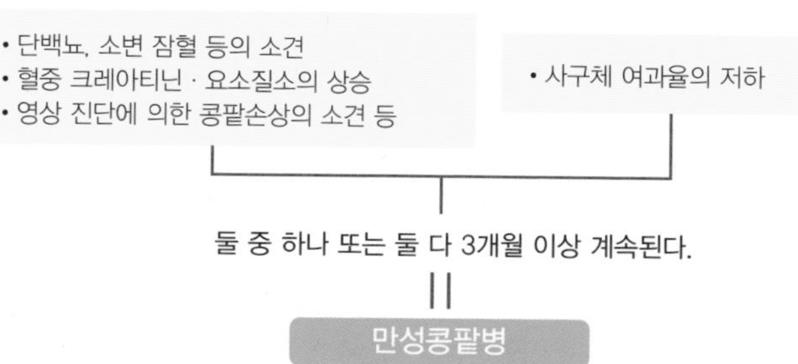
• 단백뇨, 소변 잠혈 등의 소견
• 혈중 크레아티닌 · 요소질소의 상승
• 영상 진단에 의한 콩팥손상의 소견 등
• 사구체 여과율의 저하
둘 중 하나 또는 둘 다 3개월 이상 계속된다.
만성콩팥병
단백뇨의 정도와 사구체 여과율의 저하 정도로 진행 정도를 결정한다.

요독증의 증상

만성콩팥병이 진행돼 말기 신부전에 이르면 체내에 물과 여분의 전해질, 노폐물 등이 쌓이면서 다양한 증상이 나타나는데, 이를 요독증이라고 한다.

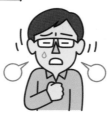

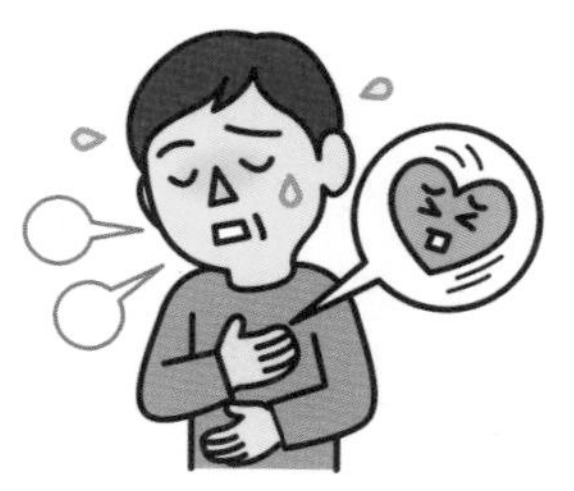

중추신경 증상
두통, 의식 장애, 경련, 환각 등

눈의 증상
망막증, 각막 및 결막의 적안 증후군

말초신경
지각장애, 다리가 근질근질하다, 다리의 작열감

면역 이상
중증 감염증, 기회감염

혈액의 이상
신성 빈혈, 대사성 산증, 출혈 경향 등

심장·혈관 증상
고혈압, 심부전, 심막증, 치사성 부정맥, 뇌출혈 등

호흡기 증상
폐부종, 흉수 등

소화기 증상
구취, 식욕 부진, 메스꺼움, 구토, 설사 등

피부와 뼈의 증상
피부의 가려움, 색소 침착, 뼈 대사 이상 등

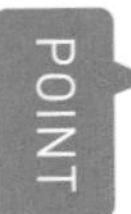

투석요법

POINT

- 신부전의 신대체요법에는 혈액정화요법과 신장이식이 있다.
- 투석 요법에는 혈액투석과 복막투석이 있다.
- 투석 환자 대부분이 혈액투석을 받는다.

신장이 제기능을 하지 못하면 대체요법이 필요하다

신부전에 이른 경우, 아무런 치료를 하지 않으면 체내의 항상성을 유지할 수 없어 생명에 지장이 있다. 그러므로 신장의 기능을 대신해 주는 방법(신대체요법)을 찾아야 한다. 대표적인 신대체요법에는 혈액 정화 요법과 신장 이식이 있고, 혈액 정화 요법에는 투석 요법 외에 혈액 여과와 같은 특수한 치료법이 있다.

투석 요법에는 혈액투석과 복막투석이 있는데, 제각기 장단점이 있으므로 환자의 상태나 생활 습관 등에 맞게 선택해야 한다. 현재 일본에서는 투석 요법을 받는 환자의 대부분이 혈액투석을 받는다.

투석 요법에는 혈액투석과 복막투석이 있다

혈액투석은 몸 안에 있는 혈액을 빼내 혈액투석장치 안에서 노폐물을 거른 후 깨끗해진 혈액을 다시 몸속에 넣는 치료법이다. 혈액투석을 하기 시작하면 일주일에 2~3회 내원을 해야 하고, 한 번 투석 시 4시간 정도가 소요되기 때문에 일상생활에 큰 제약이 생긴다. 더욱이 충분한 양의 혈액을 추출하기 위해 팔 동맥과 정맥을 연결하는 지름(shunt, 션트)가 필요하며, 이를 위한 처치나 일상 관리를 해야 한다. 혈액투석의 가장 큰 장점은 투석 효과가 충분하여 투석을 하지 않는 날도 별다른 제한 없이 생활할 수 있다는 점이다. 복막투석은 부드럽고 가느다란 도관을 복강 내에 삽입하고 투석액을 주입하여 혈액을 깨끗하게 만드는 방식으로 집에서도 할 수 있다.

시험에 나오는 어구

신대체요법
신부전일 때 상실된 신장의 기능을 대신해 주는 방법을 말한다. 혈액정화요법과 신장이식이 있다.

혈액 정화 요법
혈액을 깨끗하게 하는 방법. 여분의 물이나 소듐 등의 전해질, 요소 등의 노폐물을 제거하고 필요한 성분을 추가한다. 투석요법이 대표적이다.

투석 요법
반투막을 통해 투석액과 혈액 사이에서 물질을 주고받음으로써 혈액을 정화하는 방법. 투석 요법에는 혈액투석과 복막투석이 있다.

혈액투석
가장 일반적인 투석 요법. 팔의 혈관에서 혈액을 빼내 혈액투석 장치로 노폐물을 거른 후 깨끗해진 혈액을 다시 몸속에 넣는 치료법이다.

복막투석
복막을 반투막으로 이용하여 혈액을 깨끗하게 만드는 방식.

키워드

지름(shunt, 션트)
혈액투석을 할 때 충분한 혈액량을 확보할 수 있도록 동맥과 정맥을 체내 또는 체외에서 직접 연결한 혈관.

혈액투석

안에 있는 혈액을 빼내 혈액 투석 장치 안에서 노폐물을 거른 후 깨끗해진 혈액을 다시 몸속에 넣 치료법이다. 충분한 혈액을 빼내기 위해서는 지름(shunt, 션트)이라는 혈류 추출구가 필요하다. 투석기 위해 일주일에 2~3회 내원을 해야 하고, 한 번 투석 시 4시간 정도가 소요되지만, 효과는 높다.

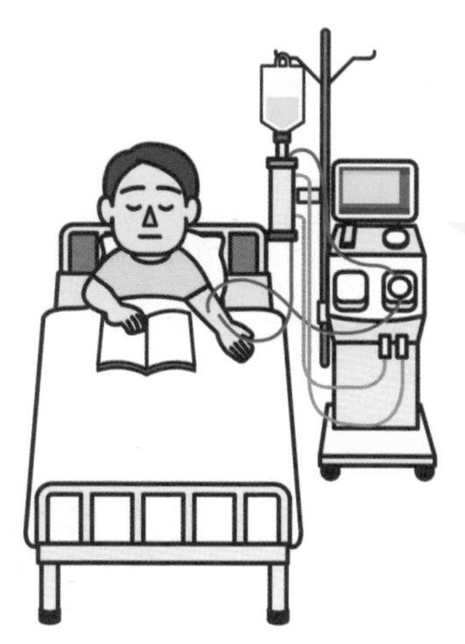

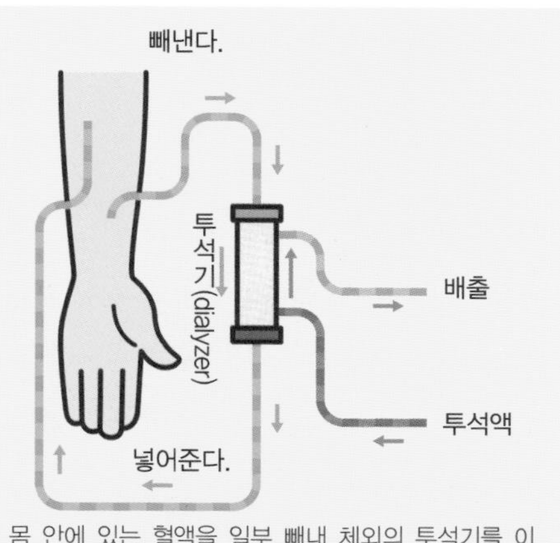

몸 안에 있는 혈액을 일부 빼내 체외의 투석기를 이용하여 깨끗하게 거른 후 다시 몸속으로 넣어 준다.

복막투석

강 내에 도관을 삽입하고 투석액을 주입하여 혈액을 깨끗하게 만드는 방식을 말한다. 집에서도 혼자 수 있다.

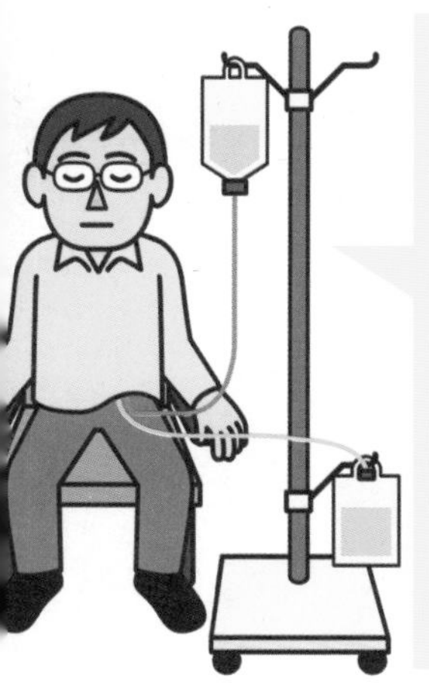

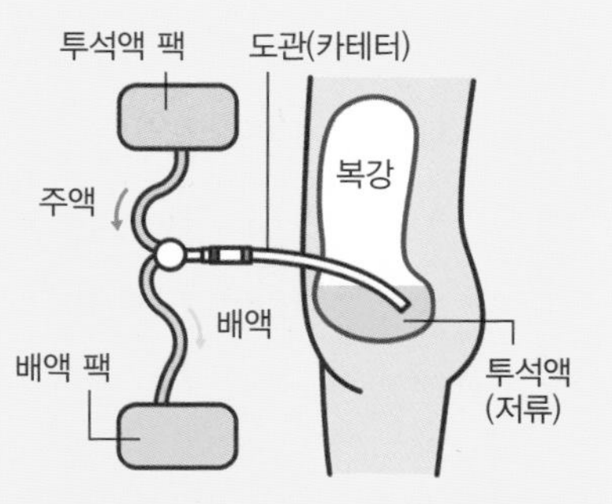

투석액을 복강에 넣어 두면 복막을 통해 혈액이 깨끗해진다. 하루에 네 번 투석액을 갈아 넣는 것 외에는 아무것도 할 필요가 없다.

자동투석기

밤에 잠자는 동안 자동으로 투석액을 교환해 주는 장치를 말한다. 이 장치를 사용하면 자기 전에 장치를 접속하고 일어나서 떼어 내기만 하면 되므로 낮 동안 투석액을 교환할 필요가 없다.

급성사구체신염

POINT
- 급성사구체신염은 인두염 등을 일으키는 A군 베타(β) 사슬알균에 감염되어 생기는 신장염을 말한다
- 인두염 등이 나은 후에 갑자기 소변감소나 혈뇨 등이 생긴다.
- 어린이에게 많은 신장염으로, 대부분은 완치된다.

갑자기 붓거나 혈뇨가 나오기도 한다

편도염이나 인두염을 앓은 후 10일~2주 정도 지나 갑자기 혈뇨나 부종 증상이 나타나기도 하는데, 이것이 급성사구체신염이다. 유아부터 초등학생 정도의 어린이에게 많이 보이는 경향이 있다. 원인은 인두염이나 피부감염증과 같은 다양한 감염병을 일으키는 A군 베타(β)사슬알균(streptococcus)이라고 하는 세균 감염이다. 이 세균에 감염되면 대부분 발열이나 인후통 등의 증상을 보이지만, 항생제를 써서 치료하면 며칠 만에 열은 떨어지고 일주일만 지나면 낫는다. 이렇게 감기와 같은 증상을 보이는 세균이 신장염을 일으키는데, 이것은 아이러니하게도 세균을 물리치려는 면역 체계이다.

체내에는 그 사슬알균의 항원에 대한 항체가 생긴다. 그리고 항체가 항원과 결합하면 면역복합체라고 하는 것이 만들어진다. 이 면역복합체가 혈류를 타고 사구체에 도달해 침착하게 되고, 거기서 알레르기 반응에 의한 염증이 생겨 버리는 것이다.

아이들은 대부분 완치되지만, 성인의 경우는 만성화되기도

급성사구체 신염은 갑작스러운 혈뇨나 단백뇨, 부종, 고혈압 등의 증상을 보인다. 부종은 눈꺼풀이나 두 팔에 많이 나타나는데, 처음 며칠 동안은 소변감소(요감소)가 나타나다가 그 후에는 소변이 자주 나오는 이뇨기를 맞는다. 며칠에서 1주일 정도면 증상이 회복되지만, 사구체의 염증이 나으려면 시간이 필요하다. 어린이의 경우는 95% 이상이 완치된다. 성인도 급성사구체 신염에 걸리기도 하는데, 대부분 완치되고, 20% 정도는 만성화되는 것으로 알려져 있다.

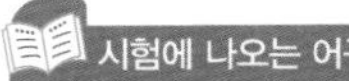

급성사구체신염
A군 베타 사슬알균(A군 베 용혈성 연쇄구균) 감염 후 발증하는 급성 신장염을 한다. 어린이에게 많다. 항 항체 반응으로 생긴 면역 합체가 사구체에 침착해 레르기 반응을 일으킨다.

A군 베타(β) 사슬알균
사람에게 인두염이나 피 염 등 다양한 감염병을 일 키는 세균을 말한다. 대부 은 비교적 경증이지만, 드 게 중증화돼 온몸이 붉어 는 성홍열 등을 일으킨다. 역복합체에 의한 급성사구 신염 외에 류마티스열의 인이 되기도 한다.

키워드

항원, 항체
세균이나 바이러스 등 오 그 자체나 그 일부 또는 음 의 단백질 등이 항원이며, 기에 결합하는 것이 항체다

면역복합체
항원에 항체가 결합한 것 말한다.

급성사구체신염 발증의 메커니즘

군 베타(β) 사슬알균에 감염돼 인두염 등을 일으키면 체내에서 항체가 생긴다. 세균 유래 항원과 그 체가 결합해 생기는 면역복합체가 사구체에 침착되고 이곳에서 염증이 생긴다.

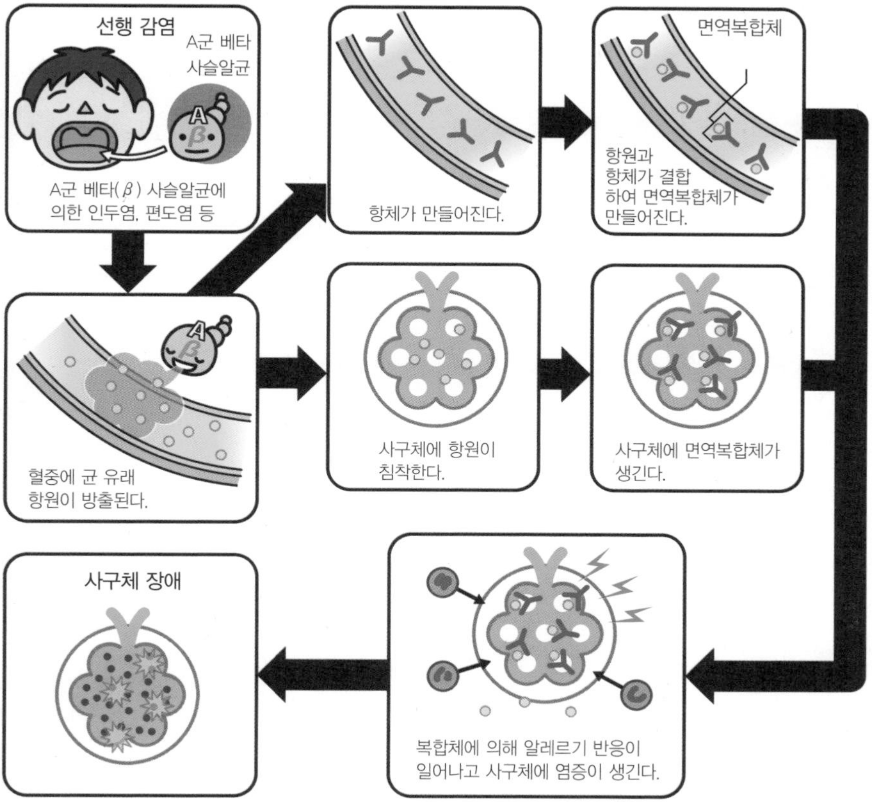

선행 감염

A군 베타 사슬알균

A군 베타(β) 사슬알균에 의한 인두염, 편도염 등

항체가 만들어진다.

면역복합체

항원과 항체가 결합하여 면역복합체가 만들어진다.

혈중에 균 유래 항원이 방출된다.

사구체에 항원이 침착한다.

사구체에 면역복합체가 생긴다.

사구체 장애

복합체에 의해 알레르기 반응이 일어나고 사구체에 염증이 생긴다.

급성사구체신염의 증상

자기 혈뇨, 요감소, 부종 등 나타난다. 사구체의 염증이 기까지 1~2개월 정도 걸리 혈뇨가 오래 계속되기도 한 . 어린이의 경우에는 대부분 치된다.

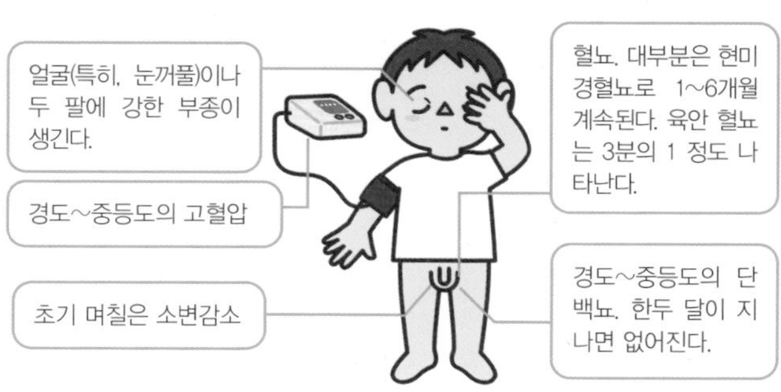
얼굴(특히, 눈꺼풀)이나 두 팔에 강한 부종이 생긴다.
경도~중등도의 고혈압
초기 며칠은 소변감소
혈뇨. 대부분은 현미경혈뇨로 1~6개월 계속된다. 육안 혈뇨는 3분의 1 정도 나타난다.
경도~중등도의 단백뇨. 한두 달이 지나면 없어진다.

급속진행사구체신염 증후군

POINT

- 급속진행사구체신염 증후군은 급속히 신부전으로 진행되는 신장염을 말한다.
- 몇몇 유형이나 원인이 다른 질병이 포함된다.
- 초승달 사구체신염이 대표적인 질환 중 하나이다.

순식간에 신부전이 되어 투석을 받는 경우도 있다

급속진행사구체신염 증후군은 수주에서 수개월 단위로 급속히 신부전을 향해 진행되는 신장염을 통틀어 이르는 말이다. 방치하면 순식간에 투석 요법이 필요하게 되므로 가능한 한 빨리 치료해야 한다. 이 증후군에는 몇몇 유형이나 원인이 다른 질병이 있으며, 대표적인 것 중 하나로 초승달 사구체신염(반월형 사구체신염, crescentic glomerulonephritis)이 있다. 초승달 사구체신염에는 사구체의 혈관 벽이 찢어지고 찢어진 부분과 그 바깥쪽 보우만주머니 사이에 백혈구가 모여들거나 보우만주머니의 상피세포가 증식하여 초승달(crescent)이 특징적으로 보인다. 초승달 부분은 시간이 지날수록 섬유화되어 가고 마지막에는 완전히 섬유로 굳어진 반흔처럼 보이는 초승달이 만들어진다. 신장 조직을 떼어서 검사를 해 보면 초승달을 확인할 수 있다.

여기저기 소혈관에 염증이 생긴다

중·장년에 많으며 주요 증상은 발열, 전신 권태감, 근육통, 부종, 고혈압 등이다. 또한 곳곳의 모세혈관이나 세동맥, 세정맥에 염증이 생겨 신장뿐만 아니라 폐포내출혈(객혈)이나 폐렴을 일으키는 유형도 있다. 또한 다리 피부에 자반(내출혈)이 나타나기도 하고, 복통이나 소화관 출혈이 일어나기도 한다.

자세히 검사해 보면 유형과 그 원인을 분명히 알 수 있지만, 어쨌든 급속히 진행되어 버리기 때문에 가능한 한 빨리 치료해야 한다. 기본적으로는 스테로이드제와 면역억제제를 투여하여 치료한다.

시험에 나오는 어구

급속진행사구체신염 증후
급속히 진행되어 신부전 이르는 신장염을 통틀어 른다. 많이 볼 수 있는 것로는 초승달 사구체신염 있다.

초승달 사구체신염
사구체의 혈관이 찢어지고 어진 곳과 보우만주머니 사에 백혈구나 상피세포 증스로 초승달(crescent)이 생긴 초승달은 섬유화되어 간다. 병에도 여러 유형이 있다.

메모

IgA신병증이나 루푸스 신염도
162쪽에서 설명하는 IgA 신증이나 루푸스(전신홍반루스) 신염도 급속진행사구체염 증후군의 한 형태 안에 포되는 것으로 볼 수 있다.

급속진행사구체신염 증후군

몇 주에서 몇 개월 사이에 급속히 진행되어 말기신장병에 이르는 질병을 통틀어 말한다. 대표적인 병으로는 초승달사구체신염이 있다.

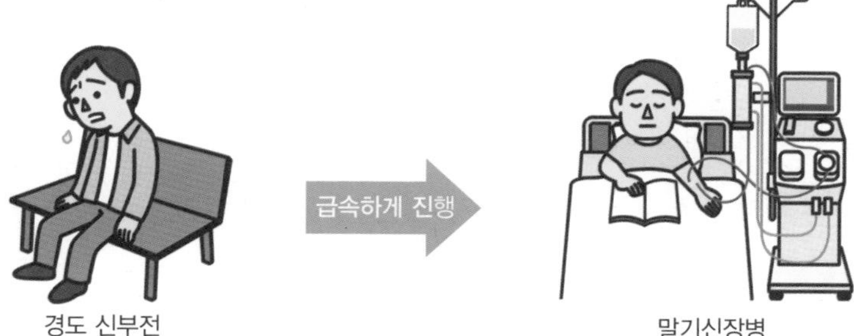

경도 신부전 / 말기신장병

초승달 사구체신염

사구체의 혈관이 손상되면 백혈구나 상피세포가 초승달을 만든다. 섬유화되면 신장이 제기능을 할 수 없게 된다.

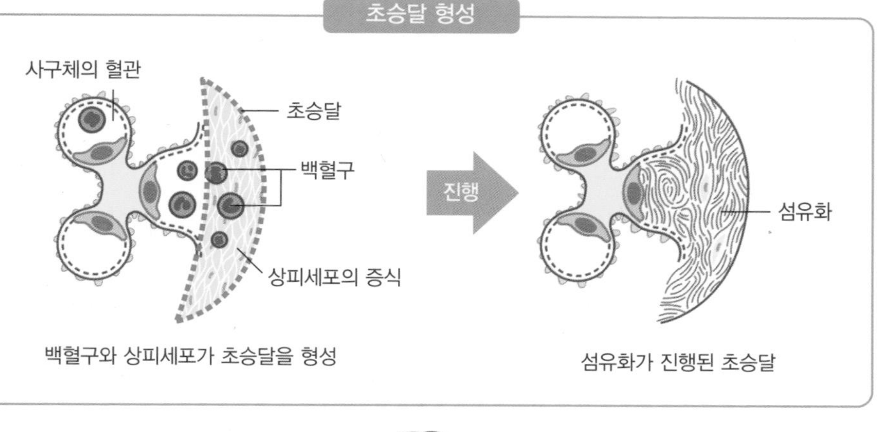

백혈구와 상피세포가 초승달을 형성 / 섬유화가 진행된 초승달

객혈, 폐렴

복통, 소화기 출혈

자반

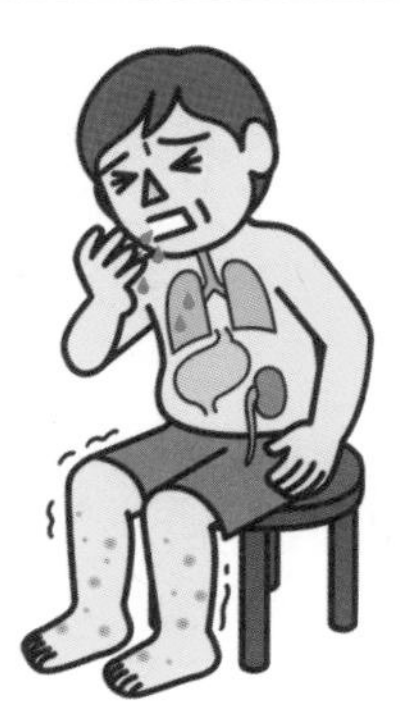

혈뇨, 단백뇨, 초승달 형성

온몸의 작은 혈관에 염증을 일으키고 객혈 등을 보이기도 한다.

신증후군

POINT

- 심한 단백뇨와 저알부민혈증을 보이는 질병이다.
- 미세변화신증후군이 많다.
- 알부민의 상실로 혈장 삼투압이 떨어져 부종이 생긴다.

심한 단백뇨를 볼 수 있는 콩팥병

신증후군은 심한 단백뇨와 저알부민혈증이라는 공통점을 가진 몇 가지 병을 통틀어 이른다. 이 질병은 대개 부종이 있고 고콜레스테롤혈증을 동반하는 경우가 많은 것도 특징이다.

신증후군의 대표적인 병으로는 미세변화신증후군이 있다. 미세변화는 신장 조직을 떼서 전자현미경으로 봐야 알 수 있는 변화라는 뜻으로, 사구체의 혈관 벽을 만드는 사구체 상피세포(발세포, P.38 참조)의 발돌기가 소실된 모습을 말한다.

소변에 대량의 알부민이 나오면서 부종을 일으킨다

미세변화신증후군은 3~6세 정도의 어린이나 젊은이에게 많은 질병이다. 고령자도 걸릴 수 있다. 갑자기 얼굴이나 다리에 심한 부종이 나타나고 그만큼 체중이 증가한다. 또한 소변 검사를 통해 심한 단백뇨를 확인할 수 있다. 소변에 나오는 단백질은 대부분 알부민이다. 알부민은 혈장에 존재하는 단백질로 가장 많은 데다 분자가 작아 사구체 벽이 조금이라도 손상되어 있으면 그곳을 빠져나가기 쉽기 때문이다. 알부민에는 혈장의 삼투압(oncotic pressure, 교질삼투압)을 유지하는 작용을 한다. 대량의 알부민을 상실한 결과, 혈액의 삼투압이 떨어지고 사이질 간에 삼투압 차가 생겨 물이 혈관에서 사이질로 많이 나와 심한 부종이 되는 것이다.

부종은 스테로이드 약과 이뇨제를 투여하면 낫지만, 재발하는 경우도 많다.

시험에 나오는 어구

신증후군
심한 단백뇨와 그로 인한 알부민혈증을 일으키는 질을 통틀어 말한다. 대개 부을 동반하며 고콜레스트롤증을 보이는 경우가 많다.

미세변화신증후군
신증후군 중 가장 많은 이다. 어린이에게 많고 신 조직을 전자현미경으로 면 사구체 상피세포의 발기가 상실되어 있다는 것 알 수 있다.

알부민
혈장에 존재하는 단백질 말한다. 단백질 중에서는 자가 작으며, 혈장의 삼투을 유지하는 작용을 한다.

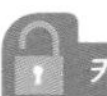
키워드

교질삼투압(oncotic pressure)
알부민에 의해 유지되는 투압을 말한다.

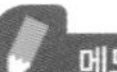
메모

어린이 신증후군
80%는 미세변화신증후군이

신증후군

단백뇨와 저알부민혈증을 볼 수 있는 질병을 통틀어 말한다. 미세변화신증후군이 가장 많고 그 밖에 구상 분절성사구체경화증, 막성신병증 등의 질병이 있다. IgA신병증이나 루푸스신염(P.162 참조)도 신증후군이라고 할 수 있다.

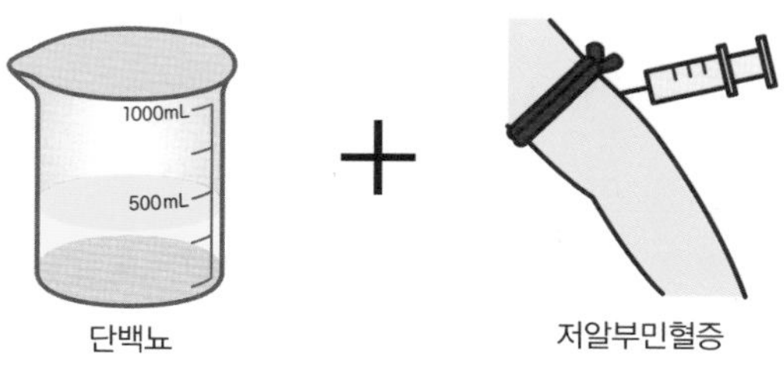

단백뇨　　　　저알부민혈증

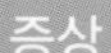

미세변화신증후군

신증후군 중에서 가장 많다. 유아에게 흔히 볼 수 있는데, 전자현미경으로 사구체 상피세포의 발돌기 소실을 확인할 수 있다.

증상

부종
- 얼굴이나 다리에 현저하다.

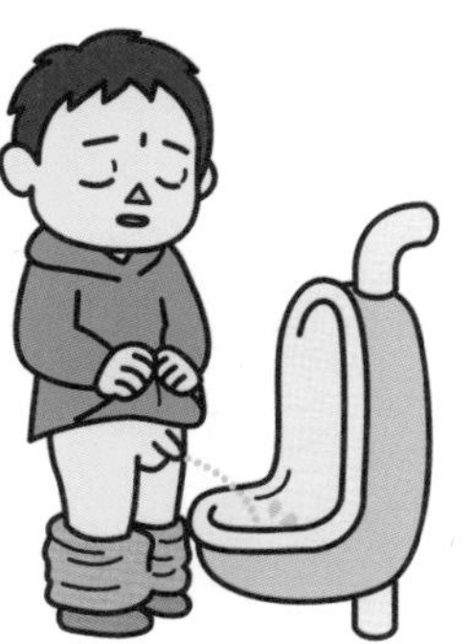

혈액 검사
- 저알부민혈증
- 고콜레스테롤혈증

소변 검사
- 단백뇨
- 혈뇨는 거의 없다.

전자현미경 소견

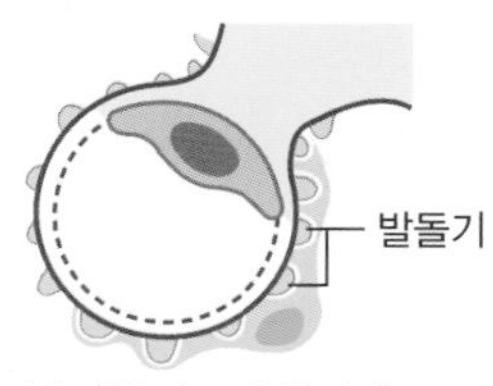

정상적인 사구체 혈관벽

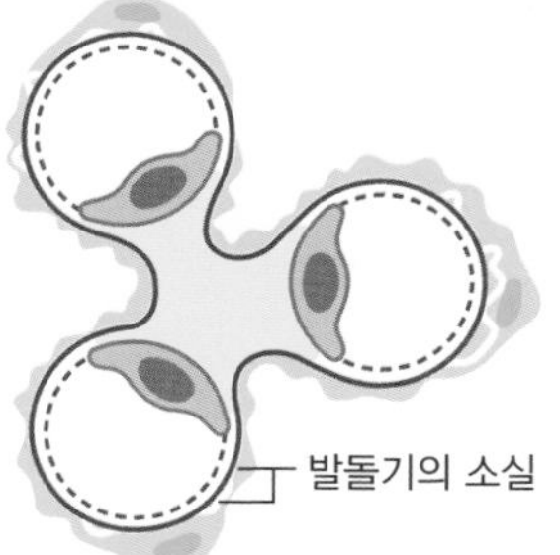

미세변화신증후군의 사구체 혈관벽

IgA 신병증·루푸스신염

POINT
- IgA신병증은 면역글로불린인 IgA가 사구체에 침착해 일어난다.
- IgA신병증은 대부분 무증상으로 건강 검진을 하다가 우연히 알게 되는 경우가 많다
- 루푸스신염은 전신홍반루프스(루프스)라는 자가면역질환을 동반하는 신장염이다.

기회 혈뇨로 IgA신병증을 발견하기도

IgA신병증은 인두 등에 세균이나 바이러스가 감염되면서 만들어진 면역글로불린 IgA가 어떤 이유로 사구체의 메산지움 영역(P.38 참조)에 침착하고 여기서 염증을 일으킨 것으로, 만성으로 진행되는 신장염 중 가장 많은 질병이다. 하지만 발병해도 자각 증상이 거의 없고 진행도 느리기 때문에 조기에 발견하기 어렵다. 건강검진에서 소변검사를 하다가 혈뇨나 단백뇨(기회 혈뇨, 기회 단백뇨)가 발견되어 우연히 병을 발견하기도 하고, 감기에 걸렸을 때 육안으로 알 수 있는 혈뇨가 나와 발견하기도 한다.

경증이라면 저염이나 혈압 관리 등 생활 습관만 개선해도 안정된 상태를 유지할 수 있다. 하지만 20년 이상 세월이 흐르면서 말기신부전으로 진행되는 사람도 있다.

자가면역질환으로 일어나는 신장염

루푸스신염은 전신홍반루푸스(SLE)와 함께 일어나는 신장염이다. 전신홍반루푸스는 면역 체계가 자신을 공격해 온몸 곳곳에 염증이 생기는 자가면역질환이라고 볼 수 있다. 자기 자신의 항원과 그에 대한 항체가 결합된 면역복합체가 사구체에 침착되고 거기에 염증이 생겨면서 단백뇨, 혈뇨(다수는 현미경적)와 같은 증상을 동반한다. 루푸스신염은 갑자기 악화되거나 신부전으로 진행되는 것을 막기 위해 증상이나 신부전 정도에 맞춰 스테로이드제로 치료하는 경우가 많다.

시험에 나오는 어구

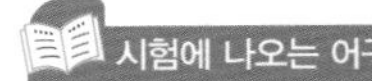

IgA신병증
IgA가 사구체에 침착해 메산지움 영역에 염증을 일으킨다. 대부분 무증상이어서 조기 발견이 어렵다.

루푸스신염
자가면역질환인 전신홍반루푸스에 따른 신장염.

키워드

IgA
5종류(IgG, IgM, IgA, IgD, IgE) 면역글로불린 중 하나. 면역글로불린의 Im–munoglobulin을 줄여 Ig라고 쓴다.

기회 단백뇨, 기회 혈뇨
건강검진에서 우연히 발견되는 혈뇨나 단백뇨 또는 이로 인해 질병의 발견으로 이어지는 것을 말한다.

루푸스(낭창)
lupus(루프스)는 라틴어로 늑대를 말한다. SLE(Systemic Lupus Erythematosus)에서 볼 수 있는 특징적인 붉은 반점이 늑대의 물어뜯은 흔적처럼 보여서 이와 같은 이름이 붙었다.

자가면역질환
면역이 본래 공격할 필요가 없는 자기 자신에 대해 항체(자기항체)를 만들기 때문에 생기는 병을 말한다.

IgA신병증

IgA신병증은 면역글로불린 IgA가 사구체의 메산지움 영역에 침착하고 이곳에서 염증을 일으키는 질병이다. 건강검진에서 소변 검사를 하다가 우연히 발견되는 경우가 많다.

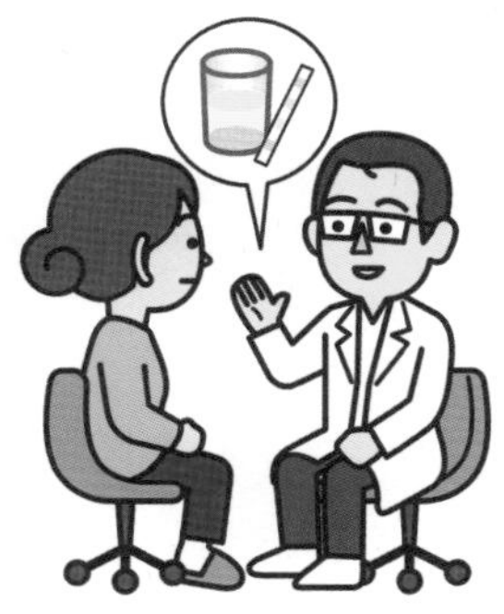

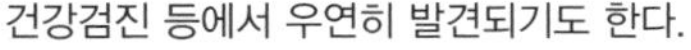
건강검진 등에서 우연히 발견되기도 한다.

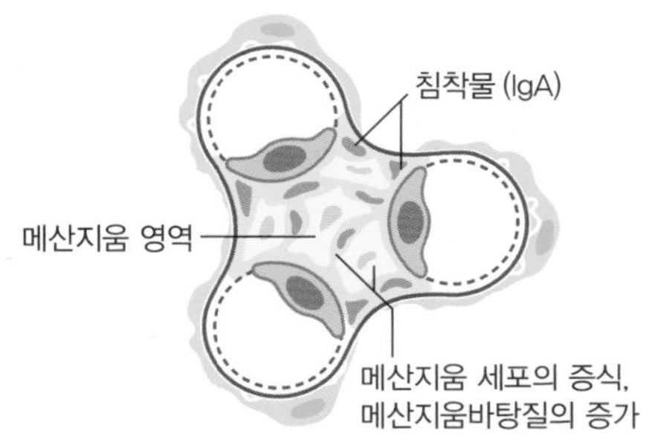

사구체의 메산지움 영역에 IgA가 침착한다.

루푸스신염

자가면역질환인 전신홍반루푸스(SLE)와 함께 일어나는 신장염을 말한다. 자가항체에 의한 면역복합체가 사구체에 침착되면서 염증이 생긴다.

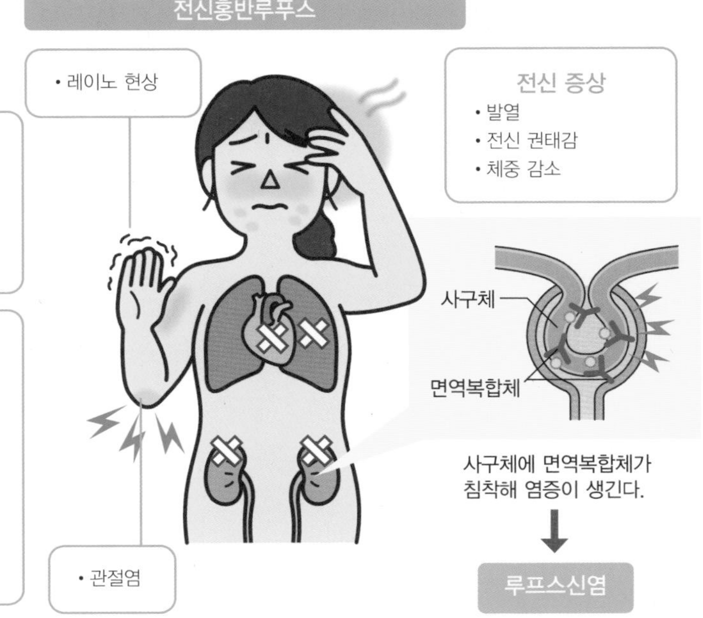

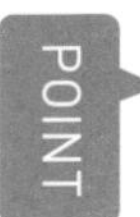

당뇨병신병증

POINT
- 당뇨병신병증은 당뇨 합병증으로 신부전이 되기도 한다.
- 고혈당으로 인해 혈관이 손상되고 사구체가 장애를 받는다.
- 투석 요법을 시작하는 원인 질환 1위이다.

당뇨병신병증은 당뇨병의 3대 합병증 중 하나

당뇨병신병증은 당뇨병의 합병증 중 하나이다. 당뇨병 환자가 증가하는 추세여서 신증 환자 또한 증가하고 있다. 현재 투석요법을 하는 원인 질환 1위가 당뇨병신병증이다.

당뇨병은 췌장에서 분비되는 인슐린의 작용 부족으로 고혈당 상태가 지속되는 질병이다. 원인불명으로 인슐린이 분비되지 않게 되는 1형 당뇨, 유전적인 소인에 생활 습관 문제 등이 겹쳐 발병하는 2형 당뇨병으로 나누어지는데, 환자의 대부분이 2형 당뇨병이다. 대부분은 적절한 치료나 생활 습관 개선을 통해 건강한 사람과 동일하게 생활할 수 있지만, 혈당 조절을 잘하지 못하면 신장병증, 망막증, 신경장애 당뇨병 3대 합병증이나 동맥경화가 진행된다. 또한 쉽게 감염되기도 해서 다리에 생긴 작은 상처가 궤양이나 괴저로 발전하여 절단해야 하는 일도 발생한다.

사구체가 손상되어 사구체경화라고 불리는 상태로

고혈당 상태가 계속되면 온몸의 혈관이 손상되기 시작한다. 그리고 혈관 덩어리인 사구체에도 상해가 미치게 된다. 이렇게 되면 사구체 기저막이 두꺼워지고 메산지움바탕질이 증가하여 사구체경화라고 불리는 상태가 된다. 사구체가 제대로 작동하지 않는 상태에 이르게 되면 신장이 제기능을 하지 못한다.

신장병증의 합병증은 삶의 질을 떨어뜨리고 환자를 힘들게 한다. 당뇨병 치료를 확실히 해서 신장병증 같은 합병증을 예방하는 것이 무엇보다 중요하다고 할 수 있다.

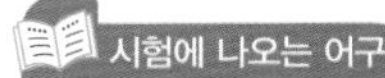

당뇨병신병증
당뇨병의 합병증 중 하나이다 진행되면 신부전에 이르러 투석요법이 필요하다.

당뇨병
인슐린의 작용 부족으로 고혈당 상태가 오래 지속되는 질병을 말한다. 원인불명으로 인슐린이 나오지 않게 되는 1형 당뇨와 생활 습관병이 원인인 2형 당뇨가 있는데, 대부분은 2형 당뇨이다.

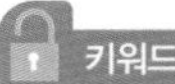

당뇨병 3대 합병증
신장병증, 망막증, 신경장애 등 3가지이다. 고혈당에 의해 온몸의 가는 혈관이나 신경이 손상되면서 일어난다.

당뇨병의 합병증

고혈당 상태가 오래 지속되는 당뇨병은 온몸의 혈관이나 신경이 세포의 대사장애로 인해 손상된다. 그 결과, 신장병증, 망막증, 신경장애의 3대 합병증이나 동맥경화 등의 합병증이 일어난다.

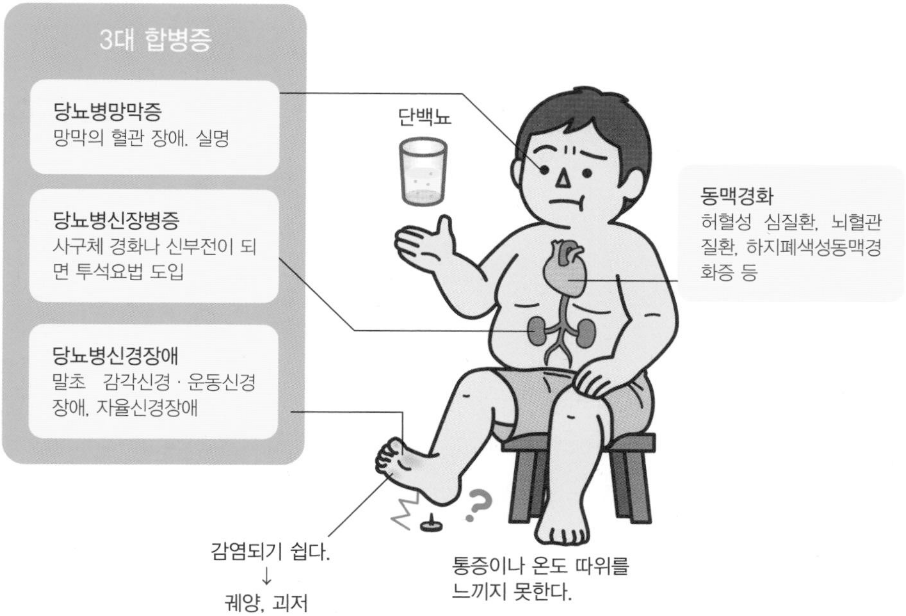

3대 합병증

당뇨병망막증
망막의 혈관 장애. 실명

당뇨병신장병증
사구체 경화나 신부전이 되면 투석요법 도입

당뇨병신경장애
말초 감각신경 · 운동신경 장애, 자율신경장애

단백뇨

동맥경화
허혈성 심질환, 뇌혈관 질환, 하지폐색성동맥경화증 등

감염되기 쉽다.
↓
궤양, 괴저

통증이나 온도 따위를 느끼지 못한다.

당뇨병신병증 발병의 메커니즘

고혈당과 고혈압 등으로 인해 사구체의 혈관벽이 손상돼 사구체경화 상태가 된다.

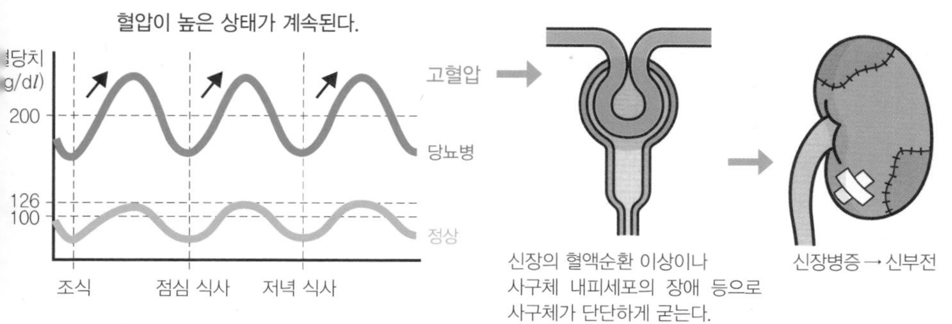

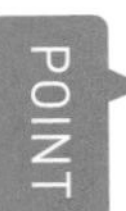

통풍신병증

POINT

- 통풍신병증은 통풍이나 고요산혈증을 동반하는 콩팥병을 말한다.
- 덩어리가 된 요산이 신장의 수질에 쌓여 염증을 일으킨다.
- 고요산혈증을 개선하면 통풍신병증을 예방할 수 있다.

요산의 결정이 신장의 수질에 쌓여 염증을 일으킨다

통풍신병증은 통풍과 고요산혈증에 따라 일어나는 신장질환이다. 요산(P.58 참조)은 핵산에 포함되는 푸린의 대사산물로, 이것이 혈중에 너무 늘어난 상태를 고요산혈증이라고 한다. 물에 잘 녹지 않는 요산은 과잉이 되면 결정을 만들고 그것이 엄지발가락 등으로부터 단지 어딘가에 쌓이면 염증이 생겨 심한 통증이 생긴다. 이것이 바로 통풍이다. 통풍신병증은 요산의 결정이 신장의 수질에 쌓여 염증이 생긴 것이다. 신세관이나 집합관과 그 주위의 사이질이 손상되어 기능이 떨어지기 때문에 원뇨로부터 몸에 필요한 것을 재흡수하는 기능이 저하된다. 통풍에는 고혈압을 동반하는 경우가 많고, 통풍신병증과 고혈압이 겹쳐 신장 기능이 서서히 떨어지면 머지않아 신부전에 이를 수 있다.

고요산혈증을 개선하여 통풍신병증을 예방한다

건강진단 등에서 고요산혈증을 지적받은 적이 있는 사람은 통풍신병증을 예방하기 위해서도 생활 습관의 개선을 도모하면서 필요하면 약물치료를 계속하는 것이 중요하다. 요산은 알칼리용액 쪽이 녹기 쉽기 때문에 소변을 알칼리성으로 하면 소변에 녹아 나오는 양을 늘릴 수 있다. 따라서 구연산 제제가 처방되는데, 야채와 과일, 해조 등을 많이 섭취하는 것도 효과적이다. 하지만 채소 중에는 과잉섭취가 좋지 않은 것이 있으므로 의사나 관리 영양사의 지도에 따라야 한다. 동시에 소변량이 짙어지지 않도록 충분히 수분을 섭취하는 것도 중요하다. 또한 정기적인 신장 기능의 체크를 게을리하지 않도록 하자.

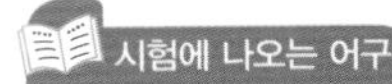

시험에 나오는 어구

통풍신병증
통풍이나 고요산혈증에 의해 일어나는 콩팥병을 말한다. 결정이 된 요산이 신장의 수질에 쌓여 염증을 일으킨다. 진행되면 신부전에 이른다.

통풍
혈중에서 결정이 된 요산이 몸의 어딘가에 쌓여 거기서 염증을 일으킨 것을 말한다. 엄지발가락에 쌓이는 경우가 많아 걸을 수 없을 정도의 극심한 통증을 동반한다.

고요산혈증
혈액 내에 요산 농도가 비정상적으로 높은 것을 말한다. 요산치가 혈액 성분인 혈청 100ml당 7mg을 넘으면 고요산혈증이다. 요산치가 높은 것만으로는 무증상일 수도 있다.

요산
핵산에 포함된 푸린의 대사산물을 말한다. 물에 잘 녹지 않고 혈중에 늘어나면 결정이 되고 몸 어딘가에 쌓여 거기서 염증을 일으키는 것이 통풍이다.

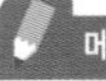

메모

통풍 명칭의 유래
바람만 불어도 자극이 되고 아플 정도로 심한 통증이어서 통풍이라는 이름이 붙었다고 한다.

요산이 쌓이기 쉬운 장소와 통풍신병증

혈중 농도가 높아져 결정을 만든 요산은 엄지발가락 관절 부분에 쌓이기 쉽다. 신장의 수질에 요산의 결정이 쌓여 염증이 생긴 것이 통풍신병증이다.

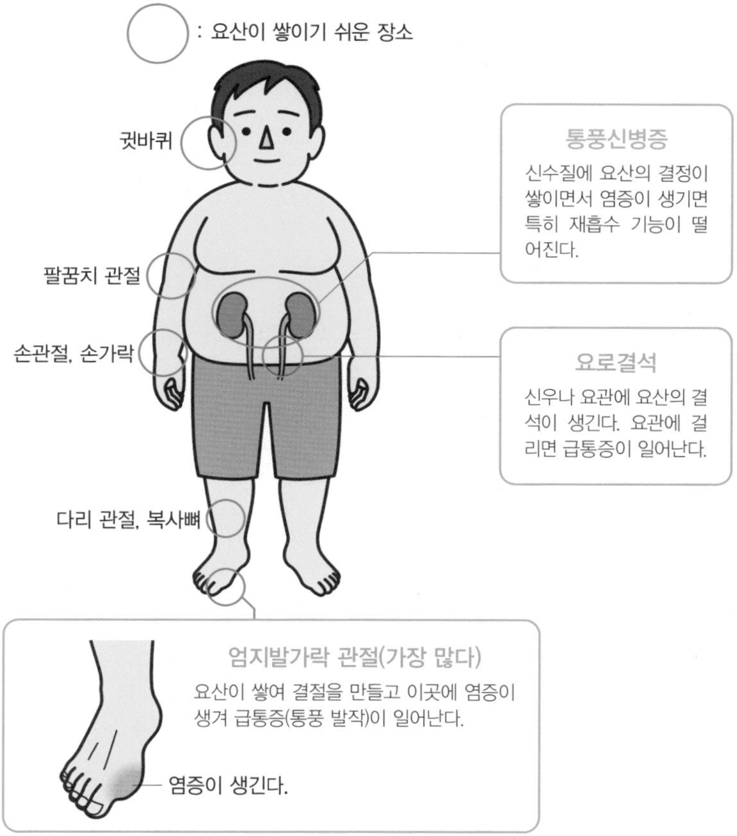

○ : 요산이 쌓이기 쉬운 장소

귓바퀴

팔꿈치 관절

손관절, 손가락

다리 관절, 복사뼈

통풍신병증

신수질에 요산의 결정이 쌓이면서 염증이 생기면 특히 재흡수 기능이 떨어진다.

요로결석

신우나 요관에 요산의 결석이 생긴다. 요관에 걸리면 급통증이 일어난다.

엄지발가락 관절(가장 많다)

요산이 쌓여 결절을 만들고 이곳에 염증이 생겨 급통증(통풍 발작)이 일어난다.

염증이 생긴다.

통풍신병증 예방을 위해

퓨린이 많은 식품을 삼간다. 소변에 녹아 나오는 양을 늘리기 위해 채소 등 소변을 알칼리성으로 만드는 식품을 적극적으로 섭취하고 수분을 충분히 섭취한다.

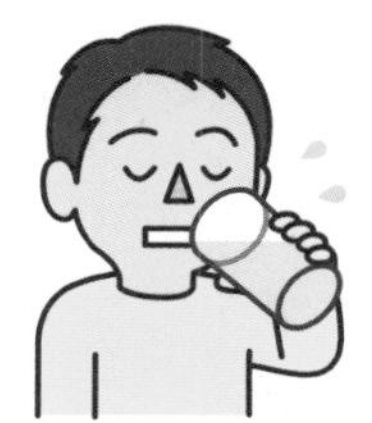

야채나 과일은 적당히 섭취하고, 수분은 충분히 섭취한다.

사구체경화증

POINT
- 일반적으로는 만성 고혈압으로 인한 고혈압신장경화증을 가리킨다.
- 고혈압이 심하면 급속히 악화되는 악성 신장경화증도 있다.
- 고혈압은 무증상이라도 조기 치료와 정기적인 건강 체크가 중요하다.

만성 고혈압은 신장을 손상시킨다

사구체경화증은 고혈압으로 인해 신장 기능에 장애가 일어나는 질병이다. 일반적으로 오랜 기간에 걸친 고혈압으로 신장 혈관에 부담이 되어 콩팥소체의 들세동맥이나 사구체, 신세관이나 사이질이 위축, 섬유화되어 신장이 딱딱해지는 고혈압신장경화증을 말한다. 고혈압신장경화증에는 이완기 혈압이 130mmHg을 넘을 정도로 심한 고혈압 때문에 신장 기능이 급속히 악화되는 악성 고혈압신장경화증도 있다. 고혈압신장경화증의 경우에는 만성 고혈압이 원인인데다 진행도 느리고 신장 장애 증상도 잘 나타나지 않기 때문에 자각하지 못하는 경우도 적지 않다. 검진 결과 혈압이 높다는 진단을 받았다면 의사의 지시에 따라 생활 습관을 개선하고 필요할 경우에는 빨리 약물치료를 시작하는 것이 좋다. 그리고 정기적으로 신장 기능을 체크하도록 하자.

만성콩팥병 치료와 고혈압 치료

신장 기능이 떨어졌을 경우 만성콩팥병(CKD, P.152 참조)으로 대처할 필요가 있다. 단백뇨의 정도와 사구체 여과율을 평가하여 중증도를 판정하고 그에 따른 치료를 하는 것이다.

한편, 만성콩팥병의 원인인 혈압 관리도 해야 한다. 집이나 직장에 있을 때도 혈압을 측정하고 그 변화를 기록한다. 또한 혈압약을 복용하는 동시에 염분 제한 등의 식생활을 개선해 나간다. 적당한 운동을 습관화하고 일상생활량을 늘릴 뿐 아니라 금연과 절주로 일상생활을 관리한다.

시험에 나오는 어구

사구체경화증
고혈압 때문에 신장이 제 능을 하지 못하는 병을 말 다. 일반적으로는 만성 고 압으로 인해 천천히 진행 는 고혈압신장경화증을 리킨다. 고혈압이 심해 급 히 진행되는 악성 신장경 증도 있다.

고혈압성 사구체경화증
만성 고혈압이 있으면 신 의 혈관이나 신장단위가 상되고 신장이 딱딱하게 해간다. 신장 기능이 저 되면 만성콩팥병 상태가 수 있다.

악성 사구체경화증
이완기 혈압이 130mmHg 넘는 심한 고혈압이 있으 신장 장애가 급속히 악화 다. 적절한 치료를 하지 않 면 신부전에 이른다.

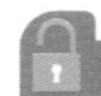
키워드

고혈압
일반적으로 수축기/확장기 압이 140/90mmHg을 넘으 고혈압이라고 한다. 고혈압 대부분 원인 불명의 본태고 압이나 신장 장애도 고혈압 원인이 될 수 있다.

고혈압이 신장을 손상시킨다

고혈압이 있으면 신장 내 동맥에도 동맥경화가 진행되어 들세동맥에서 사구체로 가는 혈류가 줄어들고 사구체나 신세관, 사이질도 손상되어 간다.

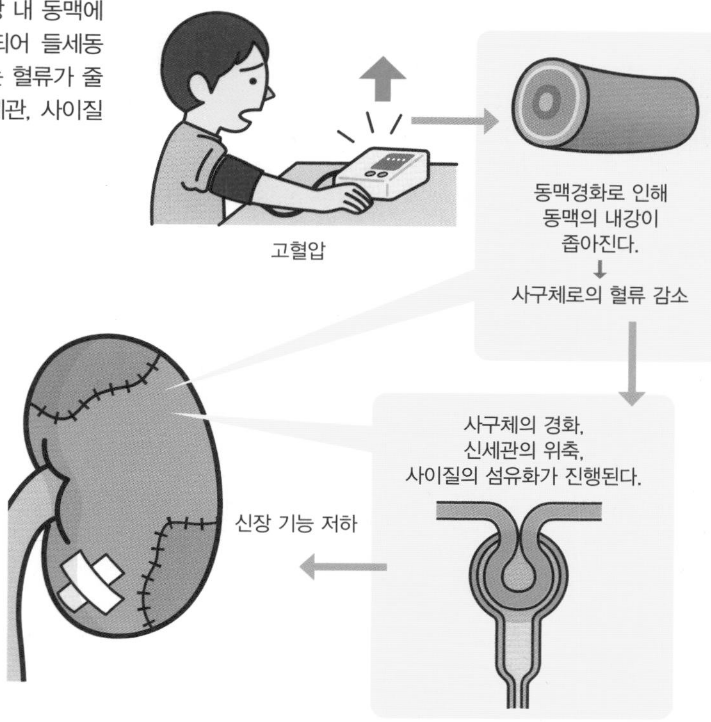

동맥의 내강이

사구체로의 혈류 감소
사구체의 경화,
신세관의 위축,
사이질의 섬유화가 진행된다.

사구체경화증의 치료

콩팥(신장) 기능을 평가하여 만성콩팥병을 치료하고 혈압약을 복용하는 동시에 생활 습관을 개선하여 고혈압을 치료한다.

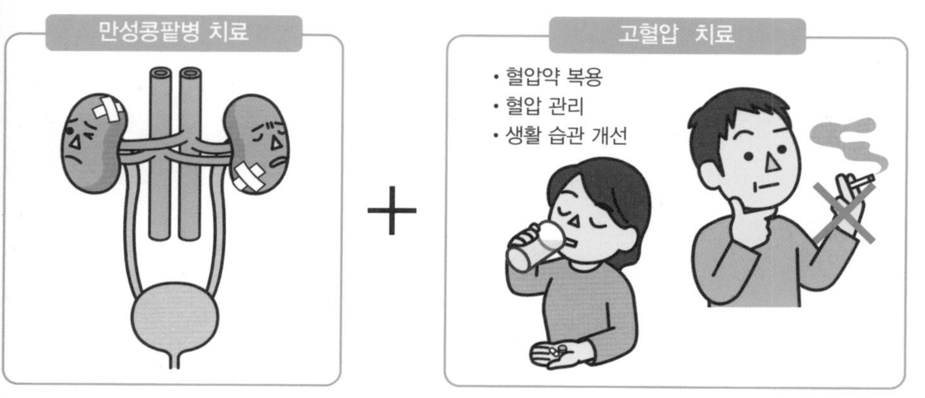
만성콩팥병 치료
고혈압 치료
• 혈압약 복용
• 혈압 관리
• 생활 습관 개선

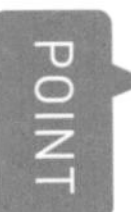

허혈신병증, 신장경색증

POINT

- 신장동맥이 협착되어 신장으로 가는 혈류가 줄어드는 허혈신병증은 진행성이다.
- 허혈신병증인 경우는 신장이 혈압을 올리려고 레닌을 분비한다.
- 신장동맥이나 동맥 어딘가가 막힌 것을 신장경색증이라고 한다.

신장동맥이 협착되어 신장으로 가는 혈류가 줄어들면…

허혈신병증은 신장동맥이 동맥경화로 인해 협착되어 신장으로 가는 혈류가 줄어들고 신장 기능이 악화되는 진행성 질병이다. 동맥경화가 진행되면서 서서히 악화하기 때문에 자각 증상이 거의 없고, 소변검사를 해도 눈에 띄는 이상을 발견하지 못할 수 있다. 신장 기능의 저하와 그 정도는 혈청 크레아티닌 값의 상승 등 검사 데이터로 확인한다. 혈류가 줄어든 신장이 혈류를 늘리려고 레닌(P.86 참조)을 분비하면 보통 혈압이 올라가지만, 혈압 상승을 보이지 않는 경우도 있다.

허혈신병증 치료는 기본적으로 혈압을 조절하는 것이다. 혈압 조절이 되지 않아 신장 기능이 떨어져 있는 경우에는 협착된 신장동맥을 넓히기 위한 수술을 하기도 한다.

신장에 혈액을 보내는 동맥 어딘가가 막히면…

신장동맥이나 그곳에서 갈라져 가늘어져 가는 동맥의 어딘가가 갑자기 막히는 것을 신장경색증이라고 한다. 신장의 동맥은 끝동맥(P.28 참조)으로 우회로가 없다. 경련이 일어난 것처럼 심장이 빠르고 불규칙적으로 뛰는 질환인 심방세동, 감염에 의한 심내막염, 외상 등으로 인해 생긴 혈액이나 콜레스테롤 등의 덩어리(혈전)가 상류에서 흘러와 신장동맥에 막히는 것이다. 발병하면 옆구리에 극심한 통증이 있거나 메스꺼움과 구토, 혈뇨와 단백뇨가 보인다. 혈전용해요법 등으로 막힌 덩어리를 녹이는 치료나 그것으로 효과가 없으면 수술을 하기도 한다.

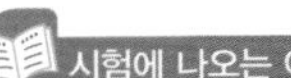

시험에 나오는 어구

허혈신병증
신장동맥의 협착으로 신장으로 가는 혈류가 줄어들면서 신장 기능이 떨어지는 진행성 질병을 말한다. 신장이 혈류를 늘리려고 레닌을 분비하기 때문에 혈압이 올라간다.

신장경색증
신장동맥이나 여기서 분기한 동맥의 어딘가가 막힘으로서 혈류가 정상적으로 공급되지 않아 신장 조직이 괴사하는 것을 말한다.

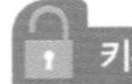

키워드

허혈
혈관이 막히거나 좁아져 필요한 혈액을 공급받지 못하는 상태를 말한다. 세포에 산소나 영양소를 보내지 못하기 때문에 기능이 현저하게 떨어지거나 괴사한다.

끝동맥
동맥 분포의 한 형태로 소동맥 간에 이어진 부분이 없어 우회전할 수 없는 동맥을 말한다. 어딘가가 막히면 그 앞으로 혈액이 가지 못하기 때문에 조직이 괴사한다.

허혈신병증

발병 기전

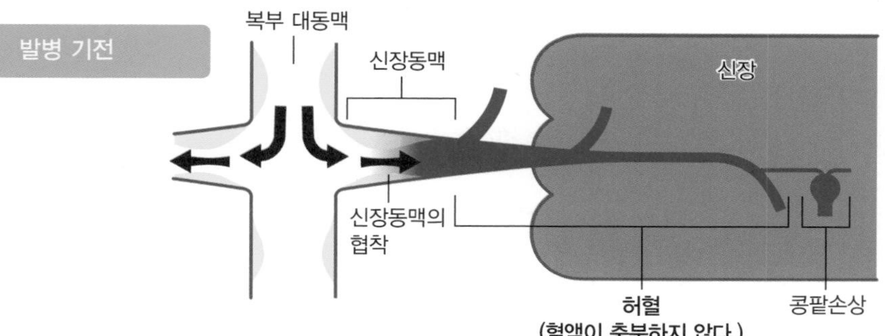

신장동맥의 협착으로 신장에 충분한 혈액을 보내지 못하면 신장의 기능이 떨어진다. 진행성으로, 자각 증상이나 소변 검사에 의한 이상이 부족하다.

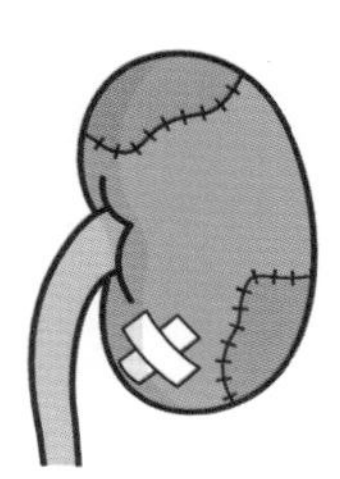

주요 증상

- 진행성 신장 기능 저하
- 복부의 혈관 잡음
- 조절이 어려운 고혈압
- 소변검사를 해도 이상이 나타나지 않고 자각 증상도 없다.

신장경색증

발병 기전

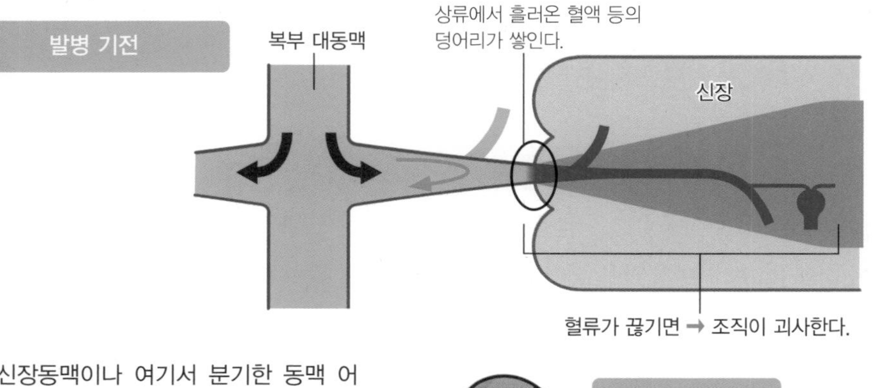

신장동맥이나 여기서 분기한 동맥 어딘가에 핏덩어리가 쌓여 그 끝에 혈액을 보내지 못하게 되면 조직이 괴사하고 심한 옆구리 통증 등의 증상이 나타난다.

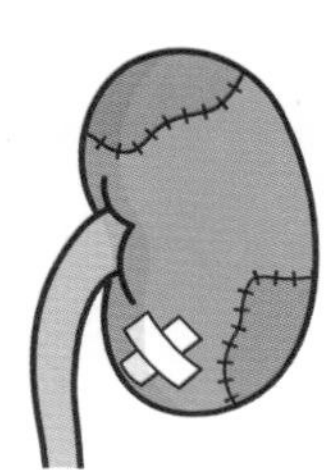

주요 증상

- 메스꺼움이나 구토
- 심한 옆구리 통증
- 고혈압(일과성)
- 혈뇨나 단백뇨

다낭콩팥병

POINT

- 성인이 되어 발견되는 상염색체우성 다낭콩팥병이다.
- 태어나자마자 죽기도 하는 상염색체열성 다낭콩팥병이다.
- 병을 완전히 고치기는 어렵고 신부전에 이르면 투석을 하거나 신장 이식을 한다.

성인이 되고 나서 발견되는 낭성신장

내벽이 있고 그 속에 액체가 들어 있는 주머니를 낭(물혹)이라고 하는데, 신장에 낭이 많이 생기는 것을 다낭콩팥병이라고 한다. 다낭콩팥병은 유전자에 이상이 있을 때 생기는 질병으로, 상염색체우성 다낭콩팥병과 상염색체열성 다낭콩팥병이 있다.

상염색체우성 다낭콩팥병은 30~40대 무렵까지는 거의 증상이 없어 종합건강검진이나 육안혈뇨, 단백뇨와 고혈압 등을 계기로 발견하는 경우가 많다.

점점 낭이 증가하고 커지면 신장의 기능이 떨어지는데, 결국 신부전에 이르러 투석을 해야 하는 경우도 적지 않다. 또한 간과 췌장의 낭 외에 뇌동맥류와 겹쳐 생기는 경우가 많아 뇌출혈(거미막하출혈)이 발생할 수 있다. 다낭콩팥병을 치료할 때는 기본적으로 혈압 조절을 하면서 뇌출혈 등 합병증에 대한 대책을 세워야 한다.

태어나자마자 죽는 경우도 많은 낭성신장

상염색체열성 다낭콩팥병은 태아 시기부터 발병하는 질병이다. 양쪽 신장에 2mm 이내의 작은 낭이 빽빽이 생겨 신장이 많이 붓고 신장 본래의 조직은 섬유화된다. 폐형성저하증(폐가 작아서 출생 직후부터 폐호흡을 통해 충분히 가스 교환을 할 수 없는 상태)이나 간·담낭의 섬유화 같은 이상이 함께 나타나는 일도 많다. 다낭콩팥병이 있으면 태어나자마자 죽을 수도 있다. 폐형성저항증이 가벼워 오래 살 수 있는 경우에도 완전히 고치기 어렵기 때문에 신부전이나 간 장애 등의 대증요법을 계속하면서 신장 이식이나 간 이식을 검토해야 한다.

시험에 나오는 어

다낭콩팥병
신장에 많은 낭이 생기는 을 말한다. 유전자에 이상 있을 때 생기는 질병으로, 염색체우성 다낭콩팥병과 염색체열성 다낭콩팥병이 다.

상염색체우성 다낭콩팥
우성 유전자가 그 원인인 성신장으로, 성인이 되어 견되는 경우가 많다. 신부 에 이르기도 하고, 뇌출혈 일으키기도 한다.

상염색체열성 다낭콩팥
태아 시기부터 발병한다. 성유전 낭성신장으로 태어 자마자 죽는 일도 많다. 폐 성저항증이 가벼울 경우에 오래 살 수 있다.

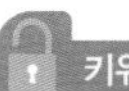
키워드

상염색체
성을 결정하는 성염색체 Y) 이외의 염색체를 상염색 라고 한다. 사람의 체세포 는 22쌍, 44개의 상염색체 있다.

우성, 열성
우성(유전)은 부모의 유전 중 어느 하나에 이상이 있 면 발현되고, 열성(유전)은 모의 유전자 모두 이상이 으면 발현된다. 우성보다 성 쪽의 발현 비율이 낮다.

다낭콩팥병의 종류와 특징

인이 되고 나서 발견되는 경우가 많은 상염색체우성다낭콩팥병과 출생 시에 발견되는 상염색체열성 낭콩팥병이 있다. 모두 유전자의 이상으로 인한 유전성 질환이다.

	상염색체우성 다낭콩팥병	상염색체열성 다낭콩팥병
낭	● 낭의 크기가 다양하다 (최대 몇 cm). ● 신장 표면이 울퉁불퉁 하다.	● 2mm 이내의 작은 낭이 방사상으로 많이 발생한다. ● 신장 표면의 요철이 미세하다.
경과	● 30~40세 무렵까지는 무증상 ● 40세 전후에 발견되는 경우가 많다. (혈뇨, 요통, 단백뇨, 고혈압 등). ● 60세 무렵까지 절반 정도가 말기 신장병이 된다.	● 태아기~태어나자마자 바로 판명 된다. ● 태어나자마자 바로 숨지는 경우도 많다. ● 폐형성저항증이 가벼우면 생존할 수 있지만, 결국 말기신장병에 이른다.
합병증	● 간낭, 췌낭 ● 뇌동맥류 → 고혈압으로 뇌출혈이 발병해 사망할 수 있다. ● 대장게실, 승모판 폐쇄부전증	(장기에 생존한 경우) ● 간의 섬유화, 담관의 형태 이상 → 문맥압항진, 식도정맥류, 간비종 등 ● 신장병, 고혈압, 부종, 작은 키
치료	● 고혈압 치료와 관리 ● 합병증 조절 ● 신장병에 걸렸을 경우에는 투석요법이나 신장 이식	● 신장병에 걸렸을 경우에는 투석요법이나 신장 이식 ● 간섬유증이 있는 경우에는 간 이식을 검토

Column

선천성 콩팥병 '말굽신장'

말굽은 '말의 발톱'을 말한다. 좌우 콩팥이 아랫부분에 연결되어 말굽과 같은 형태가 되는 선천성 질환이다. 콩팥과 연결된 부분과 혈관 사이에 요관이 끼어 소변이 잘 통과되지 않게 되면 수신증, 요관결석, 요로 감염증 등을 일으킬 수 있다. 증상이 가볍다면 치료가 필요 없지만, 심각한 경우에는 수술을 해야 한다.

신장암

POINT
- 근위세관의 세포에 생기는 상피성 악성종양이다.
- 암 검진이나 다른 영상검사를 하다 우연히 발견되는 경우가 많다.
- 화학요법이나 방사선치료 요법에는 저항성을 보인다.

혈뇨 등의 증상을 보일 때는 진행 암

신장암은 신장에 생기는 암으로, 신장세포암이라고도 한다. 암은 근위세관의 세포에서 발생한다. 다른 암과 마찬가지로 신장암도 초기 단계에서는 별 증상이 없다. 어느 정도 진행되면 육안혈뇨, 허리 통증, 복부종괴 등 3대 징후라 불리는 증상을 보이는데, 이러한 증상을 보일 때는 이미 진행되었을 가능성이 크다. 좀 더 진행되면 다른 장기로 전이된다. 신장암의 전이는 혈액을 타고 도는 혈행성으로 폐, 뇌, 간, 뼈로 옮겨가는 경우가 많다.

남성의 경우, 암으로 인해 음낭에 불쾌감이나 통증을 느낄 수 있다. 암이 신장정맥 안으로 돌출하기도 하고 암으로 불어난 신장이 고환정맥을 압박하기도 해서 고환정맥의 혈류가 막히고 음낭정맥에 정맥류가 생기기 때문이다. 이 증상은 혈관 주행의 특징으로 인해 대개 왼쪽에서 일어난다.

전이가 없으면 절제 수술이 기본

최근에는 3대 징후가 계기가 되어 신장암을 발견하는 경우보다 암 검진이나 다른 목적의 영상검사를 하다 발견하는 경우가 많다. 신장암이라는 것을 알게 되면 각종 검사로 암의 크기와 장소, 전이 여부 등을 파악한다.

기존의 항암제를 사용하여 암을 치료하는 화학요법이나 방사선요법은 효과가 없어 전이가 없으면 신장을 통째 또는 부분적으로 절제한다. 수술을 할 수 없는 경우에는 표적치료제나 면역체크포인트 저해제와 같은 새로운 암 치료제로 치료하기도 한다.

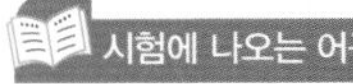

신장암, 신장세포암
신장의 근위세관에서 유라는 암이다. 초기 단계에서 별 증상이 없지만, 진행도 육안혈뇨, 허리 통증, 복부 괴와 같은 3대 징후 증상 나타난다.

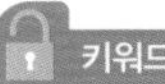

상피성 악성종양
온몸에 전이하여 치명적 해를 주는 종양으로, 우리 흔히 말하는 암이다. 악성 양은 상피성과 비상피성으 나누어지는데, 상피성 암는 식도암, 위암, 방광암, 암 등이 있다. 비상피성 에는 각종 육종이나 혈액이라 불리는 백혈병 등이 함된다.

저항성
치료요법에 저항성을 보다는 말은 그 치료로는 효를 기대할 수 없다는 것을 미한다.

혈행성(전이)
암세포가 원격지로 전이 때 피의 흐름에 따라 한곳서 다른 곳으로 옮겨 가는 을 말한다. 림프관에 들어 전이되는 것을 림프관 전라고 한다.

신장암의 증상

초기 단계에서는 별 증상이 없어 암 검진이나 다른 목적으로 영상 검사를 하다가 발견하는 경우가 많다. 진행암에 걸리면 3대 징후라 불리는 증상이나 전신 증상 등이 나타난다.

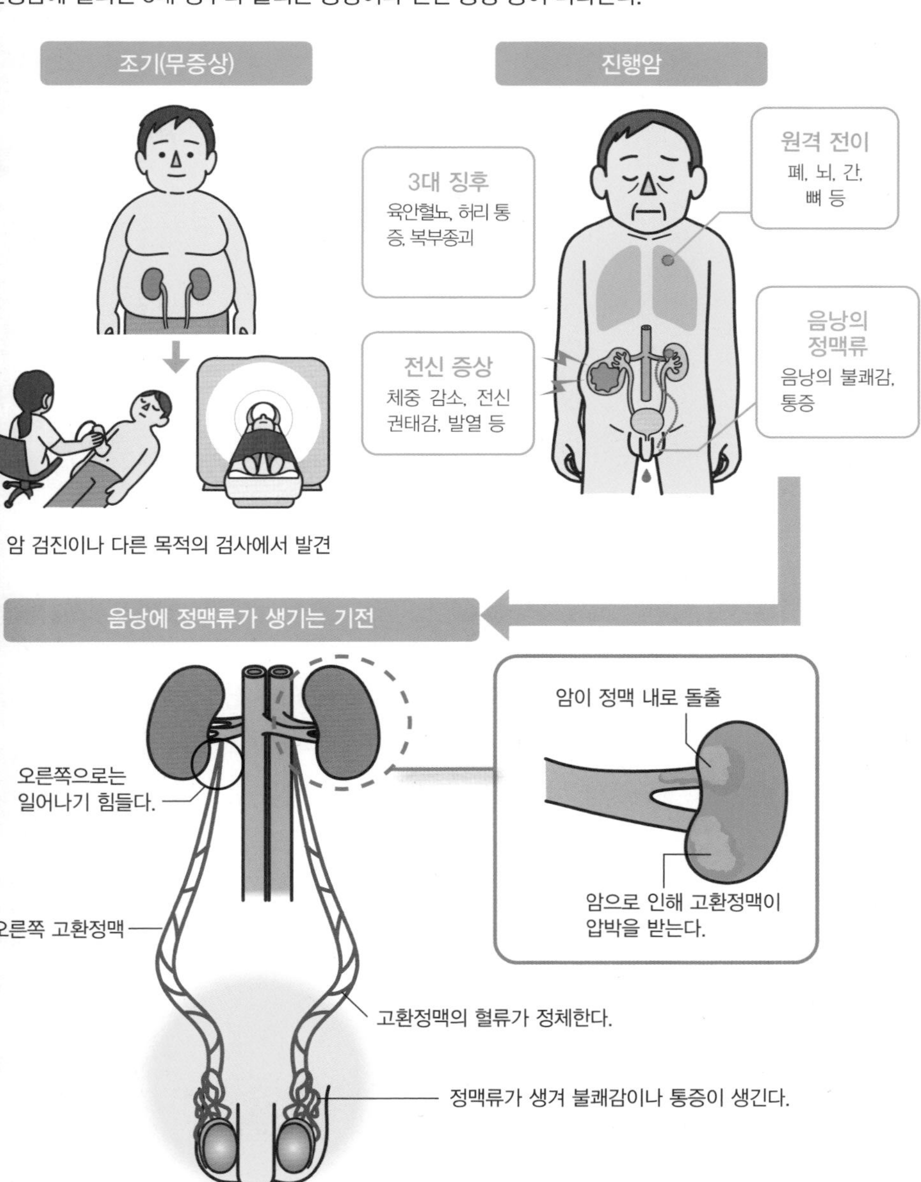

요로결석·요관결석

POINT

- 소변이 배설되는 길에 돌이 생기는 것을 요로결석이라고 한다.
- 돌이 관 부분에 걸려 소변이 막히면 통증이 생긴다.
- 갑자기 심한 통증이 찾아오는 요관결석은 남성에게 많다.

요로 어딘가에 돌이 있는 요로결석

요로 어딘가에서 소변 성분이 굳어져 돌처럼 된 것을 요로결석이라고 한다. 돌이 되는 것은 칼슘이나 마그네슘, 요산 등인데, 만들어진 돌 성분이나 돌이 있는 곳에 따라 돌이 생긴 배경을 추측할 수 있다. 돌이 신우나 요관에 있는 것을 상부 요로결석, 방광이나 요도에 있는 것을 하부 요로결석이라고 한다. 공간이 넓은 신우나 방광에 작은 돌이 있을 뿐이라면 자각 증상이 없지만, 어느 정도 크기가 된 돌이 좁은 곳에 걸리면 극심한 통증이 있다.

갑자기 허리와 옆구리에 통증이 심해지는 요관결석

상부 요로결석 중 요관에 돌이 걸리는 요관결석이 있으면 갑자기 허리와 옆구리, 아랫배에 심한 통증을 느낄 수 있고 메스꺼움이나 구토, 식은땀을 동반한다. 현미경적 혈뇨를 보이지만, 육안혈뇨를 보이기도 한다. 요관결석은 30~40대 남성에게 많고 재발하기 쉬운 것이 특징이다.

요관결석은 대부분 신우로 된 돌이 요관의 생리적 협착부(P.44 참조)에 걸려 일어난다. 상류에서 흘러오는 소변이 막혀 요관이나 신우가 확장되면 수신증 상태가 되어 극심한 통증이 발생한다.

요관결석이 있으면 우선 진통제로 통증을 완화해 주어야 한다. 돌이 1cm 미만이면 돌이 쉽게 녹을 수 있는 약을 투여해 돌을 방광으로 떨어뜨리는 방법을 쓴다. 하지만 효과가 없는 경우에는 내시경으로 제거하거나 몸 밖에서 충격파를 쏘아 돌을 부수는 방법으로 제거한다.

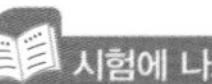
시험에 나오는 어구

요로결석
요로의 어딘가에서 소변 분이 돌이 된 것을 말한다. 우에서 생긴 것을 신결석, 관에 걸린 것을 요관결석, 광 내에 있는 것을 방광결 요도에 막힌 것을 요도결 이라고 한다.

요관결석
요로결석 중 요관에 돌이 힌 것을 말한다. 생리적 협 부에 걸리기 쉽다. 허리나 구리에 심한 통증이 온다.

키워드

요관의 생리적 협착부
요관의 조금 좁아져 있는 분을 말한다. 신우에서 요 으로 이행하는 부분, 총장 동맥과 교차하는 부분, 방 으로 들어가는 부분 등 3 이 있다.

결석 성분
수산칼슘, 인산칼슘, 인산 그네슘암모늄, 요산 등이 다. 상부 요로결석의 경우 는 칼슘을 포함한 것이 대 분을 차지한다.

메모

요로결석의 재발 예방
요로결석은 생활 습관의 제가 원인이기 때문에 재 하기 쉽다. 물을 자주 마셔 돌이 잘 생기지 않게 만드 등의 예방이 중요하다.

요로결석의 종류와 특징

돌이 있는 곳에 따라 4가지로 분류한다. 요로결석의 96%는 상부 요로결석이다. 부위에 따라 돌 모양이 다르다.

상부 요로결석	신장결석	● 증상이 잘 나타나지 않는다. ● 커지면 산호 모양이 된다. ● 소변이 막히면 심한 통증을 유발한다. ● 체외에서 충격파를 쏘아 부수는 방법으로 치료한다.
	요관결석	● 생리적 협착부에 돌이 걸리면 극심한 통증과 혈뇨가 생긴다. ● 별사탕 모양이다. ● 약물이나 물, 운동 등으로 자연 배출을 꾀한다. ● 자연스럽게 나오지 않으면 충격파나 내시경으로 제거한다.
하부 요로결석	방광결석	● 혈뇨, 배뇨통이 생길 수 있고, 요도 쪽이 막히면 요저류 증상이 발생할 수 있다. ● 돌 모양이 크고 둥글다. ● 자연스럽게 나오지 않으면 요도 쪽에서 내시경으로 돌을 제거한다.
	요도결석	● 혈뇨, 단절뇨, 요저류, 통증 등의 증상이 나타난다. ● 자연스럽게 나오지 않으면 요도 쪽에서 내시경으로 돌을 제거한다.

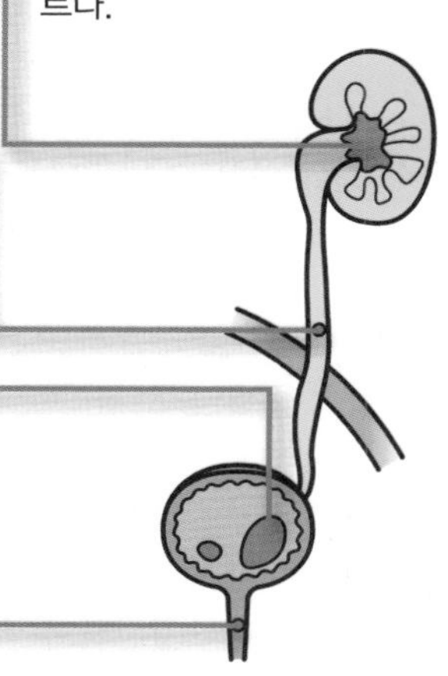

요관결석의 증상과 예방

관결석은 갑작스런 통증 발작으로 시작되는 경우가 많은데, 재발하기 쉬우므로 예방할 필요가 있다. 긴 돌의 종류에 따라 요관결석을 치료하는 방법이 다를 수 있으므로 의사의 지도를 받는 것이 좋다.

요관결석의 증상

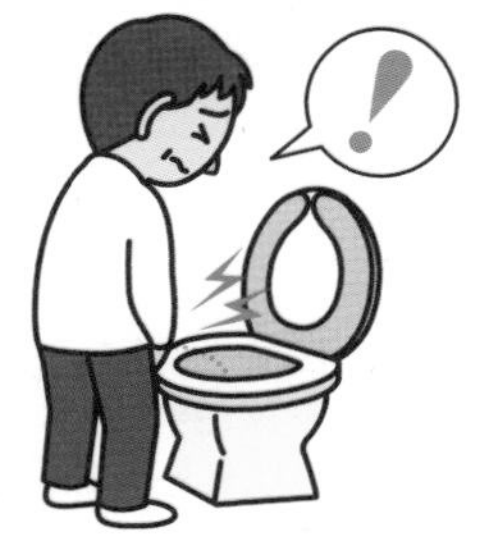

- 생리적 협착부에 돌이 걸리면 증상이 나타난다.
- 혈뇨, 현미경혈뇨를 보이지만, 통증 발작 시에는 육안혈뇨를 보이기도 한다.
- 허리 통증, 옆구리 통증, 아랫배 통증 등 극심한 통증이 주기적으로 지속된다(산통발작).
- 메스꺼움이나 구토, 식은땀을 동반한다.
- 등쪽의 압통

요관결석의 예방

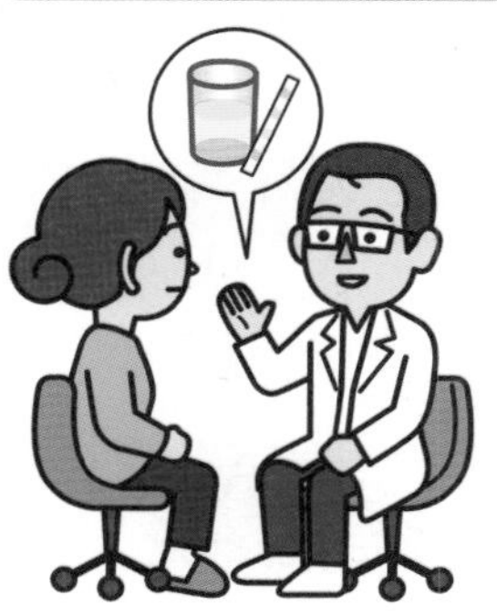

- 수분을 충분히 섭취한다.
- 균형 잡힌 식사를 한다.
- 의사의 지도에 따른다.

신우신염

POINT
- 주로 신우에 대장균이 감염되어 일어난다.
- 여성은 요도가 짧고 요도구가 항문에 가까워 많이 발생한다.
- 항생제를 써서 고치면 되지만, 치료 후에는 재발하지 않도록 해야 한다.

요도구에서 대장균의 상행성 감염이 원인

신우신염은 신우에 세균이 침입하여 신장에까지 염증이 확산되는 질병이다. 대부분은 요도에서 들어온 세균이 방광, 요관, 신우로 들어가는 상행성 감염이지만, 드물게 혈류를 타고 신장에 세균이 침입하는 혈행성 감염도 있다. 신우신염의 원인균은 항문을 통해 들어오는 대장균이 대부분을 차지한다.

보통 방광에서 위로 향하는 요로에는 세균이 없다. 소변을 볼 때마다 떠내려가기 때문이다. 하지만 요도가 짧고 요도구가 항문에 가까운 여성은 요도에서 세균이 들어가기 쉬워 상행성 감염에 이르는 경우가 많다. 월경 중이나 성행위 후 또는 방광이나 요관이 압박을 받아 소변의 흐름이 정체되기 쉬운 임신 중에는 세균에 감염될 위험이 높다. 이 때문에 신우신염은 남성보다 여성에게 훨씬 많다. 방광염에 이어 발병하는 경우가 있는가 하면, 방광염 발병 없이 갑자기 신우신염이 발병하기도 한다.

고열과 허리 통증, 고름뇨 등의 증상이 나타난다

신우신염의 특징은 고열이며, 오한, 전율을 동반한다. 신우의 염증으로 허리 통증이나 등에 압통이 나타나기도 한다. 소변 검사에서는 고름뇨와 세균뇨, 혈액 검사에서는 백혈구 수의 증가 등 감염을 나타내는 결과를 확인할 수 있다. 신우신염은 항생제를 투여해 치료하는데, 완치될 때까지 약을 복용해야 한다. 재발하는 사람이나 어린이, 고령자는 신장이나 요로에 결석이나 종양 등의 질병이 숨어 있을 수 있으므로 전문의의 진찰을 받을 필요가 있다.

시험에 나오는 어구

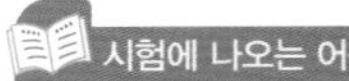

신우신염
신우에 일어나는 감염증을 말한다. 주로 요도구를 통한 대장균의 상행성 감염이지만, 드물게는 혈행성 감염도 나타난다. 고열이 나는 것이 특징이다. 항생제로 치료하지만, 신우신염이 재발하는 경우도 있다.

상행성 감염
세균 등이 하류에서 상류로 거슬러 올라가 감염되는 것을 말한다. 요도구에서 세균이 들어와 방광, 요관으로 거슬러 올라가 신우에 감염되는 것도 한 가지 예이다.

대장균
장내에 상주하는 균으로 변 속에도 많지만 보통 항문 주위 등 몸 곳곳에 존재한다. 요로에 들어가면 방광염이나 신우신염과 같은 감염병을 일으킨다.

메모

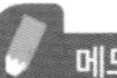

신우신염을 예방하기 위해서는
항상 수분을 많이 섭취하고 소변을 참지 않는 것이 좋다. 외음부를 청결하게 유지하는 것도 중요하다.

신우신염은 상행성 감염이 많다

대장균이 요도구를 통해 침입해 상행성 감염을 일으키는 경우가 많다. 드물게 혈액 순환성 감염도 있다. 방광염에 이어 일어나는 경우가 많지만, 방광염이 없는 경우도 있다.

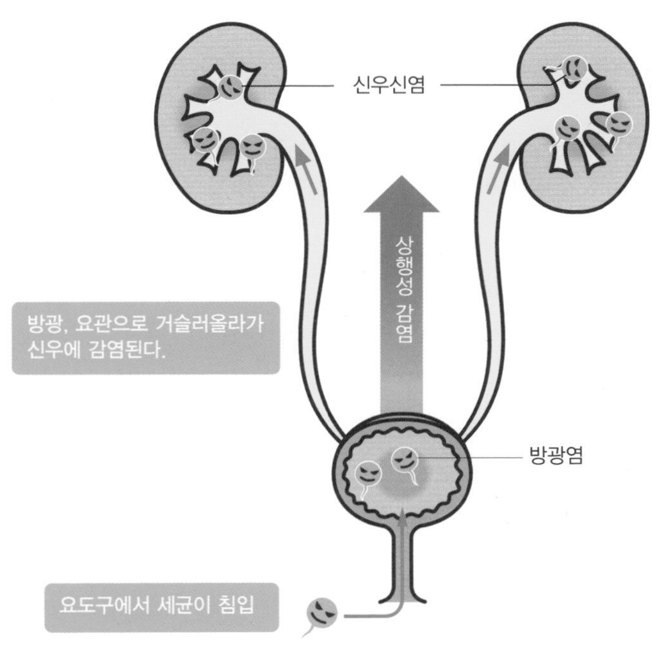
신우신염
상행성 감염
방광, 요관으로 거슬러올라가 신우에 감염된다.
방광염
요도구에서 세균이 침입

신우신염의 증상

고열이 나는 것이 특징이다. 오한, 전율을 동반할 정도로 강한 전신 증상이 나타나는데, 혈액 검사를 해 보면 백혈구 수 증가 등 감염의 원인을 알 수 있는 결과가 나타난다.

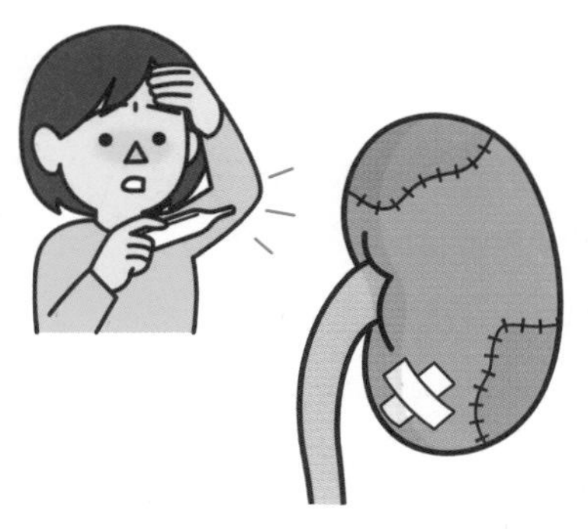

- 발열(고열)
  오한, 전율
- 방광염 증상
  배뇨통, 빈뇨 등
- 허리 통증, 등 압통
- 소변 검사
  고름뇨, 세균뇨
- 혈액 검사
  백혈구 증가, CRP(C-반응성 단백질) 상승 등

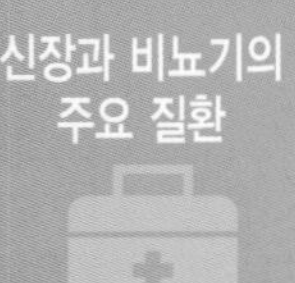

전립샘비대, 전립샘암

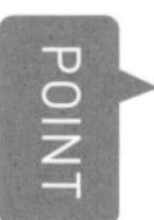

- 전립샘이 비대해지면 배뇨곤란이 생긴다.
- 전립샘암은 50세 이상이 되면 늘어난다.
- 전립샘암은 전립샘특이항원 수치로 확인할 수 있다.

전립샘이 비대해지면 배뇨곤란이 생길 수 있다

전립샘은 밤 열매와 같은 크기와 형태의 조직으로, 방광의 하부에 있다. 전립샘이 커져 요도가 압박을 받으면 소변 줄기가 약해지고, 단절뇨(P.132 참조), 잔뇨, 빈뇨(특히 야간빈뇨) 등의 증상을 보이는 것이 전립샘비대이다. 또한 요도가 완전히 폐쇄되면 요저류가 된다.

전립샘비대는 악성종양이 아니기 때문에 비대 자체보다 배뇨곤란이나 요저류 등의 문제가 생긴다. 불쾌한 증상이 지속되어 삶의 질이 저하될 뿐만 아니라 요저류가 지속되면 수신증으로 발전하여 신장 기능이 저하될 수 있다. 치료는 약물 치료가 기본이며, 잘 개선되지 않는 경우에는 전립샘 절제 등의 수술을 해야 한다.

전립샘암은 혈액 검사를 해 보면 알 수 있다

전립샘암은 전립선의 말초부에 생기는 악성종양으로, 50세 이후부터 급격히 증가하기 시작한다. 다른 암과 마찬가지로 초기 전립샘암은 대부분 무증상이어서 건강검진이나 전립샘비대 검사 중에 발견되는 경우가 많은데, 암이 진행되면 요도를 압박하여 배뇨곤란이나 잔뇨감 등 전립샘비대 비슷한 증상을 동반한다. (암의 출혈로 혈뇨 증세가 나타나고) 암의 증식으로 요관이 막히면 수신증(P.130 참조)이라고 불리는 상부 요로의 확장이 일어나고, 머지않아 신부전에 이르기도 한다. 전립샘암은 전립샘특이항원(prostate specific antigen, PSA) 검사로 비교적 쉽게 확인할 수 있다. 검사 결과 정상수치 이상을 보이면 자세한 검사로 암의 크기와 확산, 악성도를 판단하고 그에 맞춰 수술, 방사선 요법, 호르몬 요법으로 치료하게 된다.

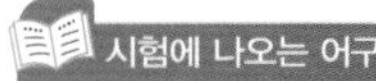

전립샘
전립샘은 방광 하부에 있는 요도를 두르듯이 위치하고 있는 밤 모양의 조직이다. 전립샘액을 분비한다.

전립샘비대
전립샘이 커지면서 요도를 압박한다. 남성 호르몬 등의 영향에 의한 것으로, 전립샘은 나이가 들면서 커지는 경향이 있으며 80대에서는 90% 정도가 전립샘비대를 보인다.

PSA(전립샘특이항원)
전립샘 상피세포가 만드는 당단백질로 정액을 액상화하는 효소를 말한다. 보통은 요도와 연결되는 복강으로 나오므로 혈중에 들어가는 것은 얼마 되지 않지만, 암이나 염증 등으로 인해 전립샘세포가 망가지면 혈중에 증가한다.

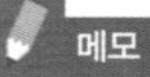
메모

악성도가 낮은 전립샘암
전립샘암 중에는 악성이 낮아 정기 검사로 경과를 지켜봐도 문제가 없는 경우도 있다.

전립샘비대의 증상

전립샘이 커지면 요도를 압박하여 배뇨 장애가 일어난다. 소변 줄기가 약하거나 단절뇨(배뇨 도중 소변 줄기가 끊어져 나옴), 야간빈뇨 등의 증상 때문에 잔뇨가 많아지고 배뇨곤란이 악화되어 요저류에 이르면 수신증이나 신장 기능 저하로 이어질 우려가 있다.

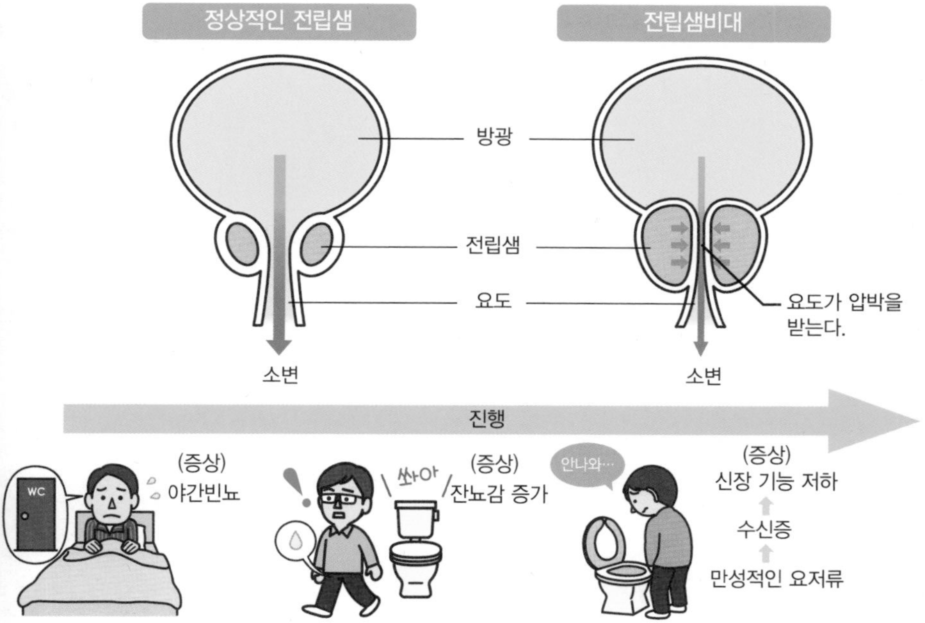

정상적인 전립샘 / 전립샘비대

방광

전립샘

요도

요도가 압박을 받는다.

소변 / 소변

진행

(증상) 야간빈뇨

(증상) 잔뇨감 증가

(증상) 신장 기능 저하 ← 수신증 ← 만성적인 요저류

전립샘암의 증상

전립샘암은 초기에는 무증상이지만, 암세포가 요도나 방광, 요관에 퍼지면 배뇨곤란이나 야간빈뇨, 혈뇨 등의 증상이 나타나고, 요관이 폐색되면 수신증으로 인해 신기능 저하를 초래한다. 또한 뼈 등 다른 장기로 전이되면 통증 등 다양한 증상이 나타난다.

진행

요도구에서 세균이 침입

전립샘 안에 국한되거나 피막에 침윤한다.

요도나 방광에 침윤

배뇨곤란, 요저류, 혈뇨, 잔뇨감, 야간빈뇨 등. 요관에 침윤하면 수신증을 보일 수도 있다.

전이

다른 장기로 전이되면 통증, 골절, 빈혈 등 다양한 증상이 나타난다.

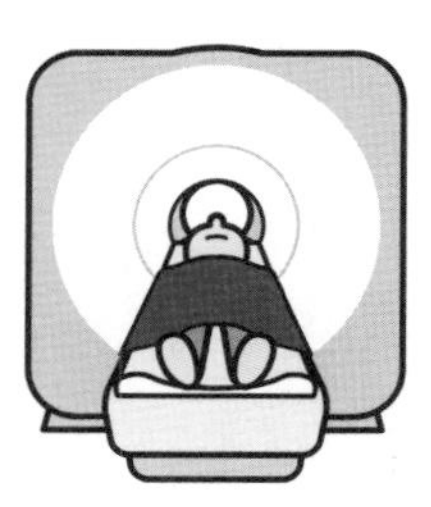

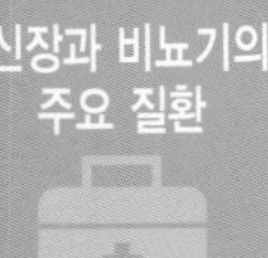

방광염·요도염

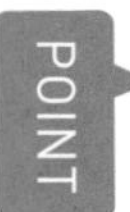

- 방광염은 대부분 대장균의 상행성 감염으로 일어나며 남성보다 여성에게 많다.
- 요도염은 임균이나 클라미디아에 감염되어 생기는 성매개감염이다.
- 임균은 남성의 경우는 요도, 여성은 질이나 자궁에 감염된다.

방광염은 여성에게 많고 쉽게 재발하는 경향이 있다

방광염은 요도구에 발생하는 상행성 감염으로, 남성보다 여성에게 더 흔히 발생한다. 성행위와 관련된 경우가 많지만, 스트레스나 피로 등도 방광염의 요인이 될 수 있다. 소변을 볼 때 마지막에 강한 배뇨통이 나타나는 것이 특징이다. 이 밖에도 잔뇨감, 하복부의 불쾌감, 빈뇨 등의 증상이 나타나고 소변이 혼탁해진다. 육안혈뇨가 나오기도 한다. 신우신염과 같은 발열은 보이지 않는다.

방광염은 항생제를 써서 치료하지만, 재발하는 일도 많다. 방광염을 예방하려면 평소에 수분을 충분히 섭취하고 소변을 참지 말아야 한다.

요도염은 임균 감염 등의 성매개감염으로 남성에게 많다

요도염은 방광염과는 양상이 다르다. 대장균처럼 원래 몸에 붙어 있는 일반적인 세균에 감염되어 요도염이 발생하는 경우는 드물다. 요도염은 임균이나 클라미디아에 감염되어 발생하는 경우가 대부분을 차지하며, 성행위에 의해 전염되는 성매개감염이다. 여성의 경우는 임균에 감염되어도 별 증상이 없거나 질이나 자궁 감염증이 되는 경향이 있다.

요도염을 임균성 요도염과 비임균성 요도염으로 나누기도 하지만, 여러 원인 미생물에 의한 혼합 감염도 적지 않다. 원인에 따라 증상이 다르기는 하지만, 배뇨통이나 요도 분비물 증가 등의 증상은 비슷하게 나타난다. 성교 대상에게 옮겨지므로 함께 항생제를 복용하여 치료할 필요가 있다.

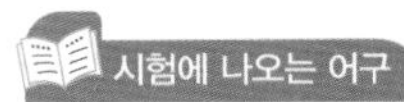

방광염

대부분 요도구에 세균이 침입하여 발생하는 상행성 감염(급성 단순성 방광염이라고 한다)으로, 남성보다 여성에게 더 흔하다. 소변을 볼 때 마지막에 강한 배뇨통이 있으며, 소변 혼탁, 빈뇨 등의 증상이 나타난다. 재발하기 쉽다.

요도염

대부분은 임균성 요도염이나 클라미디아 등에 의한 비임균성 요도염으로, 성병(성매개감염)이다. 여성의 경우에는 요도가 아닌 질이나 자궁에 감염되는 경향이 있다. 성교 파트너와 함께 치료할 필요가 있다.

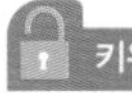
키워드

성매개감염

성행위에 의하여 전염되는 감염병을 말한다. 임균성 요도염과 클라미디아 감염증 외에도 매독, HIV 감염, 뾰족콘딜로마(첨형 콘딜로마), 성기 헤르페스 등이 있다.

방광염이란?

광염은 대부분 일반적인 대장균이 침입하여 발생하는 상행성 감염이다. 보통 남성보다 여성에게 많 , 배뇨통 등과 같은 증상이 나타나지만, 열이 나지는 않는다. 항생제를 쓰면 낫지만, 생활 습관을 바 지 않으면 재발할 수 있다.

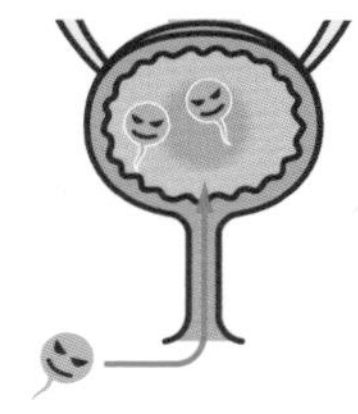

대장균 등 상행성 감염

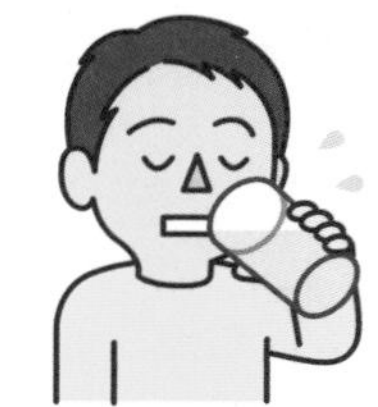

수분을 충분히 섭취하는 등 예방이 중요

주요 증상

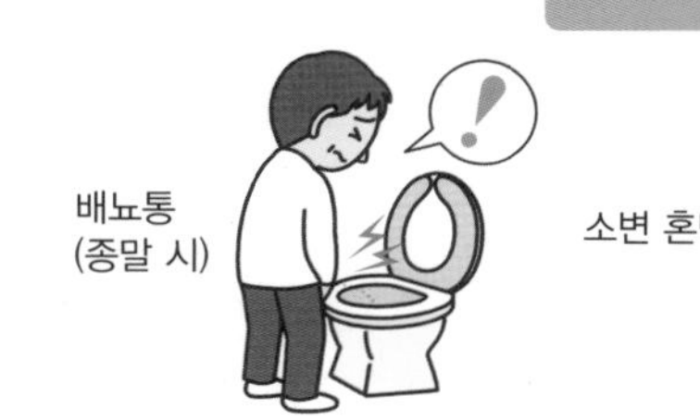

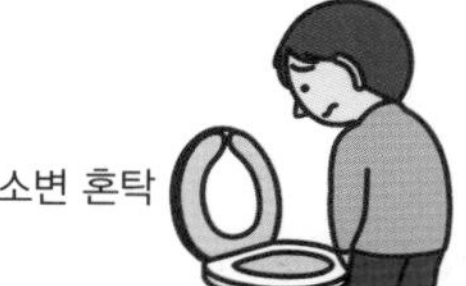

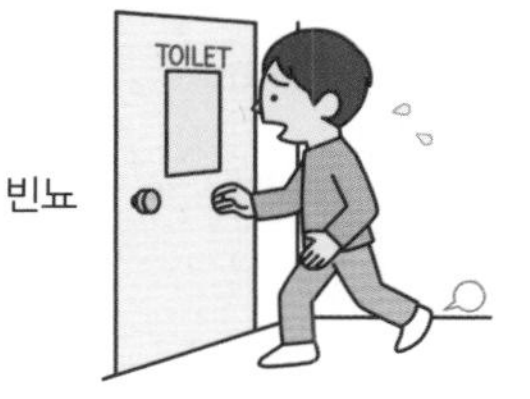

요도염이란?

도염은 대부분 임균성 요도염 또는 클라미디아 등에 의한 비임균성 요도염으로, 성매개감염이다. 여 의 경우에는 요도가 아닌 질이나 자궁에 감염되는 경향이 있다. 파트너와 함께 치료할 필요가 있다.

남성의 경우

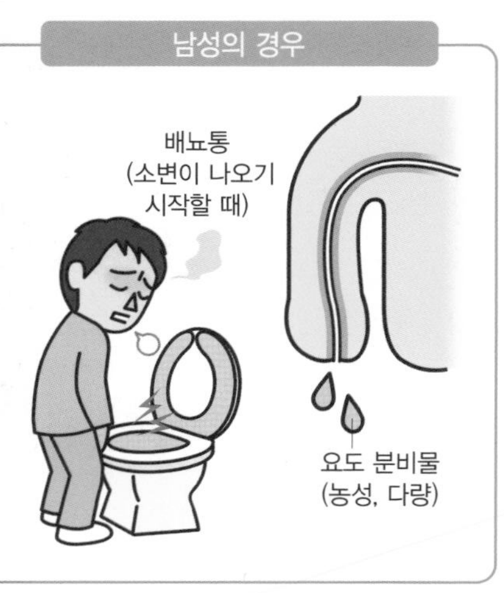

여성의 경우(임균 감염)

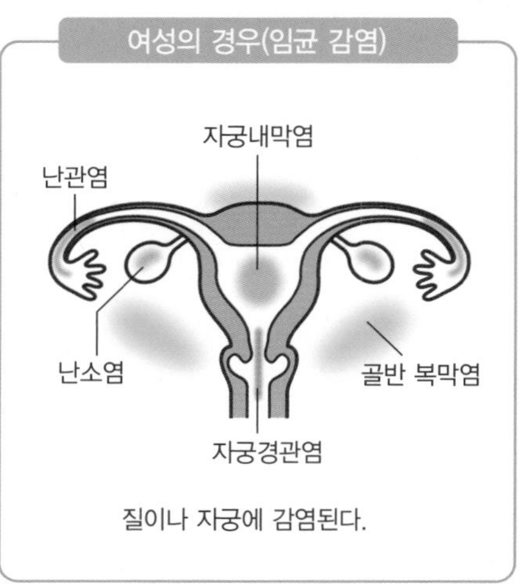

질이나 자궁에 감염된다.

방광암

POINT

- 방광암의 가장 중요한 위험인자는 흡연이다.
- 방광 벽의 심달도를 확인하여 치료 방법을 결정하게 된다.
- 점막에 머물러 있으면 방광경으로 절제할 수 있다.

흡연, 화학 물질, 만성 염증 등이 요인

방광암은 고령의 남성에게 많이 발생한다. 방광암의 위험 인자로 가장 중요한 것 중 하나는 흡연이다. 흡연자의 방광암 발병 위험은 비흡연자의 2~5배나 된다. 또한 방광암은 특정 산업 화학 물질이나 일부 의약품에 대한 노출과도 관련이 있는 것으로 알려져 있다. 방광결석과 신경성방광 등에 의한 만성 방광염도 암을 발생시키는 요인이 될 수 있다.

방광암은 초기에 자각 증상을 보이는 경우가 거의 없기 때문에 육안혈뇨나 현미경혈뇨가 생겨 암을 발견하는 경우가 많다. 암이 진행되면 방광이 자극받아 일어나는 배뇨통이나 빈뇨, 요로의 압박·폐색으로 일어나는 배뇨곤란이나 수신증 등이 생기고, 다른 장기로 전이된 경우에는 통증 등 다양한 증상이 나타난다.

암세포가 방관근층에도 퍼져 있는지 여부가 중요

방광암이 의심될 경우에는 방광경을 방광에 넣어 점막을 관찰하고 암으로 보이는 부분의 조직을 채취하여 자세히 검사한다. 그런 다음 MRI, CT와 같은 영상 진단으로 전이 여부 등을 알아본다. 암세포가 방광 벽에 어느 정도 침입해 있는지(암의 심달도)는 치료 방법을 결정하는 데 중요하다. 암세포가 방광근층에 퍼져 있지 않으면 방광경을 넣어 절제하는 경요도방광종양절제술이 가능하다. 암세포가 방광근층까지 깊게 침윤해 있는 경우는 방광을 모두 절제해야 한다. 수술을 할 수 없을 정도로 진행된 경우에는 화학요법이나 면역 체크 포인트 저해제에 의한 치료, 방사선 치료를 하게 된다.

시험에 나오는 어구

방광암
방광암은 방광에 생기는 으로 이행 상피암이다. 고의 남성에게 많고, 흡연은 험 인자 중 하나이다. 암의 행 정도에 따라 치료 방법 결정하게 되는데, 종양이 광근층을 침범한 경우에 방광을 모두 잘라 내야 한

키워드

경요도방광종양절제술
요도에 방광경을 넣고 이 통해 암세포가 있는 점막 잘라 내는 방법을 말한다. 세포가 점막에 머물러 있 경우에만 가능하다.

침윤
암세포가 인접한 조직에 입하여 퍼져나가는 것을 한다.

메모

상부 요로의 암
방광암은 신우나 요관암과 께 생기는 경우가 많기 때에 반드시 MRI, CT와같은 상 진단으로 확인해야 한다

방광암의 증상

초기에는 증상이 거의 없어 혈뇨를 통해 방광암을 발견하는 경우가 많다. 빈뇨 등 방광 자극 증상이 있을 수 있고, 진행되면 요로폐색으로 인한 증상과 전신 증상, 전이된 곳의 통증이 나타날 수 있다.

발견의 계기 → **진행되면**

혈뇨
- 육안혈뇨
- 현미경혈뇨

방광 자극 증상
- 빈뇨
- 배뇨통

요로 폐색
- 배뇨곤란
- 수신증
- 배뇨통 등

전신 증상
- 체중 감소
- 전이된 곳의 통증 등

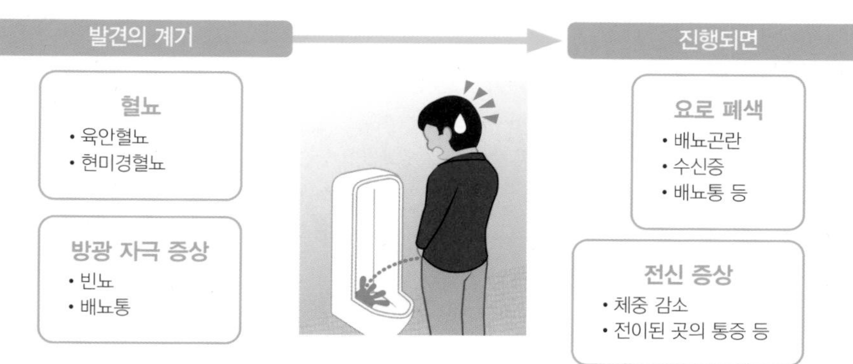

방광암의 심달도와 치료 방법

암세포가 점막에 머물러 있으면 방광경으로 절제할 수 있다. 방광 근육층에 도달했지만, 골반이나 복강에는 도달해 있지 않으면 방광 전 적출술을 선택한다.

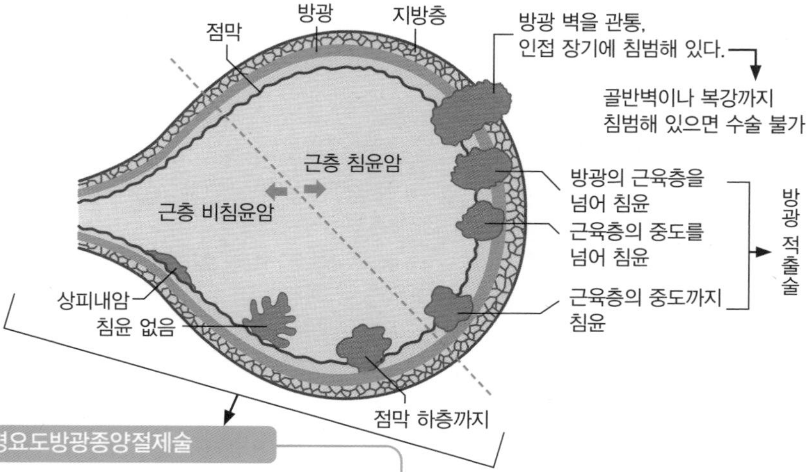

점막
방광
지방층
방광 벽을 관통, 인접 장기에 침범해 있다.
골반벽이나 복강까지 침범해 있으면 수술 불가
근층 침윤암
근층 비침윤암
방광의 근육층을 넘어 침윤
근육층의 중도를 넘어 침윤
근육층의 중도까지 침윤
방광 적출술
상피내암
침윤 없음
점막 하층까지

경요도방광종양절제술

방광
전립샘
직장
근층

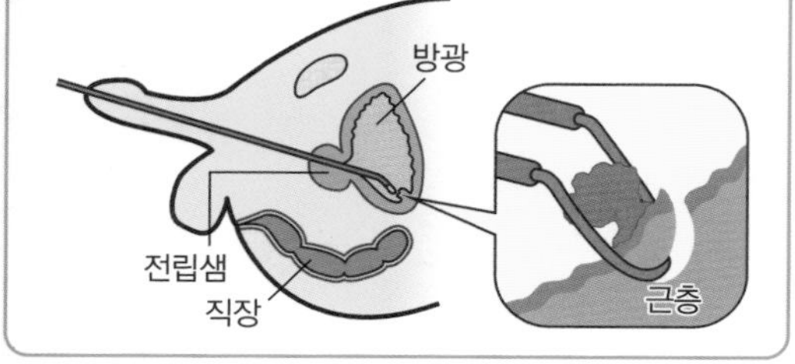

찾아보기

숫자·영문

ㄱ

ㄴ

ㄷ

ㄹ

ㅁ

ㅂ

ㅅ

ㅇ

ㅈ

ㅊ

ㅋ